名中西医结合专家

余承惠

肾病临证精华录

江　燕　何伟明　主编

中国科学技术出版社
·北　京·

图书在版编目（CIP）数据

名中西医结合专家余承惠肾病临证精华录 / 江燕，何伟明主编. —北京：中国科学技术出版社，2020.8

ISBN 978-7-5046-8558-2

Ⅰ. ①名… Ⅱ. ①江… ②何… Ⅲ. ①中西医结合－临床医学－经验－中国－现代 Ⅳ. ① R2-031

中国版本图书馆 CIP 数据核字（2020）第 023487 号

名中西医结合专家余承惠肾病临证精华录
MING ZHONGXIYI JIEHE ZHUANJIA YU CHENGHUI SHENBING LINZHENG JINGHUALU

策划编辑　卢紫晔
责任编辑　张　晶
装帧设计　华图文轩
责任校对　焦　宁
责任印制　徐　飞

出　　版　中国科学技术出版社
发　　行　中国科学技术出版社有限公司发行部
地　　址　北京市海淀区中关村南大街 16 号
邮　　编　100081
发行电话　010-62173865
传　　真　010-62179148
网　　址　http://www.cspbooks.com.cn

开　　本　710mm×1000mm　1/16
字　　数　279 千字
印　　张　16.5
版　　次　2020 年 8 月第 1 版
印　　次　2020 年 8 月第 1 次印刷
印　　刷　北京中科印刷有限公司
书　　号　ISBN 978-7-5046-8558-2 / R・2529
定　　价　69.00 元

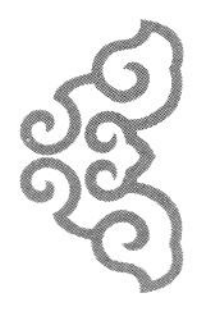

编者名单

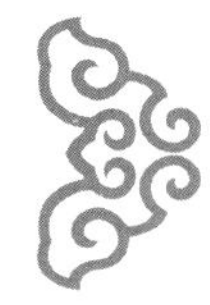

主　编　江　燕　何伟明

副主编　陈继红　李华伟　赵　静

编　委　（以姓氏笔画为序）

王旭方　白牧鑫　朱宝华　朱羿霖　刘　琼

江　燕　许陵冬　李华伟　吴艺青　何伟明

陈　盼　陈继红　赵　静　高银龙

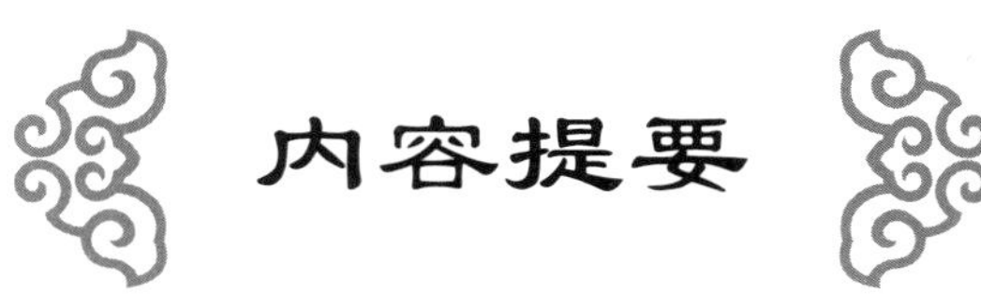

内容提要

本书主要介绍了江苏省著名中西医结合肾病专家余承惠教授的临证经验。全书共分为上下两篇，上篇以余教授行医五十载的丰富经验为基础，从中医辨证辨病的思想出发，总结并阐述了余教授对中西医结合诊治肾病的归纳纲领和指导理论，同时整理了传承工作室成员和诸位弟子学习和运用余教授的理论思想于临床工作的经验；下篇详细论述了 23 种肾脏疾病的治疗原则，以总结用中西医结合方法治疗肾病并获得良效的病例验案。本书适合中西医结合专业人士，尤其是中医肾内科工作者阅读参考。

序　一

余承惠教授是江苏徐州人，出生于中医世家，祖父是中医名家，父亲也在医院从事行政管理工作。他从小成长在医疗环境中，长期受到救死扶伤精神的熏陶，1965 年毕业于南京医学院医疗系，被分配至江苏医院工作，并于动荡时期随医院迁至苏北偏僻的农村工作。我曾随江苏省政协医卫体委员会赴当地访问，得知该院乃为当时战备而设，医务人员的生活相当艰苦。在缺医少药的环境中，他响应党中央“中国医药学是一个伟大的宝库，应当努力发掘，加以提高”的号召，用“一根针”“一把草”为患者服务。从那时起，他就运用在大学所学《中医学概论》的相关知识，以及自学的中医学、中药学、针灸学等，用中草药及针灸为当地百姓治病。从此他就走上了中西医结合的道路，在采药、种药、用中药的实践中，加深了对中医药的情感，真正体会到了中医药治病的效果，坚定了走中西医结合道路的决心。

余承惠教授在 20 世纪 80 年代中期被调至江苏省中医院，我得知他出身中医世家，非常欢迎他到肾科工作。来院后他又参加了南京中医学院（现南京中医药大学）“西医学习中医”课程班，系统学习了中医理论，水平有了进一步提高。在临床工作中他跟随徐景藩教授、金惠伯主任医师等继续学习，其诊治水平也不断提高。

我和余承惠教授一中一西长期在肾科工作，在工作中配合默契。他身体不是很好，有一次在讨论科室干部任用时，我提出请余承惠同志主持科内工作，才得知他被诊断为“慢性活动性肝炎”，正在肝病医院治疗休养，直到 90 年代王钢任肾科主任时，商定聘任他为肾科副主任。由于治疗及时，以及余老自己的修身养心，工作之余，余教授的画已练到相当水平，画出的牡丹花，肾科无人可及。我们当时也不给他安排很重的任务，在生活中我们亦是朋友。记得他祖父逝世时，我曾去吊唁长辈，他儿子结婚时也出席祝贺。在凭票购物困难时代,他送我一张电冰箱票,我感恩至今。

余教授对人真诚，性情温和，不论学习、工作都是勤勤恳恳，进取心强。他对待患者犹如亲人，治疗效果亦高，获患者信任与爱戴。更可敬的是，他晚年不顾自己患病，奋力于临床第一线，毫无保留地带教徒弟、培养接班人，赢得同人与学生们的尊敬。他是一位有造诣的学者，作为西医大夫奋战在中医临床和文化领域，是对人民健康事业做出重要贡献的榜样。今写此序，也祝贺此书的出版。

邹燕勤

2018 年 12 月 12 日

序　二

余承惠主任是我的老领导和尊敬的老师，他行医 50 年，以西医起步，后在下乡期间就地取材，运用草药救治患者无数，对中医药的神奇和伟大有了新的认识，遂潜心学习中医。他从 1978 年开始从事中医肾病的临床工作，先后任江苏省中西医结合学会肾病专业委员会委员、免疫病专业委员会委员，擅长治疗各类急慢性肾炎、肾病综合征、慢性肾功能不全以及各种继发性肾病、难治性尿路结石等疑难杂症。1995 年被评为“江苏省名中西医结合专家”。

余老西医出身，他将直接、直观的方法运用到中医的学习和诊疗中，以提高临床疗效为目的，善于思考疾病的发病机制和中药的作用机制，使中西医思维融会贯通，运用于临床。他创立了“肾炎湿热论”，认为在肾炎的整个发展过程中，虚实夹杂是基本病机，湿热蕴肾是基本病理，清热利湿抗炎是基本治则。余老自拟扶正清肾祛瘀方，益气健脾补肾、清利湿热活血，显著提高临床疗效，深受患者爱戴。

余老教书育人，是江苏省名老中医药专家继承工作指导老师，成立了余承惠名老中医工作室，先后接受国内外学生近 50 人。他勤勉钻研，爱才惜才，将所有经验倾囊相授。余老淡泊名利，医德高尚，急患者所急，想患者所想，是我们中医人学习的榜样。余老虽已仙逝，但他的治学态度、敬业精神将一直被我们传录。其工作室整理编著《名中西医结合专家余承惠肾病临证精华录》一书，内容涵盖余老生前学术思想、病例病案以及肾病养护，他的学术理论中西融合，组方简单实用，用药轻灵奇妙，值得所有从事中西医结合肾病专业的同行研究学习。特为之序。

孙　伟

2019 年 1 月

前　言

余承惠教授是江苏省中医院主任医师，江苏省名中西医结合专家，江苏省名老中医药专家继承工作指导老师，2016 年成立余承惠江苏省名老中医药专家传承工作室。余老西医出身，大学毕业后跟随老一辈中医大家徐景藩、张泽生、邹良材、汪履秋、龚丽娟、金惠伯等进行临床工作，深深体会到中医药治疗疾病的优势及良好效果，从那时起，就坚定了走中西医结合之路的决心，五十余年来，其思想在临床实践中不断地沉淀与升华，在中西医结合治疗肾系疾病方面积累了丰富而独特的经验。2009 年以来，我们有幸跟随余老学习，临证中，余老循循善诱，谆谆教诲，毫无保留地把他多年的学术思想和临床经验传授给我们，使我辈获益良多。为了让更多的人了解并进一步学习余老辨证辨病相结合的思想、经验，我们将余老有关的笔记、文稿及我们学习的心得体会，整理汇编成《名中西医结合专家余承惠肾病临证精华录》一书，与同道交流，并供后学者临床参考。

全书内容以肾系疾病为主，分上、下两部，上篇医论经验 20 篇，下篇医案 23 则，希望能对中医临床、教学工作及后学者有益，即感欣慰。

国医大师邹燕勤教授、江苏省中医院肾内科主任孙伟教授为本书撰写序言，勉励精进，在此致以热忱的谢意！

囿于自身水平和经验，书中不足之处，恳请同人及广大读者批评指正。

编　者

2019 年 4 月

肾病名家——余承惠

余承惠（1939—2017），男，汉族，江苏徐州人。中西医结合主任医师，硕士生导师，江苏省名中西医结合专家，江苏省中医院肾内科原副主任，江苏省中西医结合学会肾病专业委员会原委员、免疫病专业委员会原委员，是江苏省名老中医药专家继承工作第一、二批指导老师，2016 年经江苏省中医药管理局批准，成立了余承惠江苏省名老中医药专家传承工作室。

余老出生于中医世家，祖父是中医名家，父亲也一直在医院从事行政管理工作，从小生活在医疗环境中，在父辈治病救人的熏陶下成长，立志成为一名救死扶伤的好医生。1965 年余老毕业于南京医学院医疗系，后被分配至江苏医院，1969—1978 年随江苏医院下放至盱眙农村，在缺医少药的环境中，响应党中央“中国医药是一个伟大的宝库，应当努力发掘，加以提高”的号召，用一根针、一把草为患者服务。从那时起他利用上大学时学过的中医知识，又重新自学了中医学、中药学、针灸学等中医书籍，用中草药及针灸为当地农民治病，从此走上了中西医结合的道路。盱眙属于丘陵山区，中草药资源很丰富，余老每周都有机会上山或进林场山地采药，向当地老药农、赤脚医生学习了不少中草药知识，后来自己也能采集数十种中草药，并在医院的空地上种植了不少品种，还熬制一些中药制剂为患者治病。在采药、种药、用药的实践中，加深了他对中医的情感，真正体会到中医药治病的效果，从而对中草药产生了浓厚的兴趣，坚定了走中西医结合道路的决心。随后，余老调至江苏省中医院从事肾病临床工作。1979 年参加南京中医学院第六届西医学习中医课程班，系统学习了中医理论，中医理论水平有了进一步提高。在临床工作中，他跟随徐景藩、张泽生、邹良材、汪履秋、龚丽娟、金惠伯等老一辈名医，利用辨证论治理论，坚持中医手段治疗疾病，成效显著，更鼓舞了余老继续走中西医结合道路的信心。

余老在疾病诊断上主张辨证与辨病相结合，整体与局部相结合；在治疗上主张辨证用药与辨病用药相结合，辅助不足，抑制过亢，以达到维持机体平衡、祛除病邪、恢复机体正常功能的目的。通过临床实践，这种理论是符合实际的，临床效果是肯定的。在肾病治疗中，在中医界余老首先运用雷公藤制剂配合中医辨证治疗慢性肾小球肾炎（《中医杂志》，1981 年 4 月），收到良好的临床效果，开创了用清热解毒利湿药治疗慢性肾炎的先河。他开创性地提出治疗肾小球疾病辨证用药与辨病用药相结合的规律［《中华中医基础与临床（上）》，中国古籍出版社，1998］；提出“肾衰虚不受补”理论［《中华内科理论与实践（一）》，四川科学技术出版社，1998］，指出慢性肾衰竭治疗应注意治本，重视调理脾胃，治标重视通腑泄浊，补勿壅滞，滋而不腻，采取脾健宜在运、胃和宜在降的原则，使机体保持相对平衡，延缓肾病进展；提出“肾炎湿热论”（《中医杂志》，1999 年 11 月；《四川中医》，2014 年 1 月），指出湿热毒邪蕴结伤肾是肾小球肾炎的基本病理，虚实夹杂、本虚标实是慢性肾炎基本病机，扶正祛邪、清利湿热、祛瘀抗炎是治疗慢性肾炎的主要环节，在临床上收到了良好的治疗效果。

余老从事医学教研工作五十余年，学验俱丰，获江苏省科技进步三等奖 2 项，参与研制新药黄葵胶囊 1 项，2001 年获中国中西医结合学会“中西医结合贡献奖”；发表学术论文 40 余篇，其研究经验被收入《中医内科理论与实践》《中华中医基础与临床》《现代名中医治疗肾病的奇方妙法》《现代名中医肾病治疗绝技》等书籍中，2014 年系统总结了肾系病的治疗经验，主编出版了《余承惠肾系病临证心悟》（人民卫生出版社，2014）。

余老为人真诚朴实，工作勤勉严谨，在五十多年的医疗生涯中，一直将中医理论与临床实践相结合，将中西医诊断和治疗相结合，推动了中西医结合治疗肾病的发展。

目 录

上篇 医论

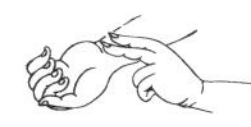

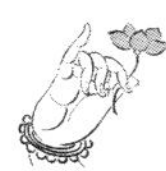

下篇 医案

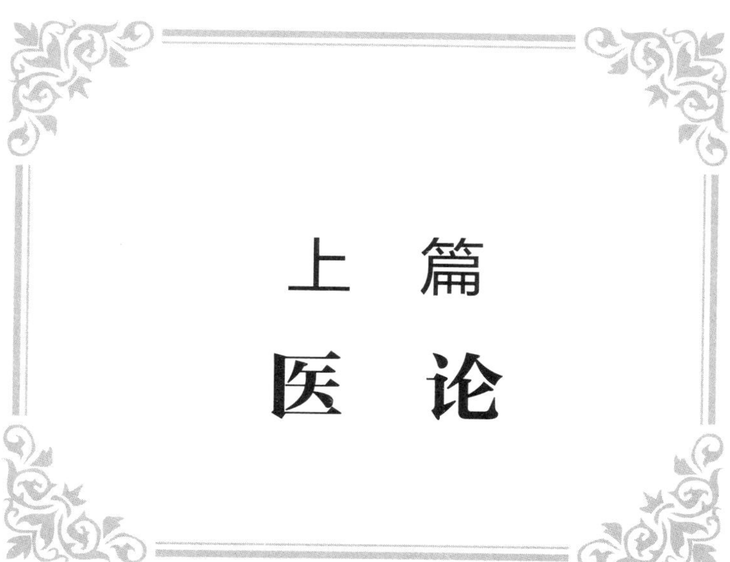

上篇

医论

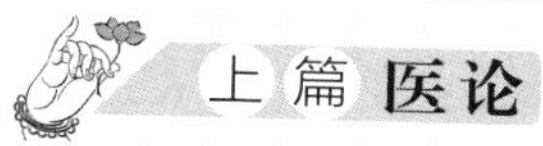

辨证辨病相结合是中医辨证思想的发展

一、中医对辨证论治和辨病论治的认识

1. 辨证论治 辨证论治是运用中医理论分析、诊断和治疗疾病的原则和方法，包括辨证和论治两个过程。辨证是以脏腑、经络、病因、病机等基本理论为依据，通过对四诊所收集的症状、体征以及其他临床资料进行分析、综合，辨清疾病的原因、性质、部位及邪正之间的关系，进而概括、判断属于何证；论治是根据辨证的结论，确立相应的治疗方法，并选方用药。

辨证论治的思想萌芽于《黄帝内经》，其中记载了关于脏腑、经络、气血、津液、形神等在生理病理状态下产生的阴阳、寒热、表里、虚实等不同现象的论述，提出了三因制宜、标本先后等治疗原则。张仲景在《黄帝内经》的基础上发展了辨证论治原则，提出了“证”的概念，《伤寒杂病论》强调临证时要“观其脉证，知犯何逆，随证治之”，确立了辨证论治。此后历代医家不断发挥，从不同的角度总结出“八纲辨证”“脏腑辨证”“六经辨证”“卫气营血辨证”“三焦辨证”“气血津液辨证”等，使中医学在辨证方面的认识不断得到丰富。中华人民共和国成立后，现代医家又不断深化，1955 年任应秋《中医的辨证论治的体系》，1957 年秦伯未《中医“辨证论治”概说》，吴德钊《中医的“辨证论治”》，1958 年朱式夷《中医辨证施治规律的探讨》，1959 年方药中《中医辨证论治的基本规律》均不同程度完善了辨证论治体系。1960 年把这些不同形式、不同内容的辨证论治方法综合起来，写入第一版《中医内科学讲义》，沿用至今。

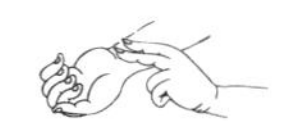

辨证论治从整体认识疾病，注重个体化差异，根据不同证候确定治疗原则，体现了中医诊疗疾病的特色和优势。

2. 辨病论治　中医辨病是在四诊的基础上对患者的主要证候，或以病因、或以病位、或以病机为依据进行命名而确立的；论治的依据是“病名”背后固有的病机。

辨病论治理论最早可以追溯至商周时代，在甲骨文中可以找到有关病名的记载 16 种，《山海经》记载疾病 38 种。秦汉时代，长沙马王堆汉墓中《五十二病方》系统记载了癫疾、蛊、骨疽等 52 类 103 种疾病，保存古方 283 个，用药达 247 种之多。战国至秦汉时期成书的《黄帝内经》，记述内、外、妇、儿、口腔、五官及其他类疾病上百种，如“痹论”“痿论”“水肿”“疟论”等，对所论疾病产生的原因、致病因素作用于人体后所引起的病理变化、病变部位、特点、临床表现、鉴别诊断、治疗及预后等均进行了较为详尽的阐述，所附 13 首方剂均可治疗相应疾病，如生铁落饮治疗狂证（《素问・病能论》），鸡矢醴治疗臌胀（《素问・腹中论》），兰草汤治疗脾瘅《素问・奇病论》，左角发酒治疗尸厥（《素问・缪刺论篇》）等，建立了辨病论治的基本框架。东汉张仲景《伤寒杂病论》以“辨某病脉证并治”模式，列举了太阳病、阳明病、少阳病、太阴病、少阴病、厥阴病及百合病、狐惑病、霍乱病、肺痿病、肺痨病、胸痹病、心痛病、消渴病、肠痈病等疾病，创拟了百合生地汤、大黄牡丹皮汤、芍药甘草汤等一大批辨病验方，丰富了中医辨病论治理论体系。隋唐宋时期，巢元方《诸病源候论》、孙思邈《备急千金要方》、葛弘《肘后备急方》、王焘《外台秘要》、北宋太医局编著的《太平惠民和剂局方》等，收集整理总结名方验方，极大充实了中医辨病论治理论。明清时期，因为我国南方瘟疫、霍乱等传染病流行，众多医家高度重视辨病论治，明代《慎斋遗书》曰：“盖病有标本，多有本病不见而标病见者，有标本相反不相符者。若见一证，即医一证，必然有失；惟见一证，而能求证之所以然，则本病识矣。”清代徐灵胎《兰台轨范・序》曰：“欲治病者，必先识病之名，能识病之名，而后求其病之所由生。知其所由生，又当辨其生之因各不同，而病状所由异，然后考其治之法。一病必有主方，一方必有主药”，足见辨病论治的重要性。这一时期的《普济方》《证治准绳》《成方切用》《温病条辨》等进一步完善了中医辨病论治理论。中华人民共和国成立后，20 世纪 90 年代中期，胡熙明主编的《实用专病专方临床大全》、史大卓主编的《中医内科辨

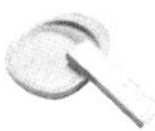

病治疗学》、戴西湖主编的《内科辨病专方治疗学》及《百病效验方》等将中医辨病论治理论升华到了一个新的水平。

从中医辨病论治发展历程来看，中医学对辨病论治一直在不断探讨，但限于历史条件，中医的病名体系不够成熟，许多病名难以概括疾病的本质特征，已不能很好地满足临床和科研的需要。

二、余老辨证辨病相结合治疗慢性肾脏疾病经验

1. 辨证与辨病合理结合　余老认为，辨证论治与辨病论治都是中医诊治疾病的方法，辨病是对疾病的辨析，以确定疾病的诊断为目的，从而为治疗提供依据；辨证是对证候的辨析，以确定证候为目的，从而根据证候来确立治法，处方治病。辨病论治针对疾病的共性，强调治病的原则性；辨证论治针对疾病的个性，突出个体化治疗，两者各具特色，探索把两者有机结合的新模式才能更好地发挥中医药的优势。

对于慢性肾脏疾病，中医辨证论治具有独特的优势，但也有其局限性。临床诊疗中我们会遇到：①“有病无症”。例如部分慢性肾炎患者，自身没有任何自觉症状，依靠实验室检查或影像学诊断发现异常，临床无“症”可辨，只能辨“病”；又例如糖尿病、高血压、高尿酸血症导致的早期肾损伤，没有出现水肿、尿浊等特异症状，只有依靠实验室检查方可明确诊断。②“症状消失但病未痊愈”。例如某些慢性肾病患者，经过辨证治疗，水肿、腰痛、乏力等症状减轻，但如果蛋白尿、镜下血尿持续，肾功能损伤进展，就不能说明疾病好转。余老认为，中医学可以利用显微镜、X线、超声、磁共振等先进诊断设备，延伸中医四诊的手段，用中医理论解读西医学的数据、图像，丰富辨证论治的内容；也可以利用现代检测手段，对中医的“证”做进一步的认识，也就是通过中西医结合，将辨证和辨病更加深化，临床可进行微观辨证或微观辨病。例如，对无证可辨的慢性肾炎，通过尿检、生化或肾脏病理检查，为患者提供蛋白尿、血尿、肾功能异常或肾脏病理微观表现的依据，便于临床更正确地将辨证与辨病相结合；肾脏病理见到足细胞广泛融合、细胞增生、炎细胞浸润，可以辨为湿毒、热毒；病理表现为局灶节段性小球硬化、细胞外基质积聚、血管襻

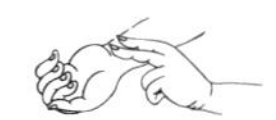

闭塞、间质纤维化，可以辨为痰瘀阻络等。

2. 医药结合的辨证辨病方法　中医学认为，急性肾炎是因风寒、风热之邪侵袭，肺卫失和，肺气失宣，水道失调，导致水湿泛滥，诸证聚起；或由疮毒内侵，或湿热内生，脾失健运，水湿不得运化，留而泛滥肌肤，导致肾炎发病。急性肾炎治疗不彻底、风湿毒等余邪未清就会转为慢性肾脏疾病，逐渐造成机体的虚实夹杂病理状态。西医学认为，原发性肾小球肾炎是一种双侧肾脏非化脓性免疫炎症性疾病，由于感染（细菌、病毒等）多种因素，导致肾小球内产生免疫性炎症，在肾脏主要以细胞增生、系膜基质增多、免疫复合物的沉积为特征。余老认为从辨证与辨病的观点来看，肾脏这些病理产物恰和中医学的湿热、湿毒、湿浊、瘀血相对应，"湿热蕴结于肾"是肾炎病机的基本环节。

余老认为中药药理的研究是沟通中医与西医、中药与西药的桥梁，是对中药功效进一步认识的途径，在临床上应从中药的性味、功效和现代药理研究两个方面来选择用药。传统中药是以四气五味来判定的，就是药物的性味，代表药物的药性和滋味，其"性"又称为"气"，所以四气也就是四性，"性"和"味"的作用既有区别又有联系，四气指寒、热、温、凉四种药性，五味是指辛、甘、酸、苦、咸五种不同的滋味。每一味药既有一定的气，又有一定的味。另外，传统中药药性理论还包括升、降、沉、浮、归经、毒性等内容。疾病有寒、热、虚、实等不同，用药也有温、清、补、泻等区分。应用时必须在中医辨证施治的指导原则下，根据具体的证选择相应功效的中药，这是传统用药的依据。随着现代科学技术的发展，我们用西医学、自然科学的理论和方法研究中药，探讨中药更深层次的功效与作用机制，是对传统中药内容的延伸，能够增加中药原有的疗效。

余老在20世纪70年代末治疗慢性肾炎时，就在中医辨证基础上结合辨病，配合服用肾炎合剂（由雷公藤、鸡血藤、甘草等组成），收到了较好的临床疗效。余老门诊辨证组方时常配合辨病用药，如用河白草、藤梨根、白花蛇舌草、黄蜀葵花、龙葵等治疗肾病蛋白尿；用紫珠、地锦草、叶下珠、仙鹤草、茜草等治疗肾炎血尿；用紫苏叶、王不留行、积雪草、六月雪、土茯苓等治疗慢性肾衰竭；用山茱萸、黄精、覆盆子、桑螵蛸、菟丝子等治疗肾小管间质病变；用白头翁、蒲公英、马齿苋、荔枝草、红藤等治疗慢性泌尿系感染等，既能缓解患者症状，又改善了理化检查结果。

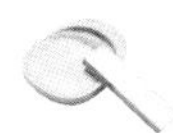

对复杂疾病，或临床久治不愈，或未取得良好疗效，余老认为应“以辨病为先，以辨证为主”，临床治疗应考虑加用激素或免疫抑制药与中医药配合使用。在具体治疗过程中，西药的运用会从一定程度上改变中医证候特征，如激素、免疫抑制药的使用会导致阴虚火旺证、湿浊痰瘀证以及热毒内蕴等，余老在辨证组方基础上配合选用生地黄、牡丹皮、麦冬、山茱萸、生牡蛎等滋阴潜阳；选用陈皮、茯苓、苍术、飞廉、枳实等化痰祛湿；选用黄芩、蒲公英、金银花、黄柏、地锦草等祛湿解毒。激素撤减过程中，常配合一些增强肾上腺皮质功能的中药，如柴胡、穿心莲、白花蛇舌草、生甘草等。对激素疗效不著或依赖的患者，根据“善补阳者，必阴中求阳，则阳得阴助而生化无穷”，酌选干姜、肉桂、益智仁、杜仲、肉苁蓉、菟丝子、桑椹、补骨脂等温而不燥之药。这样既减轻了西药的不良反应，又提高了临床疗效。

综上，辨证治疗与辨病治疗相结合，开阔了临床思路，提高了临床疗效，我们应努力做到熟悉证、熟悉病、熟悉中药性味及传统功效，熟悉中药的现代药理，在总结传承的基础上不断创新，推动辨证治疗与辨病治疗相结合更好地发展。

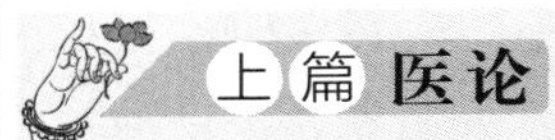

上篇 医论

中西医对肾的认识

一、中医对肾的认识

因中国古代传统观念认为身体发肤受之父母，死了要留全尸，大清律例也规定不准破坏尸体，从而影响了中医解剖学的发展。医者要了解人体结构，只能通过到坟滩地或在剐刑的犯人行刑时观察了解人体，其精准度必有差异。中医的一个脏腑可能涉及多个解剖学器官组织，对诊病的准确性必带来一定的误差。清代王清任在其《医林改错》中曰："著书良医，无一全人。其所以无全人者，因前人创著医书，脏腑错误，后人遵行立论，病本先失；病本既失，纵有绣虎雕龙之笔，裁云补月之能，病情与脏腑绝不相符，此医道无全人之由来也。"因此我们对中医的脏腑结构和功能一定要认识清楚，弄清对应关系。

中医学称肾有二枚，即腰子。《难经正义》称"长约三寸，阔约半寸，厚约七八分……"，《难经·三十六难》曰："左者为肾，右者为命门"，《难经正义》曰："肾左上有脾胃及大肠下回盖之，右上有肝及大肠上回盖之""肾为腰之府"。"肾"是先天之本，生命之源。即肾是生精、生气、生血的根本，也是生长、发育、生殖的根本。肾的功能主要有：①肾主藏精，与机体生长、发育、生殖功能密切相关。何为藏精？王清任在《医林改错·古人脏腑图》曰："两肾凹处有气管两根，通卫总管。两傍肾体坚实，内无孔窍，绝不能藏精。"徐福松教授及其弟子王劲松提出精室理论，即"精室为男子奇恒之府"。精室指男子藏精之所（男子胞），当囊括睾丸、附睾、精囊、前列腺等与生殖有关的诸多器官组织，与女子胞皆属于肾，为主生殖之

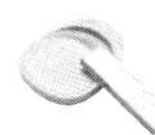

效应器官，并提出内、外肾之说。②肾主水，对水液代谢起着重要作用。小便的开阖主要与肾有关，“肾者水脏，主津液”。肾脏出现病变时，导致开阖功能失调，出现少尿、多尿、水肿、血尿、蛋白尿等异常，对人体产生病理性影响。这都是“内肾”病变所造成。③肾主骨生髓，其华在发，是肾促进机体生长发育的具体表现。“肾之合骨也，其荣发也”。④肾主纳气，“肺主呼气”，只有肾气充沛，摄纳正常，才能使肺的气道通畅，呼吸均匀。故肾与肺的呼吸功能有关。⑤肾开窍于耳及前后二阴，均与肾气有关，肾气不足则耳聋、耳鸣。前阴有排尿和生殖的作用，肾阴亏损可致大便秘结，肾阳虚衰则大便不通，肾气不固可致久泄滑脱。

二、西医肾脏的结构与功能

肾脏属腹膜后器官，位于脊柱两旁，肾脏长轴向外下方倾斜。左肾体积略大于右肾，而右肾位置则略低于左肾。肾脏外缘隆起，内缘凹陷，称肾门，有血管、神经、淋巴管和输尿管出入。肾门向内延续为肾窦，由肾血管、神经、淋巴管、肾大盏、肾小盏、肾盂、脂肪和结缔组织填充。两肾随呼吸可上下移动。肾实质表面有被膜结构，由里向外分别为肾纤维膜、脂肪层及肾筋膜，共同对肾脏起固定作用。

肾实质分皮质和髓质两部分，皮质部位于浅层，主要由肾小体和肾小管组成，髓质位于深层，主要结构为管道系统和结缔组织。每个肾小体与相连的一条肾小管构成一个肾单位，根据肾小体在肾内分布的位置不同，将肾单位分为皮质和髓旁肾单位。肾小体由肾小球和肾小囊组成。

肾小球是一团由入球小动脉构成的毛细血管襻，各毛细血管襻最后汇合成出球小动脉。肾小球毛细血管襻是体内唯一位于两条小动脉之间的毛细血管，其静水压高于机体其他部位的毛细血管床，这种特殊结构有利于肾小球的滤过功能。入球小动脉与出球小动脉位于同一侧，称血管极，与其相对的另一侧为尿极，即球囊壁与近曲小管连接处。肾小球毛细血管壁由内皮细胞、基底膜及上皮细胞（足细胞）组成。

内皮细胞被覆于毛细血管内壁，胞体具有内皮窗孔结构，细胞表面被覆多阴离子表面糖蛋白，带负电荷，构成肾小球毛细血管壁的第一层屏障，可使血细胞及一些大分子物质不被滤出。肾脏炎性病变时可使内皮细胞肿胀或增生，引起毛细血管

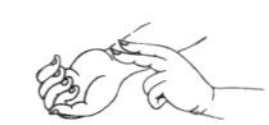

腔或内皮窗孔孔径缩小，影响滤过膜的通透性。

基底膜位于内皮细胞外侧，可分为内疏层、中间致密层及外疏层三层结构，厚度270～380nm，男性较女性略厚，儿童随年龄增长逐渐增厚。基膜外侧被覆足细胞，两者间的空隙称上皮细胞下区。基膜的生化构成较为复杂，由糖蛋白、胶原蛋白及脂蛋白等物质相互编织而成并形成网状结构，另外还含有一种高度负电荷聚合物——蛋白聚糖。这些物质形成高黏稠度的多聚网络，发挥阻止大分子物质在基膜上转输，阻止离子扩散及抵抗毛细血管襻压力的作用，并维持基膜正常的通透性。内皮细胞具有窗孔结构，使基膜直接与循环中各种分子的接触机会明显增加，适当大小的阳离子较易通过电荷反应植入基膜深层，可引起或加重肾小球的免疫及毒性损伤。

脏层上皮细胞位于基膜外侧，因具有反复分支形成足状突起的特点，故名足细胞。足细胞发出许多足突，其顶部与基底膜外疏松层接触。足突之间的间隙为裂孔，由裂孔隔膜桥接。裂孔隔膜由多种蛋白质分子组成，可控制肾小球通透性。

内皮细胞表面膜结构、内皮细胞窗孔结构、基底膜、足细胞下间隙及足细胞共同构成了肾小球的机械滤过屏障；而内皮细胞及上皮细胞表面，以及基底膜负电荷的存在，阻止血浆中带负电荷的蛋白滤过，共同组成肾小球电荷滤过屏障。肾小球的滤过屏障对肾脏发挥正常生理功能起着重要作用，通过滤过屏障，水及小分子化合物可从毛细血管转移到肾小囊腔形成原尿，而大分子蛋白质等不会从毛细血管滤过，从而保证了体内多余的水、毒物及代谢产物排出。肾小球滤过屏障受损可导致肾小球滤过率下降或蛋白尿等。

除毛细血管襻外，肾小球存在另外一个重要结构——系膜。系膜位于肾小球毛细血管小叶中央，由系膜细胞和充填于其间的基质组成，可分球外系膜和球内系膜，球内系膜细胞外形呈星状，有分支状突起，可伸入内皮下甚至毛细血管腔内。系膜具有吞噬功能，可及时清除血浆残留物，当系膜吞噬功能削弱或减退，甚至有缺陷时，可罹患肾脏疾病。系膜还有支撑血管的能力，系膜功能减退或系膜增生可引起血管壁塌陷，影响肾小球滤过率。另外，系膜还有调节肾小球滤过率及参与免疫反应的作用，也参与肾小球损伤后的修复过程。

肾小囊位于肾小球外周，由肾小管盲端扩大并内陷形成。囊壁可分脏层及壁层。

脏层和壁层之间为球囊腔（泌尿腔），脏层即肾小球脏层上皮细胞，壁层由肾小囊基底膜及壁层上皮细胞构成，壁层上皮细胞呈扁平多边形，在病理情况下可变为柱状上皮细胞，并可呈多层增殖，与炎性细胞共同形成“新月体”性病变。

肾小管与集合管统称为小管系统。肾小管占肾皮质体积的80%～90%，具有强大的重吸收及分泌功能，可分为近端、髓襻及远端小管。①近端肾小管可分为曲部和直部两部分。曲部称近曲小管，与肾小囊相连；直部称髓襻降支粗段。小管管腔侧有大量的微绒毛，称为刷状缘，有调节水和溶质通透性的作用，有利于肾小球滤过液的重吸收。②髓襻细段又称薄壁段，可分降支和升支。细段弯曲成襻连接近端小管直部与远端小管直部，在尿液浓缩过程中起重要作用。③远端肾小管，分髓襻升支粗段及远曲小管两部分，该段功能是在抗利尿激素的作用下提高对水的通透性，在醛固酮的控制下重吸收钠和被动分泌钾。④集合管可分皮质段集合管和髓质段集合管。集合管由数条远曲小管汇合而成，集合管下行到乳头部时，数条集合管汇合成乳头管。集合管除了在尿浓缩稀释和尿液酸化中起作用外，还具有重吸收和分泌功能。

肾小体血管极处的小三角区内，由球旁细胞、致密斑及球外系膜细胞、极周细胞组成。①球旁细胞在入球小动脉进入肾小球血管极处，内含类似平滑肌细胞内的肌原纤维，含有丰富的肾素颗粒。在肾脏长期缺血时，球旁细胞明显增多、增大。球旁细胞除了能分泌肾素外，还能产生血管紧张素Ⅱ，是肾内的压力感受器。②致密斑是靠近肾小球血管极处的远端肾小管壁的上皮细胞，可直接影响球旁细胞肾素的释放，并以此控制肾小球滤过率。③球外系膜细胞处于入球、出球小动脉与致密斑之间，为球内系膜细胞的延续成分。内有肌纤维，可以收缩，影响肾小球滤过面积，一定刺激下可转化为具有肾素颗粒的细胞。④极周细胞位于肾小球囊壁层和脏层连接处，含大量分泌颗粒。

肾脏的血管极其丰富，肾动脉自肾门处入肾，分为前后两支，每个分支再分为五支肾段动脉，后在肾椎体间分成叶间动脉，再在皮、髓交界处分叉成弓形动脉，进入皮质后即为小叶间动脉，再分为入球小动脉进入肾小球。皮质部分肾单位的出球小动脉再分支成球后毛细血管网，分布于相应肾小管周围，直接由它供给肾小管的血液，同时接受肾小管重吸收的物质。髓旁肾单位出球小动脉需越过弓状动脉形

 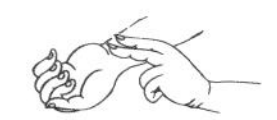

成直小动脉，在髓质外带内区形成血管束，发出分支到髓质肾小管和集合管周围形成毛细血管网。髓质肾小管周围毛细血管网较皮质少，对缺血更敏感。毛细血管网汇成小叶间静脉、弓形静脉、叶间静脉，而后回肾静脉达下腔静脉，进入体循环。

肾间质是指肾单位和集合管之间的间叶组织，具有促进肾小管重吸收的物质从各细胞间迅速进入毛细血管的功能。肾间质细胞有吞噬、合成基质及促红素功能，还是垂体加压素的靶细胞。

肾脏的神经较丰富。交感神经来自腹腔神经丛分出的肾丛，沿血管进入肾实质，血管外膜有感觉神经末梢，肌层有运动神经末梢。在肾脏的被膜、肾小体及肾小管等处均有神经末梢分布。它们的调控能影响肾素的分泌及肾小管钠的重吸收。副交感神经来自迷走神经，分布于肾盂和输尿管平滑肌。交感神经兴奋使血管收缩，肾血流减少，迷走神经兴奋引起肾血流量增加。

肾脏的淋巴系统由深层淋巴管丛和被膜淋巴管丛组成，它们之间可相互吻合。深层淋巴丛在肾实质内呈网状分布，较大的淋巴管与肾内血管并行，出肾门后汇入腰淋巴结。被膜淋巴管与邻近器官的淋巴相互沟通。右肾与升结肠曲之间有淋巴管相通，结肠内细菌可经淋巴管播散到肾脏，盆腔感染的细菌也可经输尿管周淋巴管直接播散至肾脏。

西医学肾脏的功能有：①通过尿液的生成，维持体内水、电解质平衡。原尿中含有水及各种电解质，当进入肾小管后，钠、钾、钙、镁、碳酸氢盐、氮及磷酸盐等大部分被吸收。根据人体的需求调整并维持电解质的平衡，还可使血浆中的蛋白质、葡萄糖、氨基酸、激素、维生素和无机盐等在体内保持相对稳定，维持人体正常生理活动。②通过尿液排出体内代谢产生的废物及进入体内的一些毒物和药物，以免造成对人体的损害。③维持体内的酸碱平衡，通过重吸收碳酸氢根和排泌氢离子来实现体内酸碱平衡。④肾脏的内分泌功能。肾脏不仅是排泄器官，也是一类内分泌器官，分泌的肾素作用于血浆中的血管紧张素原，使之变成血管紧张素，可使血管收缩并刺激心肌，使血压升高。红细胞生成素可刺激骨髓干细胞造血，产生前列腺素、激肽释放酶并合成活性维生素 D，对调节人体血压和钙、磷代谢，促进骨的生成。

 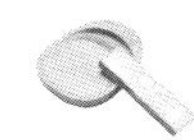

三、中西医对“肾”认识的异同点

从以上内容可以看出，中医学之“肾”的主要功能是：①肾主藏精，与机体生长发育、生殖功能密切相关；②肾主水，对人体水液代谢起着重要作用；③肾主骨生髓，其华在发，是促进机体生长发育的具体表现；④肾主纳气，具有固摄、受纳，与呼吸功能相关；⑤肾开窍于耳及前后阴，均与肾气有关。而西医学“肾脏”的功能有：①生成尿液，排泄体内的代谢废物；②维持机体内水、电解质和酸碱平衡；③产生多种激素，参与调节血压、造血、促进骨的生成等。由此可见，中医学对“肾”的认识与西医学“肾脏”的功能具有明显的不同，它们认识的共同点主要在水液代谢、排泄废物及骨的发育、血的生成等方面。

中医学对“肾”的很多认识是西医学“肾脏”不具备的，其根本原因在于中西医学对人体结构的认识方法和概念不同。徐福松教授提出内外肾之说，认为“肾主水，为水脏，称之为内肾；肾藏精，主生殖，称之为外肾”。外肾为“精室——男子奇恒之府”之说，悟出了中医“肾”之真谛。补肾中药也有“黄狗肾”“海狗肾”之名，即为包含睾丸之外的生殖器，也佐证了这一学说。但徐福松教授在治疗“扰动精室”这类男科疾病时，也不拘泥于“补肾”一法，还从肝、脾、血瘀、湿热等来论治，均收到良好的治疗效果。肾小球肾炎是一种免疫炎症性疾病，产生的血尿、蛋白尿、肾受损伤、肾脏病理异常等变化均为炎症所造成。“肾炎”不等于“肾虚”，有些肾炎患者因为对中医学“肾”的概念理解的偏差，常自购“补肾”中药来自服，常常带来不良的后果，必须引以为戒。

辨明正、邪与虚、实

人体适应自然界变化的自我调节功能与抗病能力称之为“正气”，超越了人体适应能力的自然界变化和使人发生疾病的因素为“邪气”。“虚”指人体的正气不足，抵抗力减弱，病理变化表现为不足的是虚；“实”指致病的邪气盛和邪正斗争剧烈，病理变化表现有余的是实。

正气虚弱是疾病的前提，“风雨寒热，不得虚，邪不能独伤人”“正气存内，邪不可干”。明代《理虚元鉴》曰：“虚症有六因：有先天之因，有后天之因，有痘疹及病后之因，有外感之因，有境遇之因，有医药之因。”有病即有邪，为脏腑阴阳气血失调。治疗的目的就是祛除邪气，以矫失调，使气血疏通。邪无虚实之分，但有内外之别。外邪多由感受六淫或疫疠之气引起，多表现为实证，可采用攻邪之法。内邪多由脏腑经络及气血津液的功能失常而产生，多表现为本虚标实或外虚内实，治宜标本兼治，扶正祛邪或“急则治其标”。因邪气“留而不去，其病为实”“邪不去则正不安”。其正气虚弱，脏腑功能失调，气血水液运行障碍而产生气滞、血瘀、痰饮、湿热、浊毒等邪实滞留体内的病理变化，必须强调攻邪，或采取攻补兼施的方法，使“邪去而元气自复也”。在临床上我们可以根据患者实际情况，权衡机体的“正、邪”“虚、实”，对正弱邪亦虚者，扶正即可祛邪，对于正弱邪盛或正强邪亦盛者祛邪才可安正。

对于慢性肾脏疾病来说，其局部病机是“正虚湿瘀”，正虚多为气虚，阴阳两虚及脾胃之虚。正虚于内，外感风寒湿热之邪蕴结于肾，则肾阳蒸腾气化无力，输布排泄水液失调，可致水湿内停。湿邪为阴邪，其性缠绵，郁久伤阴化热。水湿即可阻滞气机，影响脏腑气机升降，又可流注经络，阻碍气血运行，气血运行不利，

气滞血瘀，形成瘀血。正如徐灵胎所说“有湿必有热，虽未必尽然，但湿邪每易化热……血瘀经脉，亦久而生热”，终致湿、热、瘀互结于内。

《灵枢·寿夭刚柔》曰：“人之所生也，有刚有柔，有弱有强，有短有长，有阴有阳。”这种差异性就表现为一定的体质。西医学研究表明，多数肾炎的发生具有一定的免疫遗传背景，单核苷酸多态性，人类白细胞抗原（HLA）基因系统在肾炎的病因学、免疫发病学及易感性中具有重要作用，这种遗传易感性即中医学所说先天禀赋或个体素质。《医理辑要·锦囊觉后》：“要知易风为病者，表气素虚；易寒为病者，阳气素弱；易热为病者，阴气素衰；易伤食者，脾胃必亏；易劳伤者，中气必损。”说明在相同的致病因素作用下，禀赋体质不同，临床证候可以多种多样。

在疾病的过程中，患者不可避免地会接受多种药物，故应重视“药毒伤肾”。张介宾在《类经》中说：“药以治病，因毒为能”。药毒伤肾包括“毒药伤肾”和“误用损肾”两个方面。《儒门事亲》把毒物致病称为“药邪”，药邪瘀滞肾脏，耗气伤精，损伤肾络，导致肾功能异常。现在临床常用的多种抗生素、非甾体类消炎药、造影剂及关木通、防己等含马兜铃酸的中药制剂等引起肾损伤已引起人们的重视。而错误的治疗原则亦会加重肾损伤，例如对气阴两虚型、脾肾阳虚型的患者，运用温补肾阳之品，我们经常提及温肾阳药尤其是鹿茸这味药，错用会加重肾脏负担，使肾功能恶化。故应严格辨证用药。

多种外感内伤疾病，久延不愈，耗气伤精，终必及肾，导致多种肾脏疾病的发生。正如《景岳全书》所说：“虚邪之至，害必归阴，五脏所伤，穷必及肾。”特别是狼疮肾炎、高尿酸血症肾病、高血压肾损伤、糖尿病肾病等，均为原发病迁延日久传变而导致肾损伤。加上饮食失宜及劳伤等因素，如过量食入蛋白质食品之饮食伤，房事不节之房事伤，起居失常之劳力伤，境遇之因之情志伤等，都会诱发或加重病情。

肺、脾、肾三脏功能失调是肾脏疾病的内在基础，湿热是肾脏疾病进展的基本环节。所以，在临床上，我们应根据患者的实际情况，权衡机体的正、邪、虚、实，正确地制订治疗法则，以达到控制疾病及治愈疾病的目的。

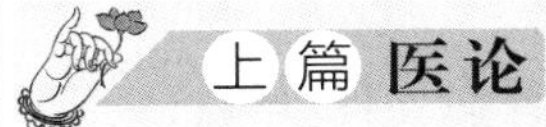

肾炎湿热论

湿热蕴肾是肾炎的基本病理，贯穿于肾炎整个病程中，虚实夹杂是证型的基本表现，清热利湿、祛瘀扶正是治疗肾炎的主要环节。

一、肾脏湿热的生成机制

湿是六淫之邪之一，湿属阴邪，性质重浊黏腻。它能阻滞三焦气机的功能，湿邪内蕴积久不祛，可耗极人之阴液，可致肺气不足，脾阴亏损，肾阴耗伤。湿阻上焦，气机不畅，胸膈满闷；湿困中焦，脾胃气机升降失常，运纳失职，则不思饮食，脘痞腹胀，便溏不爽；湿阻下焦，肾与膀胱气机不利，则少腹胀满，小便淋涩不畅或水肿。湿有外湿、内湿之别，外湿指感受外界湿邪，内湿指体内水湿停滞。有关外湿的论述最早见于《五十二病方》，书中认为婴儿“索痉者，如产时居湿地久”；对内湿的认识从《黄帝内经》开始，《素问·至真要大论》曰：“诸湿肿满，皆属于脾。”其后对湿邪的认识逐渐丰富，但直至金元时期始明确提出湿分内外，刘完素《黄帝素问宣明论方·伤寒门·论风热湿燥寒》中说：“湿病本不自生，因于火热怫郁，水液不能宣行，即停滞而生水湿也。”《丹溪治法心要·湿》明确提出：“湿之为病，有自外入者，有自内出者，必审其方土之病源。东南地下，多阴雨地湿，凡受必从外入，多自下起，是以重腿脚气者多，治当汗散，久者宜疏通渗泄；西北地高，人多食生冷湿面，或饮酒后寒气怫郁，湿不能越，作腹皮胀疼，甚则水鼓胀满，或周身浮肿如泥，按之不起，此皆自内而出者也，审其元气多少，通利其二便，责其根在内者也。”湿邪无处不在，湿在冬为寒湿，在春为风湿，在夏为暑湿，一年四季

均可发生。凡长期阴雨，气候潮湿，或涉水、淋雨、居处湿地、水中作业或贪食油腻生冷等，都可感受湿邪而致病。

肾小球肾炎的湿热有外感所致，也有内生而成，或饮食药毒损伤所致。如因外感风热、风寒、风湿之邪，蕴结咽喉可致咽喉红肿、化脓；或毒邪留滞鼻窍引起鼻病；或毒邪留滞关节，导致关节红肿酸痛之关节病；或因湿热素盛之体，外感风邪，湿热风邪相搏，浸淫肌肤，导致皮肤发疹、潮红、糜烂、生疮、渗水；或因脾失健运、食积、食滞导致胃炎、胃溃疡、幽门螺杆菌病感染；或因脾胃虚弱，或饮食不慎，酒食失节，乙肝病毒感染所致肝胆湿热、胃肠湿热等。而内湿多因素体湿盛，脾胃虚弱，或饮食不当，暴饮暴食，过食肥甘厚味，海腥发物，引起脏腑功能失常，肺不能通调水道，脾不能转输津液，肾不能蒸腾水液，膀胱气化不利以致水湿滞留导致脏腑功能紊乱，内生湿热浊毒之邪，毒邪内蕴，伏而待发，若脏腑功能协调可毒祛正安，若无力祛邪外出，则可产生各种病症。

西医学研究发现，肾炎是由于感染等因素导致肾内产生免疫炎症反应，并造成蛋白尿、细胞尿、管型尿等的产生，还可使机体发生脂质代谢、内分泌及水盐代谢的紊乱。病理检查可在肾脏内发现免疫复合物，基底膜增厚，系膜基质增生，细胞增生，足细胞融合，炎细胞浸润等，对肾脏产生损伤作用；也发现一些细胞因子、生长因子如白细胞介素 -1（L-1），血小板源性生长因子（PDGF），转化生长因子 β（TGF-β）等，对系膜细胞的增殖作用。这些直观的变化在中医学中均应当作为湿热蕴肾的客观指标。湿热蕴结长期存在于肾炎中，故湿热蕴肾是其基本病理，且贯穿于整个病程。它也可存在于肾炎的各种类型中，不论气虚、阴虚、阳虚还是阴阳俱虚，病重则湿热蕴结严重，病缓则湿热蕴结减轻。

二、湿热证候的临床表现

就肾炎而言，急性肾炎起病快且急，多以水肿和血尿为表现，属中医学“水肿”“尿血”范畴，它的发病多因风寒或风热犯肺，肺气通降失常，或冒雨涉水受湿，皮肤疮毒内侵，寒湿或湿热困脾，脾不能运，以致肺不能通调水道，脾不能运化水湿，肾失开阖，水液内停，外溢肌肤，形成水肿。病程初期证候属实，治疗以疏风、利水、

 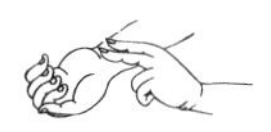

清利湿热、泻其邪实为原则。水肿消退后，根据患者体质不同，可表现为阴虚湿热、肺卫不固、脾虚湿阻等证候，患者病情逐渐稳定则可好转。若水湿逗留不化，迁延日久，则可导致脾肾气虚或脾肾阳虚，肾虚阳损及阴或湿热久蕴耗伤肾阴，还可出现肾虚肝旺的证候，导致慢性迁延。由于肾脏分清泌浊功能的减退，终将发展为氮质潴留，产生“虚劳”的后果，发生本虚标实的变证。在临床上，我们也发现某些慢性肾炎并无明显的急性起病过程，这是因为患者素体失调，内生诸邪，隐匿伤肾，一旦劳损伤正，毒邪增强而发病。

慢性肾炎患者，水湿泛溢肌肤可见水肿；湿热羁留腰府则腰痛；湿困中焦，脾不升清，或湿热流注下焦，使肾失封藏，精气外泄则见蛋白尿；伤及血络则尿血；湿热留恋，耗伤正气，致疾病缠绵难愈。在临床上也可见不少患者没有上述湿热证的表现。《湿热逢原》曰:“有一种湿热蕴于太阴者，初起不见湿象，但是热象郁蒸不畅，脘闷口甜，而胃口无病，仍可纳谷，舌上不见浊苔，其湿热深郁脾脏。”但在微观上，肾脏组织病理学中湿热的表现是一直存在的，是造成病理损伤持续进展的主要原因。李东垣在《内外伤辨惑论》中说“气伤脏乃病，脏病则形乃应，是五脏六腑真气皆不足也”。在病变早期或病情稳定期，人体的正气相对较强，故虽已有“气伤”，但“脏病”不显或很轻，无明显的外在症状。但“有诸内，必形诸外”，结合西医学的检测手段，可发现尿液、血液、组织病理等微观的异常表现。当出现典型的湿热证时，往往病情较重，故“脏病则形乃应”。所以在临床上要注意宏观与微观辨证相结合。我们总结出以水肿、腰痛、恶心、呕吐、尿色黄浑、胸脘痞满、舌苔腻或黄腻，反复上呼吸道感染或胃肠道感染、尿检血尿、蛋白尿、肾脏病理变化为肾炎病湿热证候的辨证要点。

湿热之邪有蒙上流下的特征，故能弥漫三焦，波及其他脏腑。王肯堂在《杂病证治准绳·伤湿》中说湿邪“淫溢上下内外，无处不到。大率在上则病呕吐，头重胸满；在外则身重肿；在下则足胫跗肿；在中腹胀中满痞塞”。薛生白《湿热病篇·论湿热有三焦可辨》中记载，“热得湿而愈炽，湿得热而愈横，湿热两分，其病轻而缓，湿热两合，其病重而速。湿多热少，则蒙上流下，当三焦分治；湿热俱多，则下闭上壅，而三焦俱困矣”。湿热壅滞上焦，肺失宣肃；壅阻中焦，脾失健运；流注下焦，膀胱气化失司则尿少、尿浊；湿热蕴结于肾，肾失封藏，可见蛋白尿；肾失气

化，肢体浮肿，水湿潴留。湿热之邪易于耗气伤阴，气阴两虚，湿热胶结，由实致虚，由虚致实，虚虚实实，造成病情迁延。湿热易生瘀，阻遏气机，脉络为之阻滞。由于湿热耗气伤阴，血运迟缓无力，导致瘀血的发生。《金匮要略》曰“热之所过，血为之凝滞”，“热附血而愈觉缠绵，血待热而愈形胶固”。故湿、热、瘀易于胶结，相互影响。

我们在临床上发现湿邪愈重，患者舌苔白腻或者黄腻亦越重，脉象弦滑也越明显，“有一分苔腻，便有一分湿邪；有一分湿邪，便有一分炎症”，湿邪化则病情亦能好转。湿邪的盛衰在一定程度上反映了脾肾功能的强弱。所以，我们认为邪实是造成肾炎、肾衰竭进展的根本原因。病情若长期得不到控制，最后会呈现出愈实愈虚、愈虚愈实的恶性循环状态，保守治疗终难奏效。从辨证辨病来看，病情多属于虚实夹杂。正虚多见气虚、阴虚、阳虚、阴阳两虚为主，邪实以湿浊、湿热、水湿、湿毒、血瘀为主，按实则泻之、虚则补之的原则，处方应权衡虚实状态，抑制过亢，辅助不足。辨证注意调整机体的阴阳平衡、脾肾功能。辨病注意微观病理，湿热蕴肾的邪实情况，以维持机体平衡，使人体能恢复健康状态。

三、补肾与清肾

古代对肾的认识“只虚不实”，不像其他脏腑病皆有虚有实。究其原因，其一受钱乙“肾主虚，无实也”“肾主虚，不受泻”的影响，一直沿用至今；其二受中医“肾”概念的影响，“肾为腰之府”“肾主藏精”是先天之本，生命之源。导致如今“逢肾必补”的现象。余老认为，对肾的认识应该从“内肾”和“外肾”的概念统筹考虑。“内肾”有主水的作用，参与尿液的生成，维持体内水、电解质平衡，排泄废物及毒素，帮助骨的发育，血的生成等作用。“外肾”指“精室——男子奇恒之府”，有肾藏精、主生殖的作用。在治疗肾病时要有此概念之分，不能混为一谈。在治疗“肾虚”“阳痿”“性功能失调”等疾病时，应采取以“补肾”为主的治疗手段。对于肾小球肾炎的治疗就不能以“补肾”的治疗手段为主。因其为免疫介导引起的肾脏免疫炎症，湿热致病，必须采取清利湿热，消除免疫介导之炎症，才能有效控制肾小球肾炎的发展，这时治疗肾炎的治则只能“清肾”。可能有人会提出肾脏有维持体内水、电

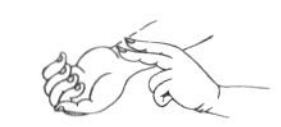

解质平衡的功能外，肾小球滤过膜还可以阻止大分子蛋白的滤出，肾小管可保证对滤过液中中小分子营养物质的重吸收，这也可称“肾藏精”。我们认为这只是肾脏的滤过功能及重吸收功能，如果人体摄入过量的蛋白质或葡萄糖时，超过这些物质的肾阈时，同样可出现溢出性蛋白尿及糖尿，有违“藏精”的概念。

就“外肾”而言，“虚则补之”。中医辨证施治是因症状而定。其肾阳虚主证有畏寒、肢冷、阳痿、遗精、遗尿、夜尿频多等，补肾阳的代表方有金匮肾气丸、右归丸、二仙汤等。肾阴虚的主证有腰酸乏力、头昏耳鸣、遗精、早泄、口干咽痛、两颊潮红、五心烦热、午后潮热等，补肾阴的代表方有六味地黄丸、左归丸等。中医确无“清肾”的概念，但有清利下焦湿热之说，其代表方是八正散、知柏地黄丸，主要用来治疗尿路感染、膀胱炎。

查阅古医籍《黄帝素问宣明方论》有利肾汤一方，含泽泻、生地黄、赤茯苓、槟榔、麦冬、柴胡、牛膝、黄芩，主肾实。《圣济总录》有泻肾大黄汤，内含大黄、茯苓、黄芩、泽泻、石菖蒲、甘草、玄参、五加皮、羚羊角、磁石、干地黄，治肾脏实热、小腹腹胀、足下热痛、耳聋、梦伏水中。由于古代对疾病现象与本质之间认知的误差，对肾脏疾病的体验认识有所不同，出现“补肾”“滋肾”“清利下焦湿热”“利肾”“泻肾”等多种概念。余老根据湿热蕴肾是肾炎的病理基础提出“清肾”这一新概念。《广瘟疫论》：“疫邪在表，小便黄，即于解表中加清凉药。”“小便黄赤未退，仍当清利余邪，惟小便黑者，当逐瘀清热为主，犀角地黄汤加大黄等类。”即包含了“清肾”的含义。现在用西药激素、免疫抑制药及中药雷公藤等清利湿热药来治疗肾小球肾炎也是发挥其“清肾”的作用。

70年代末，余老在中医界率先利用清热利湿解毒药雷公藤制剂配合辨证用药治疗慢性肾炎，取得了良好的治疗效果，从而开创了用清热利湿解毒药治疗慢性肾炎的先河。此后，他又在临床上选用河白草、白花蛇舌草、蜀羊泉、墓头回、黄蜀葵、藤梨根、半枝莲、龙葵、山慈菇等清热利湿解毒药，对控制蛋白尿、血尿均有一定效果。病情缓解后，逐渐减少清热利湿解毒药的用量，调整扶正补益药物，做到除邪务尽。在治疗慢性肾炎过程中，重视清除体内感染灶，根据感染部位不同，用药有别，伴感冒、鼻炎、咽炎，选用金银花、黄芩、辛夷、玄参、射干等；伴皮肤感染，选用紫花地丁、蒲公英、苦参、地肤子、白鲜皮等；伴胃肠炎，选用川黄连、蒲公英、

马齿苋等；伴肝损伤，选用垂盆草、鸡骨草、茵陈、虎杖等；伴尿路感染，选用知母、黄柏、萹蓄等。这些清热利湿解毒药，不但有抗菌抗病毒的作用，还可以调控机体的非特异免疫功能，抑制过度的炎症反应，改善局部的炎症和组织损伤。

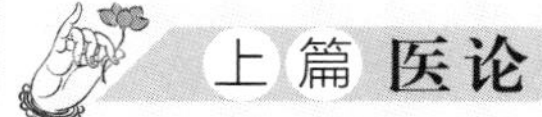

肾衰竭虚不受补论

在肾小球肾炎的整个发展过程中，急性发作多从“实”论治，而慢性肾炎多处于由实致虚、因虚更实的虚实夹杂的病理状态，湿热蕴肾应是肾炎的基本病理，清利湿热是治疗肾炎的主要环节。余老认为邪实是造成肾炎慢性进展、肾衰竭的根本原因，在慢性病情的进展中也会造成一些虚损证候，如面色少华或㿠白、神疲乏力、腰膝酸软等。这些症状的出现不是纯虚所致，而是“因实致虚”。在临床上因受“肾只虚无实”“肾有补无泻”的影响，治疗上出现“逢肾必补”的现象。有必要将中医虚不受补的理论做进一步探讨。

一、中医学“虚不受补”理论

“虚则补之”是中医学的基本治则之一，最早见于《黄帝内经》，后世历代医家对补虚均很重视。明末医家汪绮石将虚损虚劳做一专论而著《理虚元鉴》，详细论述了各种虚损病证的证、治、防、护及辨证。而“虚不受补”一词最早见于清代陈士铎著《本草新编》，其《十剂论》曰：“或疑需用补剂，是虚病宜于补也。然往往有愈补愈虚者，岂补剂之未可全恃乎。吁！虚不用补，何以取弱哉。愈补愈虚者，乃虚不受补，非虚不可补也，故补之法亦宜变。补中而少增消导之品，补内而用制伏之法，不必纯补而补之，更佳也。”

在历代医家的医著中，对虚不受补常有涉及。湿热、肝木乘土、误用滋腻之品者不可补。如吴鞠通《医医病书》中有“俗传虚不受补，便束手无策，以为可告无愧。盖曰非我之不会补，彼不受之。不知虚不受补之症有三：一者，湿热盘踞中焦；二

者，肝木横穿土位；三者前医误用呆腻，闭塞胃气而然。湿热者，宣其湿而即受补，肝木横者，宣肝络，使不克土即受补……"

有邪不可补，周学海《读医随笔》中曰："大抵邪不解则不受补，有邪而补，徒增壅住，且积日之虚，岂暂补所能挽回乎！"《景岳全书》指出："又如外感之邪未除，而留伏于经络，食饮之滞不消，而积聚于脏腑，或郁结逆气有不可散，或顽痰瘀血有所留藏，病久致羸，似乎不足，不知病本未除，还当治本。若误用补，必益其病矣。此所谓无实实，无虚虚，损不足而益有余，如此死者，医杀之耳。"

对临床治疗急慢性肾炎、慢性肾衰竭及其他相应之疾，都能起到指导性的作用。

二、邪实是造成急、慢性肾炎进展的根本原因

急性肾炎的发生常因风寒或风热犯肺，肺气通降失常，或因皮肤疮毒内侵，寒湿或湿热困脾，脾不能运，使湿热、湿毒、水湿内蕴，致使肾脏气血瘀滞，泌尿排毒功能受损，形成水肿，表现为急性起病的阳水证。其发病与湿毒、湿热、水湿、瘀血等邪实因素密切相关。病之初期，以阳水为主，证候属实，治当利水消肿祛邪。水肿消退后，依据患者体质的不同可表现为阴虚湿热、肺卫不固、脾虚湿阻等不同证候，大多数邪实仍占主导地位，正虚为辅，切不可骤然进补。如果偏于补肾或进食高蛋白饮食，将会导致急性肾炎迁延难愈，逐渐向慢性肾炎发展。

慢性肾炎中的邪实常见有外感、水湿、湿浊、湿热、湿毒等，它们能影响肺之肃降、脾之运化、肾之开阖，最后均可引起恶心呕吐等脾胃失运诸证，且常有化热、生痰、动风、入血之变。这些都是机体失衡造成的恶化征象，如不及时处理，可促使慢性肾炎进展。应重视清利湿邪，通腑泄浊，补勿壅滞，滋而不腻，以增加脾胃的消化功能及肾脏分清泌浊作用，方可减轻毒邪对肾脏的进一步损伤，稳定病情，延缓肾病的进展。若祛邪措施不力，致使湿热、水湿、湿毒之邪长期滞留体内，蕴结于肾，久之必导致气机逆乱，脉络瘀阻，加重肾脏损伤，进而造成人体物质代谢紊乱，不能保护人体吸收精微物质的滤过功能及排泄废弃物质的功能。在临床上也可发现其病情愈重，则患者舌苔白腻或黄腻亦越重，脉象弦滑也越明显，这反映了患者体内邪气旺盛，邪蓄成毒。此外，慢性肾盂肾炎、糖尿病肾病、高血压肾病、尿酸性肾病、

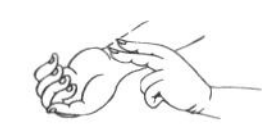

尿石症肾病等，也可因湿热、痰瘀、砂石等邪实的作用，造成肾络瘀阻，使体内水液代谢发生障碍，引起继发性肾病不断进展。

慢性肾病在不断进展的过程中均可出现一些亏虚证候，如面色少华皖白、神疲乏力、腰膝酸软等，这些症状的出现是“因实致虚”。到了晚期患者出现阳虚证，表现为代谢率低下，有贫血、怕冷、纳差、水肿的症状，实验室检查可发现患者尿17-羟皮质类固醇及T3、T4、FT3、FT4低下等，这是一种低代谢综合征，与代谢率低下的患者机体相一致。应用温补肾阳药，尤其是壮阳药，可使机体内代谢水平提高，糖、蛋白、脂肪代谢率提高。但是，代谢所产生的毒素、废弃物也会增多。由于肾脏分清泌浊功能的减退，终将导致氮质潴留加重。所以，我们认为温阳药不能太过，更不能用壮阳药，即使要温阳，从温脾阳着手更好，还要配合调理脾胃的消化吸收功能，使体内阳气渐复。

中医学“虚不受补”理论与西医学的“矫枉失衡学说”有相似之处，也就是说治疗手段必须与患者机体状态相适应，不应因此给患者增添负担，造成机体新的紊乱及不平衡，使病情恶化。

三、脏腑失调造成机体失衡

肾小球肾炎由急转慢，每因体虚反复感染或祛邪不力，误用呆腻，或食伤脾胃运化，使肺、脾、肾功能受损，邪壅三焦，气机不利，清阳不降，津微受损，产生一系列虚实相兼之失衡综合征，由实转虚的病理转化过程中，常见虚实夹杂，常见证型如下。

1. 脾肾气虚湿瘀证 面色少华，颜面及四肢轻度浮肿或浮肿不明显，身倦乏力，食欲缺乏，腹胀便溏，腰肢酸痛，舌质淡暗或边有齿印，苔薄白或薄腻，脉细或细滑。尿检异常。见于慢性肾炎较轻者或反复发作者以及肾病综合征缓解阶段。此时各脏腑功能已不健全，可见有虚损夹杂之症，若不注意补中有泻，控制血尿、蛋白尿，必将失治误治使病情进展。

2. 脾肾气阴两虚湿瘀证 面色少华，疲倦乏力，食欲减退或食后腹胀，大便不调，或咽燥口干，手足心热，面部生火，舌质暗淡有齿印，苔薄腻，或舌红少苔，脉细

或细滑。尿检异常。见于慢性肾炎进展期。此时因机体精微物质继续流失，不能滋养脏腑产生阴虚之症。气虚不能推动血液运行而致瘀血。阴虚生火，气虚不摄血，造成病情缠绵，若不注意益气养阴，健脾和胃，活血清利，病情将得不到有效控制。

3. 肺肾气阴两虚湿瘀证 平素易发感冒，咽红肿痛，咳嗽或慢性鼻炎，浮肿反复发作，口干溲黄，腰酸乏力，舌质暗红，苔薄腻，脉细滑。见于慢性肾炎反复发作者，每因感冒、咽痛而尿检异常加剧。此时应注意预防感冒，注重益气固表，调整防病功能，防止病情反复发作。

4. 肝肾阴虚湿瘀证 头昏头痛，目涩耳鸣，面部生火，心烦易怒，两胁隐痛，腰酸遗泄，咽干口燥，舌质暗红，苔少或腻，脉细弦。尿检异常伴有高血压。见于慢性肾炎伴高血压者，或慢性肾炎进展期。此时要注意滋养肝肾，息风潜阳，活血清利，稳定血压，才能使病情稳定。

5. 脾肾阳虚湿瘀证 面色皖白或灰暗少华，神疲倦怠，头昏气短，形寒肢冷，腰脊酸痛，下肢浮肿明显，或可伴有胸水、腹水，腹胀纳呆，或伴恶心、呕吐，尿少或清长，舌质暗胖大，苔薄腻或黄腻，脉沉细或弦滑。尿检异常或有肾功能不全。多见于慢性肾炎水肿明显期或慢性肾炎晚期。此时常因病情迁延得不到有效控制，津微物质大量流失而致。患者湿邪困脾，运化失司，水湿不能正常代谢，泛溢肌肤。脾虚不能健运，导致消化功能紊乱。

肾脏分清泌浊功能减退，体内有毒代谢产物积聚，水盐、酸碱平衡失调，各脏腑功能及代谢处于低水平，各种营养素的要求也维持低限水平，外来的各种因素造成机体负荷过重，都将对人体产生不利影响，如不注意温阳和胃行水，清利湿热，则病情愈趋加重。只顾投以补品，将会加重平衡失调，使证情加重难以恢复。

以上可以看出，慢性肾炎之“虚”为外表症状的虚象，表现在脾肾气虚、脾肾气阴两虚、肺肾气阴两虚、肝肾阴虚及脾肾阳虚等方面，故“气”“阴”“阳”与肺、脾、肾密切相关。慢性肾炎之“实”为肾脏内在病理之“湿热”“瘀血”，故对肾脏之“湿热”“瘀血”当清肾泻实。符合慢性肾炎湿热蕴肾、脉络瘀阻、虚实相兼的病理状态。

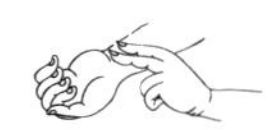

四、重视机体平衡，切勿妄补

慢性肾炎的病理基础是湿热蕴肾，脉络瘀阻，邪毒壅盛，虚实夹杂，代谢紊乱。在治疗上应权衡标本缓急，维持机体的平衡状态。在肾病进展期，邪实占主导地位时，常见有外感、湿浊、水湿、湿热等。病情严重时可引起恶心、呕吐等脾胃失运证，且常可出现化热、生痰、动风、入血之变，这些都是机体失衡造成的恶化征象。如不及时处理，可促使病情恶化。在治疗慢性肾衰竭时，应注意治本重视调理脾胃，治标重视解毒泄浊，补勿壅滞，滋而不腻，采取脾健贵在运、胃和宜在降的原则，使机体保持相对稳定及平衡。一般用温胆汤、左金丸、藿香正气散合紫苏叶、王不留行加减，增强脾胃消化功能及肾脏分清泌浊作用，减轻邪毒对肾脏的进一步损伤，维持机体相对平衡，延缓肾衰竭的进展。病情稳定，邪实之象不明显时，在降逆和胃、清化湿浊的基础上，依据辨证可予益气、健脾、补血、养阴等方面调补治疗。到了晚期，患者出现阳虚证时，可从温脾阳着手，切忌使用补肾壮阳药。

由于慢性肾炎及肾衰竭患者外表会出现一些虚象，传统治疗手段多投以补益之品，进食过量的蛋白质，结果往往事与愿违，虚象不但无改善，反而使病情加重。究其原因可能是过量的蛋白质饮食加重了肾脏负担，加重了高滤过对肾脏的损伤，使蛋白尿、血肌酐升高，使病情加重。

西医学认为，常见慢性病的发病原因除了免疫因素之外，患者的饮食及生活方式也与其有直接关系，如营养失衡特别是抗氧化营养物质摄取不足，造成细胞氧化受损，导致组织细胞慢性炎症反应，引起细胞结构异常，功能下降，诱发代谢及内分泌紊乱。而人体细胞受到氧化损伤后，免疫系统无法识别这类功能受损的细胞，把它误认为是外来的“敌人”，对其加以清除，这又加重了这类细胞的损伤，加剧了免疫炎症反应。这种免疫反应与氧化反应交叉积累，机体长期处于氧化损伤的环境中，致炎因子在短期内不能被清除，并且在机体内持续存在或反复使用，不断损伤组织系统，慢性炎症持续存在使病情迁延不愈。这也就能解释某些慢性肾病患者并无明显的外邪影响，而病情反复迁延难愈的现象。

提倡荤素搭配的营养平衡饮食，肾炎患者注意勿摄入过量的高蛋白饮食。还要注意忌食动风、生痰、发毒助火助邪之品，如鸡肉、牛肉、羊肉、海腥之品，因为

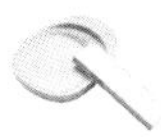

这些食物容易诱发旧病，加重新病。我们曾遇到一例肾病综合征患者，10多年前曾因服用激素病情反复发作，久病不得愈，而至我院诊治。通过数年中医治疗及时撤减停服激素，病情逐渐稳定好转，检查各项指标均正常，以后又停服中药。但因患者日常饮食用鸡、鱼、肉、蛋不断，海腥发物不忌，不食素菜，身体肥胖超重，血脂增高，又于3年前在无明显外邪透发的情况下旧病复发，在当地仍用激素控制治疗，但反复不愈而又来本院就诊。这是因饮食失衡造成旧病复发的典型实例。当今疾病如糖尿病肾病、痛风性肾病、肥胖相关性肾损伤等亦多与饮食失衡有密切的关系。《素问·脏气法时论》曰："五谷为养，五果为助，五畜为益，五菜为充，气味合而服之以补益精气""谷肉果菜，食养尽之，勿使过之，伤其正也"。由此可见，中西医对饮食失衡导致疾病的产生是有共识的，必须引起大家的重视。优化均衡饮食是防病、治病的最基础保障。

湿热蕴肾是肾炎的基本病理，清利湿热是治疗肾炎的主要环节。过量的蛋白质饮食会加重肾脏负担，加重高滤过对肾脏的损伤，可使蛋白尿、血肌酐升高，使病情加重；过用补肾药，甚至壮阳药，虽可使机体内代谢水平提高，但代谢所产生的毒素、废弃物也会增多，肾脏分清泌浊功能的减退，终将导致氮质潴留加重。

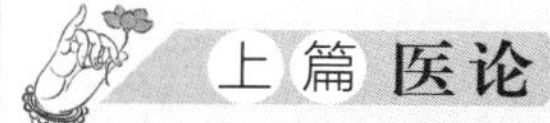

雷公藤治疗慢性肾炎

雷公藤为卫矛科植物雷公藤的干燥根或根的木质部。主要产于浙江、江苏、安徽、福建等地。其味苦、辛，性寒，有大毒，归肝、肾经。具有祛风湿，活血通络，消肿止痛，杀虫解毒的功效。临床上最早用雷公藤治疗类风湿关节炎、顽癣、麻风、银屑病等疾病，余老应用雷公藤制剂配合辨证用药治疗慢性肾炎，取得了良好的疗效。西医药理研究表明雷公藤内含有生物碱类、萜类等成分，这些成分具有抗肿瘤、抗炎、镇痛及免疫调节等作用。李时珍《本草纲目》记载:“莽草，又称芒草，鼠草。此物有毒，食之令人迷罔，故名。”又有记载述，雷公藤生长在滇南者花红，称之火把花；生长在岳阳者，谓之黄藤，湖南岳阳有座“黄藤岭”，漫山遍野长着雷公藤。雷公藤食入人畜腹内，粘在肠上，半日黑烂，又名“烂肠草”。赵学敏《本草纲目拾遗》记载:“采之毒鱼，凡蚌螺亦死，其性最烈，以其草烟熏蚕子则不生。”参考相关古籍，均详载雷公藤的毒性，大多临床医生也因“其大毒”而望而生畏，不敢使用。然余老在临床善用雷公藤，每获奇效，且不良反应发生甚少。现将余老如何正确、安全、有效使用雷公藤治疗慢性肾炎蛋白尿的经验整理如下。

一、病因病机

西医学认为，慢性肾炎是由多种原因引起的原发于肾小球的一组免疫性疾病，表现为肾小球基底膜增生，系膜增生，内皮细胞及上皮细胞增生，炎性细胞聚集，最后导致肾小球硬化、纤维化，肾小球滤过膜通透性增高，使血浆中蛋白质从小便排出。这些均显示免疫失衡之邪造成肾脏组织炎性损伤，理应抗炎清利治疗。

 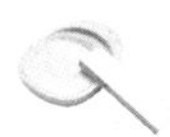

余老认为，慢性肾炎与中医学的“水肿”“腰痛”“尿血”“虚劳”等诸病证候相似，素体失调，风湿、湿热毒邪侵袭是基本病因。湿热毒邪蕴结伤肾，肾络瘀阻是肾炎病理的一个基本环节，《医方考》曰：“下焦之病，责于湿热”，《临证指南医案》亦载“初病湿热在经，久则瘀热入络”。由于外邪犯肺，肺失宣降，不能通调水道，水湿内停，或因湿热毒盛之体，湿热风邪相搏，浸淫肌肤，或因饮食不慎，酒食失节，脾失健运，食积食滞所致胃肠肝胆湿热，这些因素造成脏腑功能失调，肺不能通调水道，脾不能传输津液，肝失疏泄，气血瘀滞，肾失开阖，不能封藏，使精气下注，精微外泄产生蛋白尿。“风湿扰肾”也是慢性肾炎的重要病因病机，风为百病之长，其性善行而数变，轻扬开泄，风的开泄之性干扰肾的封藏职能，则使所封藏的精微随尿泄漏，出现蛋白尿。湿为阴邪，易袭阴位。肾为阴中之少阴，位居下焦，乃湿邪易侵犯之处。《素问·至真要大论》曰：“湿气大来，土之胜也，寒水受邪，肾病生焉。”风、湿、热合邪侵犯肾脏，必然会影响肾之经络、气血的运行，日久肾络瘀阻，从而导致蛋白尿反复。而雷公藤具有祛风湿、活血通络、清热解毒的作用，故可用于治疗慢性肾炎蛋白尿。

二、余老应用雷公藤的经验

1. 雷公藤治疗慢性肾炎蛋白尿的作用机制 雷公藤具有抗炎和免疫抑制的双重作用，现代药理研究表明，雷公藤既能阻止包括 IL-2 在内的多种途径所致的 T 细胞增殖，抑制胸腺细胞对 IL-1 的增殖反应，诱导 T 细胞凋亡，又能抑制肿瘤坏死因子 -a 表达，抑制肾脏系膜细胞增生，改善肾组织损伤，从而发挥免疫抑制作用。雷公藤甲素能抑制核因子 -κB 的活性，从而显著抑制肾小球系膜细胞（GMC）分泌单核细胞趋化蛋白 -1（MCP-1）、细胞粘附分子（ICAM-1）等促炎因子的 mRNA 及蛋白表达，减轻肾小球炎症反应，发挥抗炎作用。在实验中，雷公藤对肾炎模型有预防和保护作用，清除氧自由基或抑制脂质过氧化，对肾小球系膜增生有抑制作用，煎剂可阻止或修复嘌呤霉素所致肾小球滤过膜的破坏。余老借助西医理论，从微观辨病的角度来认识中药雷公藤，认为可用其替代糖皮质激素和免疫抑制药治疗慢性肾炎蛋白尿。

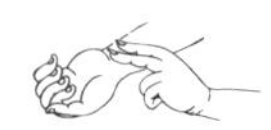

2. 雷公藤的配伍 余老常用雷公藤煎剂治疗慢性肾炎中重度蛋白尿，一般24小时尿蛋白定量 >2.0g。临床上辨证结合辨病，对慢性肾炎常伴发各种感染，如反复上呼吸道感染、胃肠道感染、尿路感染、皮肤感染者，临床表现为水肿、口苦、尿黄或浑浊、舌质暗红或紫暗、舌苔黄腻或滑腻、脉弦或弦滑，辨证属湿热内蕴者，常以雷公藤配合蜀羊泉、白花蛇舌草、藤梨根、半枝莲、河白草、黄蜀葵花、山慈菇、龙葵、青风藤等清热解毒之品；对慢性肾炎临床表现为精神不振、倦怠乏力、气短、纳呆、腰部酸痛。舌淡红苔薄白，脉细，辨证属肾气亏虚者，常以雷公藤配合黄芪、太子参、白术、山药、干姜、杜仲、生地黄、枸杞子、山茱萸等益肾健脾之品；对一些病程长，蛋白尿反复，临床表现为水肿久久不能消退，或肌肤甲错，血缕赤痕，舌质有紫气，瘀点，脉细涩，妇女伴月经不调或闭经等有瘀血阻络证，常以雷公藤配合丹参、川芎、牡丹皮、赤芍、红花、当归、积雪草、紫珠草、地锦草、泽兰等活血化瘀之品。总之，但凡见风湿热毒蕴结之证，皆可配伍雷公藤。病邪在表者可配伍解表药；病邪入于经络或筋骨，气血凝滞者可配伍活血通络药；邪热炽盛者可配伍清热药；气血亏虚者可配伍补气养血药以扶正祛邪。

3. 雷公藤的用法用量 雷公藤其毒性成分主要在芽、叶及根茎的皮中，药用时必须将根茎的皮除尽，用木质部的黄色部分，通过炮制或文火慢煎降低毒性，一般需先煎1小时以上。其毒性的轻重与药物的积蓄作用及个体差异有关。余老认为应严格掌握剂量，入汤剂从小剂量开始，一般以15g为宜，蛋白尿轻者可少用，蛋白尿重者可多用，超过15g易发生中毒反应。对心、肝、肾功能不全者慎用；严重贫血、血小板和白细胞降低者、胃及十二指肠溃疡活动期患者、严重心律失常者禁用；老年患者因肾功能减退应适当减量；幼童、孕妇和哺乳期妇女禁用。

三、余老对雷公藤常见不良反应的处理对策

余老在多年应用雷公藤治疗慢性肾炎蛋白尿的临床实践中发现雷公藤虽然毒性较大，但临床应用时采取必要的预防措施，严密监测不良反应，还是安全有效的。现将余老对雷公藤常见不良反应的处理对策分述如下：①胃肠道反应，常见纳呆、腹胀、恶心。一般为肝胃不和，湿浊困中。中药以理气和胃治疗，方选用二陈汤、

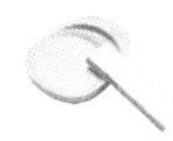

左金丸、平胃散、藿香正气丸加减，可逐渐好转。②若肝功能异常，经停药或给以易善复、水飞蓟宾片，配合疏肝利湿剂治疗可逐渐恢复正常。③若服用后出现心悸，心电图异常，表现为窦性心动过速，窦性心律失常，不完全性右束支传导阻滞，ST段下移，T波低平或倒置。治疗同时，常予补钾，中药予养心活血或佐以重镇之品，严重者停用雷公藤。④出现浮肿或肾功能异常，如有感染应加强抗感染治疗。无明确感染可因补益不当、过食肥甘导致脾胃功能失调，内生湿热加重，尿蛋白加重，浮肿加剧，应加强健脾利水，可使浮肿逐渐消退。肾功能异常除加强清热利湿、活血化瘀外，可加入紫苏叶、王不留行加强解毒利湿作用，有利于肾功能恢复。若出现骨髓抑制，血白细胞下降，可予桔梗、茜草、当归提高血白细胞或停用雷公藤。⑤妇女闭经是因为雷公藤可抑制子宫肌纤维及内膜腺体细胞，雷公藤对性腺的抑制是可逆的，在中药中加入桔梗、当归、鸡血藤、熟地黄等可纠正闭经，临床屡见奇效。

四、小结

慢性肾炎是临床常见多发病，而蛋白尿是慢性肾炎的主要症状，控制蛋白尿是治疗慢性肾炎的关键，蛋白尿与肾衰竭密切相关，是肾功能进展的独立危险因素。余老运用雷公藤治疗慢性肾炎蛋白尿具有丰富的临床经验，其认为病机关键是素体失调，风湿、湿热毒邪侵袭，治疗上立足于雷公藤具有抗炎和免疫抑制的双重作用，从微观辨病的角度认为可用其替代糖皮质激素和免疫抑制药治疗慢性肾炎蛋白尿。但必须强调的是，雷公藤性苦寒，有大毒，必须在辨证论治的基础上配伍使用，万万不可见蛋白尿便用雷公藤。余老认为运用雷公藤治疗慢性肾炎蛋白尿疗程完成后仍要加强顾护正气，以求“正气存内，邪不可干”。总之，古籍记载和现代药理研究虽然强调了雷公藤的毒性，但在临床应用中只要掌握好雷公藤的合理配伍、药用部位、用法用量、适应证、禁忌证，确能收到满意的疗效。

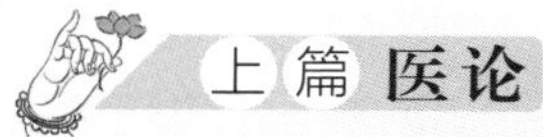

余老治疗肾病常用药组

1. 生黄芪、党参 黄芪味甘，性微温，有健脾补中、益卫固表、利尿、托毒生肌之功。《本草汇言》:“补肺健脾，实卫敛汗，驱风运毒之药也。”党参味甘，性平，功能补脾肺气、补血、生津。《本草从新》载其:“补中益气，和脾胃，除烦渴。中气微虚，用以调补，甚为平安。”余老认为慢性肾脏疾病患者病程长，多有肺脾气虚之证，不仅脾失健运，水湿泛滥易加重水肿，而且常因肺气虚弱容易感受外邪，造成病情的反复和加重，故参芪配对作为肾病基础药对，作固本培元之用。黄芪甘温，升补脾气而又能固表止汗；党参甘平，补脾肺之气而兼能补血生津。一者偏补卫气，一者偏补中气，两药相伍，肺脾得补，中土得健，气血生化有源，有助消除水肿。

2. 川续断、桑寄生、杜仲 续断味苦、辛，性微温，有补益肝肾、强筋健骨、止血安胎、疗伤续折之功。《本草经疏》言其“理腰肾之要药也”。桑寄生味苦、甘，性平，功能补肝肾、强筋骨、祛风湿、安胎元。《神农本草经》载其:“主腰痛，小儿背强，痈肿，安胎，充肌肤，坚发齿，长须眉。”杜仲味甘，性温，有补肝肾、强筋骨、安胎之功。《神农本草经》曰:“主腰脊痛，补中，益精气，坚筋骨，强志，除阴下痒湿，小便余沥。久服轻身耐老。”余老认为，肾脏疾病患者应用补肾药时，既不可过于温燥，又要防止滋腻碍胃，故常选川续断、桑寄生、杜仲之药组，取平补之意。川续断味苦而重，能入血分调血脉，止上下一切血溢，行瘀血而敛新血；桑寄生乃腰膝痛痹专药，苦能燥，甘能补，助筋骨而益血脉，为补肾补血要药；杜仲温而不燥，与川续断、桑寄生同用，共奏平补肝肾之功。

3. 枸杞子、山茱萸 枸杞子味甘、性平，归肝、肾经，功能滋补肝肾，益精明目。《本草经疏》云其:“为肝肾真阴不足，劳乏内热补益之要药……故服食家为益

精明目之上品。”山茱萸味酸、涩，性微温，归肝、肾经，功能补益肝肾、涩精固脱。《名医别录》云其“强阴，益精，安五脏，通九窍，止小便利，明目强力”。枸杞子，阴也，山茱萸，阳中之阴，两药相配，滋阴之力增强，且于补阴之中增添助阳之功，为阳中求阴之义也，临床用于肾阴不足或兼阳虚者。

4. 女贞子、墨旱莲 女贞子味甘、苦，有滋补肝肾、乌须明目之功。《本草备要》云:“益肝肾，安五脏，强腰膝，明耳目，乌须发，补风虚，除百病。”墨旱莲味甘酸，性寒，功能滋补肝肾，凉血止血。《医方集解》云其:“汁黑入肾补精，故能益下而荣上。”两药配伍，用以治疗慢性肾脏病患者肾阴不足，症见五心烦热、舌质红者。女贞子益肝肾，除火，纯阴至静；墨旱莲入肾补阴又能入血，为凉血止血之品，两药配伍乃二至丸之意，酸甘并用，滋阴养血，又能收敛止血，功专滋补肝肾之阴血。

5. 紫丹参、川芎、积雪草 丹参苦、微寒，归心、心包、肝经，具有活血祛瘀、调经止痛、养血安神、凉血消痈的作用。《神农本草经》记载丹参“破癥除瘕，止烦满，益气”,《日华子本草》认为其“破宿血”。川芎辛温而燥，善于走行，有活血行气之功。《日华子本草》认为川芎能“治一切血……破癥结宿血，养新血”,《药品化义》云“气香上行，能升清阳之气，居上部功多，因其味辛温，能横行利窍，使血流气行，为血中气药，……以其性温行血海，能通周身血脉，宿血停滞……”。积雪草辛、苦，性寒，归肝、脾、肾经，功能清热利湿，消肿解毒。丹参、川芎、积雪草三药配伍，活血、养血、行气三者并举，既可使活血化瘀之功倍增，又使祛瘀而不耗伤气血。现代药理研究活血化瘀药物能改善微循环，缓解血液高凝状态，减轻肾小球脂质过氧化损伤，抗纤维化，从而减轻或延缓肾损伤。

6. 瞿麦、三棱、莪术 瞿麦味苦，性寒，有清热利水、破血通经之功。《本草备要》言其:“降心火，利小肠，逐膀胱邪热，为治淋要药。”三棱、莪术性味辛苦，能破血行气、消积止痛。《医学衷中参西录》:“三棱气味俱淡，微有辛意；莪术味微苦，亦微有辛意，性皆微温，为化瘀血之要药。”

余老常三药并用治疗单纯性肾囊肿，本病属中医学“腰痛”“尿血”等范畴。余师认为其病因多为素体禀赋不足，加之七情内伤或饮食劳倦，致气机不畅，或脾失健运，水湿停滞，痰浊内生，或血行不畅，滞而成瘀，痰瘀互结。气滞痰瘀既是病因，又是病理产物，故当以健脾化湿、破血消癥为治则。瞿麦苦寒清热，利水破

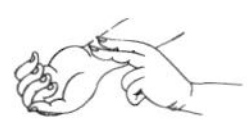

血；三棱苦辛能散泄，甘和而入脾，可治一切凝结停滞有形之坚积；莪术味辛性烈，专攻气中之血，主破积消坚，去积聚癖块。三药并用，能利水除水饮、行气消积滞、破血散瘀癥。现代药理研究证实，三棱、莪术能抑制肾囊肿囊壁细胞增生，余老将三药配伍，充分体现了其辨病与辨证相结合、传统中药与现代药理相结合的中西医互参治疗理念。

7. 桔梗、当归、鸡血藤　桔梗味苦辛，性平，入肺经，有宣肺祛痰、利咽排脓之功。《珍珠囊药性赋》概括其用有四，谓之“止咽痛，兼除鼻塞；利膈气，仍治肺痈；一为诸药之舟楫；一为肺部之引经”。当归甘温质润，长于补血，为补血之圣药，可治血虚诸证。《日华子本草》曰:“主治一切风，一切血，补一切劳，破恶血，养新血及主癥癖。”鸡血藤苦微甘、性温，归肝、心、肾经，色赤入血，质润行散。《本草纲目拾遗》言其可治“妇人干血劳及子宫虚冷不受胎”。其苦而不燥，温而不烈，活血散瘀，调经止痛，性质和缓，兼能补血。对于女性患者使用雷公藤制剂后出现月经不调以及干燥综合征，余老常将三者配伍使用。

余老认为，使用雷公藤制剂后出现月经不调，中医辨证多属脾肾亏虚，气血不足，当从益肾健脾、养血补血着手。因此，常在补益脾肾的基础上加用此三药，桔梗能升能降，能散能泄，有开提气血、助行心气之效，配以当归养血活血，鸡血藤补血行血，气助血行，血载气运，收效颇佳。

干燥综合征属中医学“燥证”范畴，其病机以津伤液亏为特征。叶天士提出“上燥治气，下燥治血”。余老认为治疗本病当以清热养阴润燥、理气活血和络为主。肺主宣发肃降，敷布津液，桔梗辛开苦降，宣通肺气，有助肺朝百脉，以利津液输布；当归甘润养血，鸡血藤温以行血，津血同源，三药配伍使气机升降有度，津液生而不枯，气血利而不涩，病渐向愈。

8. 梓白皮、白花蛇舌草　梓白皮味苦性寒，有清热、解毒、利湿之功效。清代张璐《本经逢原》曰:“梓皮，能利太阳、阳明经湿热。”白花蛇舌草味甘性寒，有清热利湿通淋之效，可治疗膀胱湿热、小便淋沥涩痛。

余老常用此两药治疗慢性肾炎蛋白尿。本病属中医学“水肿”“肾风”等范畴。余老提出“肾炎湿热论”，指出湿热毒邪蕴结伤肾是肾小球肾炎的基本病理，虚实夹杂、本虚标实是慢性肾炎的基本病机，扶正祛邪、清利湿热、祛瘀抗炎是治疗肾

炎蛋白尿的主要环节，临床常选用河白草、黄蜀葵花、藤梨根等清热利湿药。余老尤喜用梓白皮，盖其性苦寒，清热利湿之功尤著；白花蛇舌草甘入脾胃、寒以清热，两药配伍，中下二焦湿热具清，降蛋白尿之力倍增。现代药理学研究也证实，清热解毒药不仅有抗炎、抗病毒作用，也能通过特异性抗炎作用，抑制过度炎症反应，从而改善肾脏的炎症和组织损伤，其作用与激素抗炎作用类似，但没有激素的不良反应。

9. 乌药、苏木 乌药味辛，性温，有行气止痛、温肾散寒之功。《药品化义》中载："乌药，气雄性温，故快气宣通，疏散凝滞，甚于香附。"《本草求真》言："凡一切病之属于气逆，……皆宜用此。"苏木辛咸入血分，有活血疗伤、祛瘀通经之功。

余老治疗肾积水患者，常在辨证基础上加用此两药，颇有疗效。根据临床症状，肾积水属中医学"腰痛""虚劳"等范畴，多因年老体弱，嗜食肥腻，脾失健运，肾失气化，致使排尿不畅、水湿潴留。余老在治疗本病时，强调以清热利湿通淋为主，同时注重畅达气机。乌药辛温行散而能祛寒，入肺而宣通、入脾而宽中、入肾与膀胱而温肾散寒，为调畅气机之要药；苏木助乌药行气，两者同用，能促进膀胱气化，使小便通利，肾积水自消。当然，余老也强调，对于器质性病变造成的梗阻，必要时仍需外科手术解除梗阻。

10. 柴胡、甘草 柴胡味苦辛，性微寒，功能解表退热、疏肝解郁、升举阳气，药理研究提示该药有促进肾上腺皮质功能的作用。甘草味甘，性平，有补脾益气、缓急止痛、清热解毒、调和诸药之效，能减轻清热解毒中药苦寒之性，防止败胃之弊。根据药理研究，甘草次酸的类固醇样作用具有两面性，既有与糖皮质激素作用的相似性、协同性，也可减少糖皮质激素治疗过程中的药物不良反应。肾病综合征为肾科临床常见病，糖皮质激素能抑制免疫反应、抗炎，使用较为广泛，但在撤减过程中，常常存在病情复发的问题。对此，余老认为其中医病机与使用激素导致气机升降失调、气滞湿阻、湿热逗留相关，常在辨证基础上使用清热解毒药物，配以柴胡、甘草。柴胡辛散苦泄，善于条达肝气，能疏利气机，甘草柔肝敛阴，常可收到意想不到的效果。患者在此过程中应清淡饮食、忌过劳、防感冒，多能顺利撤减激素，维持病情稳定。

11. 制苍术、炒白术 苍术、白术均具有祛湿健脾作用，苍术辛、苦、温燥，

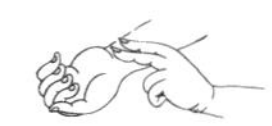

既能内化湿浊，又能外祛风湿，为治湿要药；白术甘、苦，性温，重在益气健脾，补益脾胃，并有化湿利水作用。二术皆为脾胃经要药，白术守而不走，善于补脾；苍术走而不守，善于运脾，两者结合，一守一走，相得益彰，不论舌苔是否厚腻均可应用。

12. 法半夏、淡干姜 半夏味辛，性温，有燥湿化痰、降逆止呕、消痞散结之功。《医学启源》载其“大和胃气，除胃寒，进饮食”，《主治秘要》云“燥胃湿，化痰，益脾胃气”，《温热经纬》曰：“半夏之辛开，以通络拒秽结之气，用治呕哕，其效如神”。干姜味辛，性微温，有温中散寒之功。两药配伍，用以治疗慢性肾脏疾病患者出现呕吐、纳差等症。半夏气味俱薄，沉而降，阴中阳也；干姜气味俱厚，清浮而生升，阳也，升降并用，辛开温散，温中祛湿，和胃止呕疗效甚佳。

13. 茯苓皮、车前子 茯苓皮，味甘、淡，性平，归脾、肺经。功能利水消肿。用于面目四肢浮肿，小便不利，能行皮肤水湿。《本草纲目》曰其：“主治水肿肤胀，开水道，开腠理。”车前子，味甘，性寒，归肾、膀胱、肝、肺经。功能利水渗湿，清肝明目，清肺化痰。《本草汇言》认为其“行肝疏肾，畅郁和阳”，《医林纂要》载“车前子，功用似泽泻，但彼专去肾之邪水，此则兼去脾之积湿；彼用根，专下部，此用子，兼润心肾，又甘能补，故古人谓其强阴益精。然要之，行水去妄热，是其所长”。二药相合，可谓外能行皮肤水湿，行水而不耗气，胜似大腹皮；内能利肾水脾湿，利中有补，功用盖泽泻。

14. 山慈菇、泽泻、玉米须 山慈菇味甘微辛，性凉，有清热解毒、消痈散结之功。《本草新编》言：“疑山慈菇非消痰之药，乃散毒之药也。”泽泻、玉米须甘淡渗湿，功专利水渗湿消肿。《岭南采药录》中载玉米须“又治小便淋沥砂石，苦痛不可忍”。余老认为慢性肾脏病患者血尿酸升高，本虚证有“脾肾气虚”“肝肾阴虚”“脾肾阳虚”，标实证为“浊毒”“瘀血”，治当“扶正清热利湿、活血止痛泄浊”；常将山慈菇、泽泻、玉米须三药配伍，渗利浊毒，清膀胱之热，泄肾经虚火。现代药理研究证实，山慈菇含秋水仙碱，能缓解痛风性关节炎急性发作，泽泻、玉米须能促进尿酸排泄，在辨证的基础上使用，多获良效。

15. 熊胆粉、黄连、知母 熊胆粉、黄连味苦，性寒，《本草纲目》言熊胆粉有“退热，清心，平肝，明目去翳”之功，《珍珠囊药性赋》概括黄连“其用有六：

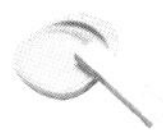

泻心火，一也；去中焦湿热，二也；诸疮必用，三也；去风湿，四也；治赤眼暴发，五也；止中部见血，六也”。知母味苦、甘，性寒，有清热泻火、生津润燥的功效。余老治疗糖尿病肾病患者血糖偏高者，多从“阴虚燥热”着手，并认为高血糖所致脉络瘀阻、浊毒内蕴一直贯穿病程始终，病机复杂，因此应当标本兼顾，病证结合，通盘考虑，在辨证基础上加入上述三药，降糖效果明显。熊胆粉凉营清肝；黄连能泄降一切有余之湿火，尤善清胃火，用于胃火炽盛之消渴证；知母能滋阴并泻肺、胃、肾之火，适于阴虚内热之消渴证。三药配伍，甘寒同用，泻三焦实火、清三焦虚火，补泻兼施，标本兼治。现代药理研究发现，熊胆粉、黄连、知母能明显降低糖尿病患者的血糖和尿糖，用于临床收效甚好。

16. 紫苏叶、王不留行 紫苏叶味辛、性温，有解表散寒、行气宽中之功。《本草汇言》云“紫苏……散寒气，下结气，化痰气，乃治气之神药也”。其辛温而香，入气分兼入血分，气中血药也，能解郁结而利气滞，调和气血；能温散血中毒邪，解鱼蟹之毒，和胃降逆。王不留行味苦、性平，有活血消痈、利尿通淋之功，走血分，苦泄宣通，行而不留，走而不守。余老认为，紫苏叶能解鱼蟹之毒，鱼蟹毒为氨氮类毒物，肌酐、尿素氮与此类物质相似，故也能解之；而王不留行能加强通利下窍的作用，两药配伍，辛开苦降，条达气机，祛毒下泄，具有解毒泄浊之效。现代药理研究发现，紫苏叶除抗菌、抗病毒、止血、抗凝外，还有抑制肾小球系膜细胞增殖的作用；王不留行能改善微循环，增加肾血流量，二者同用能有效降低血肌酐和尿素氮水平。

17. 水蜈蚣、萆薢 水蜈蚣味辛、性平，有疏风解表、清热利湿、止咳化痰、祛瘀消肿之功。萆薢苦、平，功效利湿祛浊，祛风除痹。《本草纲目》载其可“治白浊”。

余老常将两药配伍用于乳糜尿的治疗。本病属中医学“尿浊”“膏淋”范畴，病机为脾肾亏虚，湿热下注。《医学心悟》曰：“浊之因有二种，一由肾虚败精流注；一由湿热渗入膀胱，肾气虚，补肾之中必兼利水。盖肾经有二窍，溺窍开则精窍闭也。湿热者，导湿之中，必兼理脾，盖土旺则能胜湿，以土坚凝，则水自澄清也。”余老认为乳糜尿应分期论治，早期宜祛实为主，中后期宜标本兼顾，然清利湿热须贯穿始终，常用水蜈蚣、萆薢之药对。水蜈蚣为民间治疗乳糜尿特效药，主治湿热为主之尿浊；萆薢善利湿而分清祛浊，为治膏淋要药，两药配伍，清热利湿之力宏。余老还指出，祛邪应防伤正，谨记“清利不碍脾、祛湿不伤阴”。

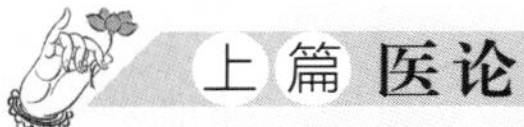

慢性肾炎的治疗专方——扶正祛瘀清肾汤

经多年临床研究，余老总结出湿热蕴肾是肾炎的基本病理，虚实夹杂是基本病机，清利湿热抗炎是治疗基本治则。为此，余老制订扶正祛邪的治疗大法，多元化组方，拟定扶正祛瘀清肾汤治疗慢性肾炎。

一、方名——扶正祛瘀清肾汤

组成：生黄芪 15g，太子参 15g，炒白术 15g，茯苓 15g，牡丹皮 15g，丹参 15g，川芎 10g，积雪草 15g，枸杞子 10g，杜仲 10g，生薏苡仁 12g，淮山药 12g，白花蛇舌草 30g，半枝莲 30g，河白草 30g，藤梨根 30g，蜀羊泉 15g。

功效：健脾益肾，清利湿热，活血化瘀。

主治：慢性肾炎（脾肾两虚型）。对于其他证型，见分证论治加减调整。

方解：

健脾益气——生黄芪、太子参、炒白术、茯苓、淮山药、生薏苡仁。

平补肝肾——枸杞子、杜仲。

活血化瘀——牡丹皮、丹参、川芎、积雪草。

清利湿热——白花蛇舌草、藤梨根、半枝莲、河白草、蜀羊泉。

二、分证论治

1. 肺肾两虚型 选生黄芪、南沙参、北沙参、白术、茯苓、女贞子、枸杞子、

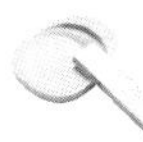

麦冬、玉竹等。

2. 肝肾阴虚型 选菊花、枸杞子、钩藤、夏枯草、山茱萸、大贝母等。

3. 气血亏虚型 选生黄芪、党参、生地黄、当归、白芍、制何首乌、熟地黄等。

4. 脾肾阳虚型 选生黄芪、党参、白术、干姜、桂枝、益智仁（慎用补肾阳及壮阳药）。

三、感染诱因

1. 咽炎，扁桃体炎 选金银花、黄芩、土牛膝、冬凌草、板蓝根等。

2. 鼻炎 选辛夷、黄芩、白芷、防风等。

3. 呼吸道感染 选金荞麦、鱼腥草、黄芩、金银花、板蓝根等。

4. 胃肠炎 选黄连、蒲公英、马齿苋、仙鹤草、地锦草等。

5. 肝炎 选茵陈、虎杖、垂盆草、鸡骨草、老鹳草等。

6. 皮肤感染 选蒲公英、地肤子、白鲜皮、金银花、苦参、黄芩等。

7. 尿路感染 选知母、黄柏、石韦、乌药、苏木、萹蓄、土茯苓等。

8. 龋齿 选蒲公英、黄芩等。

四、对症加减

1. 细胞尿 血尿选紫珠草、地锦草、墨旱莲、大蓟、小蓟、茜草、白茅根等。脓细胞尿选黄柏、萹蓄、地锦草、蒲公英、苏木、土茯苓等。

2. 蛋白尿重者 选河白草、白花蛇舌草、蜀羊泉、龙葵、半枝莲、青风藤、藤梨根、土茯苓、黄蜀葵花、雷公藤等清热解毒利湿药。

3. 皮下紫斑 选水牛角、生地黄、牡丹皮、赤芍、青蒿、紫草等。

4. 舌有腻苔 选苍术、厚朴、陈皮、藿香、佩兰、草果、砂仁等。

5. 肾结石 选石韦、冬葵子、金钱草、海金沙、鸡内金、郁金、王不留行等。

6. 高血糖 选桑叶、葛根、夏枯草、冬凌草、黄连、鬼箭羽、桔梗、葫芦巴、杜仲、枸杞子、山茱萸、桑寄生、冬瓜子、猫须草、僵蚕等。

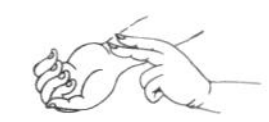

7. **高血脂** 选紫苏叶、桑叶、菊花、夏枯草、冬凌草、山楂、罗布麻、制何首乌、北沙参、金钱草、干荷叶等。

8. **高尿酸** 选生地黄、杜仲、伸筋草、金钱草、贝母、山慈菇、车前草、丝瓜络等。

9. **高血压** 稳定者选菊花、枸杞子、何首乌、女贞子、山茱萸、白芍等；不稳定者选天麻、钩藤、夏枯草、石决明、生龙骨、生牡蛎；血压顽固者选鬼针草、莱菔子、豨莶草、臭梧桐、大贝母等。

10. **水肿** 选猪苓、茯苓皮、泽泻、大腹皮、葶苈子、冬瓜皮、椒目等。

11. **指端麻木** 选络石藤、千年健、伸筋草、秦艽、威灵仙等。

12. **肝气郁结** 选柴胡、黄芩、赤芍、白芍、香附、郁金、枳壳、桔梗等。

13. **腰痛腰酸** 选怀牛膝、桑寄生、川续断、杜仲、枸杞子、益智仁等。

14. **肝肾亏虚** 选黄精、枸杞子、杜仲等。

15. **血虚** 选当归、丹参、鸡血藤等。

16. **胃脘痛** 选白芍、大贝母、蒲公英、延胡索、荜茇、石斛等。

17. **五心烦热，手足心热** 选生地黄、青蒿等。

18. **心悸** 选麦冬、玉竹、五味子、柏子仁等。

19. **瘀象重者** 选桃仁、红花、三七、水蛭、红藤等。

20. **血管紧张素转化酶抑制药** 选桑叶、柴胡、大黄、夏枯草、干荷叶、钩藤、地锦草、三七、贝母、葶苈子、山茱萸、白芍、杜仲等。

21. **钙拮抗药** 选钩藤、络石藤、三七、杜仲、肉苁蓉、连翘等。

22. **抗血小板聚集药** 选桑叶、葛根、金银花、冬凌草、青风藤、豨莶草、虎杖、木蝴蝶、桑寄生、鬼箭羽、络石藤、伸筋草等。

23. **促进白细胞生成** 选当归、大蓟、小蓟、丹参、川芎、红藤、石韦等。

24. **促进红细胞生成** 选枸杞子、红花、白果、山楂等。

25. **氮质血症** 选藿香、佩兰、紫苏叶、王不留行、大黄、郁李仁等。

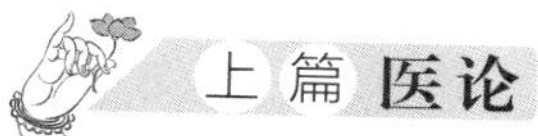

对“慢肾风”的认识

中医学无慢性肾炎这一病名，常根据其临床表现，可属“水肿”“腰痛”“尿血”“虚劳”等范畴。有学者依据《内经》的有关记载，将其称为“慢肾风”。《素问·奇病论》曰：“有病痝然，如有水状，切其脉大紧，身无痛者，形不瘦，不能食，食少……病生在肾，名曰肾风。”《素问·风论》提出：“以冬壬癸中于邪者为肾风，肾风之状，多汗恶风，面痝然浮肿，脊痛不能正之，其色炲，隐曲不利，诊在肌上，其色黑。”综合《内经》所言，强调了肾风发于风邪，进而侵及肾体，临床表现以水肿为主。

目前对本病病因病机的认识可归纳为：外邪侵袭和脏腑虚损是引起肾体被损的主要环节。如外感风寒，内舍于肺，使肺失宣降；或久居湿地，冒雨涉水，水湿之气内侵；或平素饮食不节，多食生冷，脾为湿困，失其健运，寒湿蕴积，伤肾损阳；或因肌肤痈疡疮毒未清解消透，疮疡内归脾肺，或湿热久羁，湿郁化热，中焦脾胃失其升清降浊之能，肾受湿热熏灼而失统摄之功；或急性肾风失治，宿邪内伏，肾之气化功能失调，进而累及他脏之功能。另外，先天禀赋不足、内伤七情、妊娠劳伤、房欲过度等也是造成脏腑虚损的潜在病理因素。凡此种种，皆使肺脾肾三脏受损，功能失常，而致通调失司，健运无权，开阖不利，以致体内水谷精微运化失常，水津代谢紊乱，水液溢于肌肤而成水肿，同时精微随尿排出而出现蛋白尿。

作为对慢性肾炎的常规认识，似乎已经十分全面而周到，符合中医的基本理论。但是，以此病因病机而冠之以“慢肾风”的病名，找不到逻辑上的必然性，也与《内经》强调“肾风”发于风邪不相符。同时，我们以往的病因病机认识常与“泄泻”“痰饮”等病机相混淆，即同样的肺脾肾三脏受损，为何本病发展为水肿、血尿、蛋白尿，而不是腹泻、咳喘？强调了肺脾肾三脏同病，也就弱化了“以肾为本”的

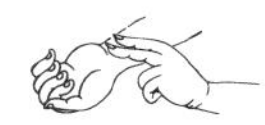

“慢肾风”本质。临床带教面对这些疑问如何解惑，作为一名中医肾科医师必须直面回答，而不应该含糊其辞。

对于“慢肾风”的病机解释应合乎《内经》“发于风邪，本于肾脏”的基本观点，排除所谓的继发性肾脏疾病的干扰，而仅用于原发性慢性肾炎的概念。鉴于风邪致病的特点为善行数变，其性升泄，上先受之，如何能向里入肾，其间必有中间环节，使风邪能够变上传而下着，换数变而为缠绵，在六淫外邪中的湿邪符合此特性，故只有风邪与湿邪相合为病，侵犯人体，才可表现出“慢肾风”的临床特点。但风湿入里为何不下注膀胱、肠道，却下着于肾，则必然有素体肾虚之因素。因此，“慢肾风”的完整病机应该为素体肾虚，感受风邪，夹湿入里。如肾虚偏阴，则入里化热，肾虚偏阳，则入里寒化。风重于湿，则以面部浮肿为主；湿重于风，则以下肢浮肿为主。风邪上扰清阳则可见血压升高，风邪内扰肾络则可见血尿和蛋白尿。针对此慢肾风的基本病机，临床治疗应以益肾祛风化湿为基本大法，但在具体方药的选择组方上应根据肾虚、风邪、湿邪三因素的轻重而有所侧重。由于慢肾风为缓慢进展性疾病，部分可愈，部分稳定，部分进展，即肾虚的内环境不能得到纠正，风湿之邪则易胶着固化而向痰瘀之邪转化，开始出现肾损伤，故在临床治疗时可预防性地在病程中期加用活血化瘀软坚之品，延缓其病程进展，目前中医治疗慢性肾炎基本遵循这一思路。

对肾性血尿的认识

肾性血尿是慢性肾炎的常见临床症状，中医学常将之归纳为“血证”“尿血”范畴，临床治疗按其辨证结果而分别以下焦热盛、肾虚火旺、脾不统血、肾气不固而分证治之，但临床的困惑是这种尿血的治疗对肉眼血尿及非肾小球性血尿的效果尚被认可，而对于顽固性的肾小球性镜下血尿则效果一直不太理想。因此，肾性血尿是否属于尿血范畴，即对于镜下血尿的治疗参考传统肉眼血尿的治疗经验是否为最佳方案？

众所周知，肾性血尿发病机制不同于外科性出血，作为一种非感染性炎症反应侵犯血管而出现红细胞漏于尿液中，控制炎症反应和修复被损血管是中医微观辨证所必须考虑的问题，而处理这一问题最常见的临床科室为皮肤科和风湿免疫科，可借鉴他们的学术发展经验，提高本学科的临床治疗水平。在镜下血尿的患者中，一般都具有腰酸痛或腰背部有重着不适的感觉，活动或休息都不能缓解其症状，其发生的比例较蛋白尿患者高，因此中医治疗可考虑“腰痛”“痹症”的经验而不是血证、尿血的经验。在“水道之血宜利而不宜止”的原则下，但在临床过程中有的处方仍以大队止血药叠加而希望提高疗效，这是一种习惯性思维，但也是疗效不理想的原因之一。

目前在经验介绍中，部分是直接对肾性血尿进行辨证分型而没有归纳成一个病机，即有对症治疗的嫌疑，临床只能缓解症状而不能愈病。另一部分将其进行分阶段治疗，所谓初起湿热蕴结下焦，治宜清热利湿；中期迁延日久，气阴两虚，治宜益气养阴加收敛止血；后期肾气不足，瘀浊残留，治宜益肾固摄加化瘀止血。此法看似合理，其实证之临床往往纸上谈兵。肾性血尿的病程无法区别初期、中期、后期，

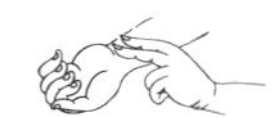

发病时间和持续的病程无时间段可划分，所谓的分段治疗也变成了随症治疗。以上两种经验是常见的中医治疗疾病时对辨证论治机械化认识的结果，体现了大内科治疗肾性血尿的水平，而不能代表中医肾科专业的认识水平。

对于肾性血尿的认识一定要有它只是慢肾风中的一种症状的基本概念，临床表现有发作期和缓解期，治疗遵从“急则治标，缓则治本”的原则，发作期针对诱发原因治疗，缓解期针对慢肾风治疗。余老治疗肾性血尿的体会是，发作期将常见的诱发因素分作上、中、下三焦受邪而分别治疗。上焦受邪宜疏风利咽；中焦受邪宜助运化湿；下焦受邪宜益肾清利。一旦诱因去除，病情稳定，则转从缓解期治疗，组方原则以补肾强腰与祛风湿药和化瘀活血药相配伍，既可得到短期缓解的疗效，也可获得长期稳定或治愈的效果。

从“疫毒”角度认识IgA肾病

IgA 肾病是我国常见的原发性肾小球疾病，也是导致终末期肾病的最主要原因之一。其临床表现复杂，可为无症状的血尿、蛋白尿，也可为急性肾炎综合征、慢性肾炎综合征和肾病综合征等。治疗颇为棘手，反复难愈，本病常病情缠绵。IgA 肾病急性发作期一般可归属于中医学“血尿”“水肿”“腰痛”“肾风”等范畴。余老在多年的临床实践中发现，从“疫毒”角度认识 IgA 肾病，并采取相应的治疗措施，临证效果显著，经余老诊治过的 IgA 肾病，痊愈的患者不在少数。余老认为，IgA 肾病急性发作期属于感受疫毒之邪，邪气由表入里而致肾络损伤。

一、病因病机

清代戴天章在《广瘟疫论》中曾阐述“时疫初起在表时，头痛、发热、小便不利者，热入膀胱也，益元散主之……”“时疫传里，大便闭而小便不利者，当先通大便，大便通小便自利……”“时疫未传变时，小便多如常。热一传入里则黄，热甚则赤，热入血分蓄血则黑……”“疫邪在表，小便黄即于解表药中加清凉药、邪入里，小便黄赤，虽手足逆冷，亦当攻里逐热”“小便黄赤未退，仍当清利余邪。惟小便黑者，当逐瘀清热为主，犀角地黄汤加大黄等类”“时疫为湿热”。这些描述与西医学中 IgA 肾病急性发作期极为相似。

IgA 肾病初起常伴上呼吸道感染，在感染后数小时或数天突然发病，可表现为水肿、血尿、高血压及一过性肾小球滤过率下降，这是因为炎症刺激大量细胞因子（Il-6、IL-1 等）释放并作用于肾脏组织导致的免疫反应过程。肾活检病理荧光多见

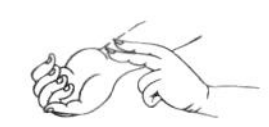

较强的 IgA 和 C3 等免疫复合物的沉积，光镜多见系膜细胞，内皮细胞明显增生，或伴纤维素样坏死，或伴新月体形成，或伴间质大量淋巴和单核细胞浸润，这些都可以认为属于中医肾经的实热毒邪。而足少阴肾之经脉，贯脊至腰，属肾络膀胱，其直行者从肾上贯肝膈入肺，沿喉咙挟舌根部。患者外感后毒热邪气首先侵犯肾之络脉所在——咽喉及舌根部，使咽喉部及扁桃体发炎，出现咽喉肿痛、发热身痛、咽干咳嗽等，在数小时至数天内毒邪循经传变，直达肾之本脏，损伤肾络，出现腰痛、尿血、水肿、泡沫尿、烦热、胁痛等肾经实热证，在中医学则认为是一种“传变”过程。故余老认为，疫毒之邪入侵，由表入里，邪毒亢盛是肾脏湿热证产生的根本原因。

二、治疗原则

《广瘟疫论》中亦有论述“时疫在表，小便黄，即于解表药中加清凉药，邪入里小便则赤，虽手足逆冷，亦当攻里逐热”“小便黄赤未退，仍当清利余邪。惟小便黑者，当逐瘀清热为主，犀角地黄汤加大黄等类”。余老认为，处理急性发作期时，应积极治疗风寒、风热、疫毒、湿毒等外邪致病因素。病情缓解期，虽然肉眼血尿已控制，但镜下血尿仍然存在时，更要注意清利余邪。虽然在慢性迁延期会出现一些“虚损”症状，但这都是由于余邪未尽，肾脏的病理损伤未完全得到控制所造成的，病情处于虚实夹杂的状态。《景岳全书》曰:“有邪者，邪必乘虚而入，故当先扶正气，但通经逐邪之品不得不用以为佐，……”故辨病辨证，实则清之，虚则补之，有病有邪要祛之。治疗当必扶正祛邪、除湿化瘀相兼顾。余老的临床经验是，治疗 IgA 肾病至少要用 3 ～ 5 年的时间，待病情完全缓解后，还需要扶助正气，调理气血阴阳，使机体恢复到正常状态。

三、辨证分型

IgA 肾病临床可呈多种表现，但不论何证，湿热蕴结伤肾一直贯穿其中。余老将其分为以下几种证型。

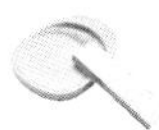

1. 外感风热证 临床症见发热或恶风寒，咽喉肿痛，小便红赤或镜下血尿，蛋白尿或泡沫尿，多见上呼吸道感染而致急性发作，或慢性迁延急性发作。舌红或舌边尖红，苔黄，脉浮数。病机为风热犯肺，循经内会于肾，灼伤肾络，血溢脉外，导致血尿。治疗宜疏散风热，祛瘀清肾，凉血止血。

2. 下焦湿热证 临床症见腰酸，少腹不适，小便频数灼热，短赤或镜下血尿，尿白细胞偏多，舌红，苔黄腻，脉滑数。病机为肾气亏虚，湿热下注，气化不利，灼伤血络，迫血外溢。治疗宜清利下焦湿热，祛瘀清肾，凉血止血。

3. 脾胃湿热证 因饮食不洁，过食生冷，肥腻之品，以致损伤脾胃之气，运化失司，升降失常，水谷清浊不分而泄泻，可伴心烦，口渴，小便黄赤或镜下血尿、蛋白尿，舌苔黄腻，脉数。可见于 IgA 肾病急性发作期。病机为脾肾气虚，运化、统摄、封藏失司，固精无力，血不循经，导致血尿。治宜益气健脾化湿、祛瘀清肾、凉血止血。

4. 气阴两虚证 临床症见神疲乏力、腰膝酸软、手足心热、自汗、尿黄或镜下血尿，蛋白尿，舌淡红或暗红，边有齿印，苔薄腻，脉细或细滑。常见于慢性迁延期。病为气虚不能摄血，阴虚固精无力，血不循经，导致血尿，治拟益气养阴、祛瘀清肾、凉血止血。

5. 肝肾阴虚证 临床症见头痛、头晕、目涩耳鸣，腰酸遗精，面赤，心烦少寐，咽干口燥，潮热盗汗，尿黄或镜下血尿，蛋白尿，舌红少苔，脉弦滑或细弦。常伴有高血压或肾功能不全。病机为阴虚火旺，灼伤脉道，络破血溢，精微物质下泄。治宜滋养肝肾，平肝潜阳，祛瘀清肾，凉血止血。

6. 脾肾阳虚证 临床症见面色㿠白或灰暗少华，神疲乏力，头晕气短，形寒肢冷，腰背酸痛，下肢浮肿，腹胀纳呆，尿少，尿黄或镜下血尿，蛋白尿，舌质淡胖苔薄脉沉细。可伴肾功能不全。病机为久病缠绵、湿热蕴肾致瘀或灼伤肾络，血溢脉外。治宜温阳健脾、祛瘀清肾、活血止血。

四、临证用药

1. 健脾益气 生黄芪、太子参（党参、北沙参）、炒白术、茯苓、淮山药、薏苡

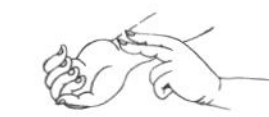

仁、陈皮等。

2. 活血化瘀抗纤维化 牡丹皮、丹参、川芎、积雪草、木蝴蝶、海藻、牡蛎等。

3. 凉血止血 萹蓄、墨旱莲、地锦草、三七等。

4. 养阴 北沙参、麦冬、生地黄、玄参、枸杞子、玉竹、黄精、鳖甲等。

5. 温阳 桂枝、肉桂、附子、干姜、肉苁蓉等。

6. 风热证 银翘散加减，经常感冒者，常用玉屏风散加减。

7. 尿路感染 乌药、苏木、蒲公英、马齿苋、瞿麦、土茯苓等。

8. 水肿 猪茯苓、大腹皮、冬瓜皮、桑白皮、凤尾草、梓白皮等。

9. 湿浊（热）中阻 苍术、藿香、佩兰、砂仁、豆蔻仁、草果等。

10. 肝气郁结 柴胡、黄芩、赤芍、白芍、香附、郁金、枳壳、桔梗等。

11. 腰酸、腰痛 选杜仲、枸杞子、桑寄生、川续断等。

12. 五心烦热 生地黄、青蒿等。

13. 蛋白尿 白花蛇舌草、半枝莲、藤梨根、黄蜀葵花、河白草、龙葵、蛇莓、雷公藤等。

14. 血尿素氮、肌酐升高 紫苏叶、王不留行、大黄、六月雪等。

15. 高血压 多从肝肾阴虚调治，杞菊地黄汤、天麻钩藤饮或菊花、钩藤、延胡索、刺五加、杜仲、肉苁蓉、夏枯草等。

因证型的变化可随病理变化而有所不同，但它们共同的病理基础即湿热蕴结伤肾，其在各种证型中均可存在，我们可在组方时可根据各种证型，而变换方剂组成。辨证用药与辨病用药的有机结合，这样才能取得良好的临床效果。

五、生活调理

该病的发生常与上呼吸道感染或饮食不慎导致的腹泻有关，因此患者必须注意天气变化，防止感冒。注意饮食起居，勿食生冷、油腻等损伤脾胃之气的食物。避免食用鸡、牛羊肉、海鲜、虾蟹、莴苣、苋菜等发物。切忌暴饮暴食，嗜食辛甘厚味、海腥发物，宜清淡饮食，选择优质低蛋白饮食，鼓励患者多食用素食，如海带、青菜、大白菜、萝卜、冬瓜、丝瓜、番茄，荤食以鸡蛋、瘦猪肉、鸭子肉、青鱼、黑鱼为主。

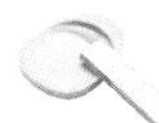

忌食海鲜、虾、蟹、动物内脏等。对于大量蛋白尿患者，还应控制蛋白质的大量摄入，因为高蛋白饮食加重肾脏负担，切不可因漏就补，岂不知越补越漏，使病情难愈。临床上发现，许多患者常因饮食不注意而使病情加重，这也就是我们常说的“饮食伤”。而饮食节制较好者，能获得较好的疗效。

发病后要及早治疗，好转后要巩固治疗，IgA 肾病由于湿热瘀毒，缠绵胶结，并非短期能愈。西医学认为慢性肾炎在获得临床完全缓解后，肾小球内的免疫炎症尚未完全消除，病理变化未完全修复，因此在治疗过程中需向患者解释清楚，即使各种临床症状消失，实验室检查完全正常，即临床获得完全缓解，仍需坚持服药，巩固治疗 3 ～ 5 年，防止炎症活动死灰复燃，以平抑病理，恢复机体阴阳平衡。

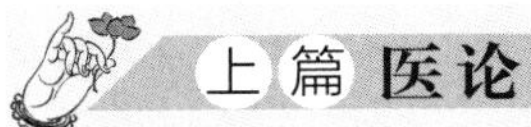

辨证结合辨病分期治疗特发性膜性肾病

中医古籍中无膜性肾病之记载，根据本病以水肿、蛋白尿为主要临床表现，可归于中医学“水肿”“尿浊”等辨治范畴。余老在运用辨证结合辨病分期法为主治疗膜性肾病方面，见解独到，疗效颇佳，今将其经验介绍如下。

一、病因病机

特发性膜性肾病发病机制尚未完全明确，目前认为本病是肾小球足细胞的某些成分与其相应自身抗体结合沉积于上皮细胞，再激活补体对肾脏造成损伤。余老认为内因是发病的关键，本病与其他常导致肾病综合征的病理类型在发病年龄上有明显不同。如微小病变发病高峰在儿童及青少年，中年为低谷；局灶节段性肾小球硬化则无显著发病高峰，青少年稍多。余老认为脏腑气虚是基本病因。本病多起于中年之时，根据《内经》中的论述，此时脏腑功能最大的生理特点是“虚”，如《素问·上古天真论》所云：女子“五七，阳明脉衰，面始焦，发始堕”，丈夫“五八，肾气衰，发堕齿槁”，以及“人年四十而阴气自半也，起居衰矣，年五十体重耳目不聪明也……”。肺、脾、肾三脏气虚，或以一、二脏为主，或三者相干为病，正如张景岳所说：“盖水为至阴，其本在肾；水化于气，故其标在肺；水惟畏土，故其制在脾，今肺虚则气不化津而化水，脾虚则土不制水而反克，肾虚则水无所主而妄行。”（《景岳全书》）三者以肾为本，以肺为标，以脾为制，为水肿病机的要害。至于蛋白，则属于人体精微物质，若脾虚脾不摄精、清气下陷；肾不藏精，精气外泄，可导致蛋白尿，因此肺、脾、肾气虚是特发性膜性肾病形成的基本病因；肺失通调，脾失

固摄，肾失封藏是其基本病机。随着病程的迁延，风、湿、毒邪相合，久而酿生湿热，损伤气阴，并进一步产生痰浊、瘀血，如《临证指南医案》所云“初病湿热在经，久则瘀热入络”。湿热痰瘀长期蕴结于肾，而致病情缠绵难愈，因此风、湿、热、瘀是导致本病发展、加重的病理因素。

二、辨证与辨病分期论治

1. 特发性膜性肾病Ⅰ期 此时肾脏病理改变的特点是肾小球基底膜（GBM）无明显增厚，足细胞足突广泛融合，GBM 外侧上皮细胞下有小块的电子致密物沉积。余老认为此时为疾病初起阶段，其病机为在原有肺脾肾气虚的基础上，由于肺卫不固，风邪入侵，内舍于肾，如《素问・奇病论》所述：“肾风之状，多汗恶风，面痝然浮肿”。风性开泄，使肾脏封藏失职，精微物质外泄，从而出现蛋白尿。若未能及时祛邪外出，风邪挟湿入里，则郁久化热，出现湿热蕴结之证。故此期辨治证以风邪犯肺、湿热蕴结为多见。风寒为主者治以疏风散寒，宣肺利水法，方选越婢加术汤加减，头痛身重者加桂枝、荆芥、防风、紫苏叶以增强发表散寒之功效；以风热为主者治以疏风清热，宣肺利水法，选用麻黄连翘赤小豆汤加减。若咽喉肿痛，可加板蓝根、紫花地丁、蒲公英以清咽散结解毒；根据病邪的寒热属性酌情选用浮萍、牛蒡子、菊花、桑叶等药。以上诸方中常配用金银花、辛夷、玄参、蝉蜕等宣散之品，使邪气外散；生黄芪、苍术、白术、山药、茯苓、薏苡仁、杜仲等以补肺固卫、调理脾肾。

2. 特发性膜性肾病Ⅱ～Ⅲ期 此时肾脏病理改变的特点是 GBM 弥漫增厚，上皮细胞下有较大块的电子致密物沉积，它们之间有 GBM 反应性增生形成的钉突，或被 GBM 包绕，部分开始被吸收而呈现出大小、形态、密度各不一致的电子致密物和透亮区。余老认为此时为疾病进展阶段，以外邪入里，湿、热、毒互结为主要病因病机。结合肾脏病理：GBM 弥漫增厚、电子致密物的沉积均是湿热毒邪蕴肾的客观指标。治疗则以利湿解毒为大法。气滞湿阻者治以理气化湿，方选胃苓汤加减，腹胀甚可加木香、槟榔以破气行滞；湿热内蕴者治以清热利湿，方选黄芩滑石汤加减，纳差者可加藿香、佩兰以化湿醒脾；热毒蕴结者治以清热解毒，方选五味

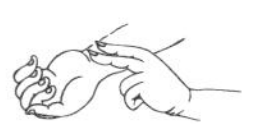

消毒饮加减，皮肤瘙痒者可加白鲜皮、地肤子祛风止痒。因此时蛋白尿量往往较大，方中常配以河白草、白花蛇舌草、蜀羊泉、黄蜀葵花、藤梨根、半枝莲等清热利湿解毒药物。这些药基本上无毒性或仅有小毒，临床上应用时多加注意即可。可用 2 ～ 5 味这类药配方应用，病重时剂量可大一些，病缓解后可逐步减少这类药的剂量，病情甚者用山慈菇、龙葵、青风藤、雷公藤等清利作用强但有毒性的药物，这些药物均对蛋白尿都有不同的治疗及缓解作用。1977 年原南京军区总医院解放军肾脏病研究首次证实雷公藤对肾小球肾炎有减少蛋白尿、消除水肿的作用。但在使用毒性较大的药物，特别是雷公藤时，因其对消化、血液、泌尿、心血管、生殖等系统均有毒副作用，应用时必须严密监测，并采取必要的防范措施。如注意用量，一般去皮根木质部分 15 ～ 25g，带皮根 10 ～ 12g，文火久煎 1 小时以上；存在发热、感染等并发症及肝肾功能不全时避免使用。

3. 特发性膜性肾病Ⅳ期　此期 GBM 明显增厚，大部分电子致密物被吸收而表现为与 GBM 密度接近。余老认为此时病情进一步进展，基底膜明显增厚当归于中医微观辨证之“痰瘀互结”。此时治疗重在化痰结散，活血消瘀，以消散有形之邪，多采用当归、赤芍、丹参、川芎、桃仁、红花等活血通络之品，兼以养血不伤气血。必要时加用全蝎、地龙、水蛭、蜈蚣等品，化痰通络。水瘀互结者治以行水化瘀，方选桂枝茯苓丸和五苓散加减。若腰痛明显，可加桑寄生、川续断益肾强腰；瘀血阻络者治以活血通络，方选桃红四物汤加减。若纳差便溏者，可加党参、黄芪以益气健脾。肾虚血瘀者治以益肾化瘀，方选金锁固精丸合当归芍药散加减。若阴虚潮热口苦者加黄柏、知母以清泄相火。余老喜将活血化瘀与凉血止血药配合使用，效果良好。药理实验也证实，这些活血化瘀药物既有止血作用，又能改善机体高凝状态，减轻肾小球的纤维化，从而延缓肾病进程。

辨证与辨病结合治疗激素依赖性肾病综合征

肾病综合征的患者在应用激素治疗的过程中，有的呈激素依赖型表现，即激素治疗有效，但是激素停药或减量2周内复发，且重复3次以上。当出现这种情况后，肾病综合征的治疗变成了一个棘手的过程，有的患者需要加用一些细胞毒性药物，也有许多患者必须长期甚至终生使用激素。因长期服用激素而导致的一系列不良反应给患者及家属带来了巨大的痛苦，针对这类患者，余老有独到的临证经验，通过中药帮助许多患者摆脱了激素，控制了病情，现就余老的临床经验略述一二。

一、糖皮质激素对机体的影响

糖皮质激素为肾上腺皮质所分泌，生理剂量下的糖皮质激素具有“少火生气”之意。在外源性激素超过生理量服用1～2周以后，机体开始出现一派“火盛”之象，表现为纳食增加，颜面红赤，心烦燥热，多毛痤疮，口干口苦，头痛头胀，小便短赤，大便秘结，舌尖边红，苔黄腻，脉滑数等。继续服用1～2个月以后，“壮火食气”，阳胜耗阴，阴精亏虚，阴不敛阳，而致阴虚火旺之证，临床可见盗汗、失眠少寐、口干咽燥、舌红苔少、脉细数等象。足量激素足疗程后，激素开始撤减，外源性阳热之品减少，而且大剂量长疗程激素的应用，抑制了机体下丘脑-垂体-肾上腺的功能，临床上开始出现气阴两虚之证，表现为腰膝酸软，头晕耳鸣，肢疲神倦，少气懒言，面色无华，舌苔由腻转薄。激素撤减至小剂量维持乃至停药阶段，体内皮质激素含量进一步减少，可表现为阳虚证候，如畏寒、肢冷、纳差、小便清长、大便稀、舌质淡、苔薄白、脉沉细等。总之，在整个激素使用过程中，体内的阴阳不

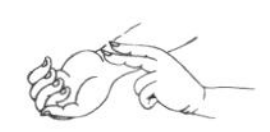

断发生变化，呈现阳热亢盛→阴虚火旺→气阴俱虚→肾阳虚的变化过程。因此，余老用药上强调应根据不同的阶段，选择不同的药物，以减轻激素的不良反应，使得机体阴阳平衡，最终达到撤减激素的目的。

二、中医中药的治疗原则

1. 清热利湿化瘀是治疗大法　肾病综合征的患者除了临床上表现为一派湿热之证外，余老还强调微观辨证，认为肾脏疾病局部免疫复合物的沉积、炎细胞的浸润，都可以看作是微观上的湿热之邪，湿与热合，如油入面，胶结留恋，使得病情反复迁延、缠绵难愈。肾病综合征本身存在高凝状态，医者又利其尿，血液浓缩，使用激素又抑制纤溶酶活性、激活血小板，进一步加重血液高凝状态。余老认为光镜下肾小球系膜细胞增生，肾小球硬化，肾小管萎缩，肾间质纤维化，可称之为微观上的血瘀证。故而提出清热利湿化瘀法应为治疗肾病综合征之大法。结合使用激素的不同阶段，配合祛风、活血、健脾、补肾、滋阴、泄浊等多种方法，才能取得较好的效果。

2. 分阶段用药　大剂量皮质激素初始治疗阶段，激素尚未发挥其治疗效应，加上激素的水钠潴留作用，水湿内蕴，郁而化热，湿热壅盛，并常有化毒倾向。治疗上应清热利湿解毒，余老在临证喜用白花蛇舌草、半枝莲、蜀羊泉、黄蜀葵花、藤梨根、龙葵、穿心莲、雷公藤等清热利湿解毒药物，这些药物同时具有抗炎、抑制免疫的作用。如湿浊痰瘀证明显者，余老常选用陈皮、法半夏、茯苓、苍术、白术、枳壳、薏苡仁、藿香、佩兰、砂仁、豆蔻仁等。余老强调“有一分腻苔，便有一分湿热”，务必待厚苔转薄，湿热尽除方可。

对于阴虚火旺症状突出者，应滋阴降火兼清热利湿，余老多用太子参、北沙参、麦冬、枸杞子、生地黄、牡丹皮、山茱萸等药。其中尤喜用太子参，该药养阴生津力强，以清补平补见长，对于久病体弱，正气亏虚，倦怠乏力，又有阴伤表现者，用之最为适宜。《本草从新》云其“大补元气”“其力不下大参”，《本草再新》曰“治气虚肺燥，补脾土，消水肿，化痰止渴”。

激素开始撤减阶段，患者出现气阴两虚证时，应健脾益气养阴兼清热利湿活血。

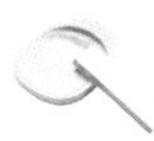

此阶段，余老喜用黄芪、党参、茯苓、山药等品，这些药可兴奋下丘脑 - 垂体 - 肾上腺轴，防止“反跳”发生。同时，因为垂体 - 肾上腺轴受到了抑制，要帮助机体慢慢恢复肾上腺皮质功能，中药除给予健脾、益气、补血、养阴等方面的调治外，余老喜用一些增强肾上腺皮质功能的药物如柴胡、穿心莲、白花蛇舌草、甘草等，尤其是柴胡疏肝理气，上可助肺以司肃降，中可理脾以和胃气，下可助肾以通水道。现代药理研究认为，柴胡具有促肾上腺皮质功能的作用，对撤减激素的患者大为有利。

患者出现阳虚症状时，要使用益气温阳补肾的中药。在用温阳药时，余老认为应慎用温燥之药，欲期温补，更伤阴血，误助邪火，诱发炎症。余老喜用干姜、肉桂、益智仁、杜仲、肉苁蓉、菟丝子、桑椹、补骨脂等一类温而不燥之品。

激素小剂量维持阶段，重在扶正固本，预防感染。肾病综合征患者长期应用激素及细胞毒类药物治疗后，免疫力下降，常易并发感染。尤其是上呼吸道感染是导致复发的主要原因，多因正气虚弱、肺卫不固、邪气内侵所致，余老临证中喜用黄芪六君子汤，使胃有所资，脾得转输。黄芪一味，既能补中气，又能益元气。“正气存内，邪不可干”，正气足才不易发生各种感染，才能进一步祛除残留于体内之湿热邪气，防止病情反复。此阶段清利之品仍需多用一些时日，但恐“炉烟虽熄，灰中有火”，以求除邪务尽。

如患者不慎出现了各种感染，如上呼吸道感染，症见鼻塞、咽痛、咳嗽、发热，余老常用荆芥、防风、牛蒡子、连翘等祛风解表，利咽解毒；牙龈肿痛者，加板蓝根、玄参、半枝莲等清热解毒；尿路感染者加知母、黄柏、瞿麦、萹蓄、鸭跖草等清热利湿通淋；皮肤痤疮常选用黄芩、蒲公英、金银花、苦参、黄柏等解毒祛湿。

长期服用激素会出现一些消化道症状，如反酸、胃灼热（烧心）甚至消化道溃疡，余老常选用二陈汤固护脾胃，同时配合白及、木蝴蝶、陈皮、川黄连、蒲公英、马齿苋、地锦草等对胃黏膜有保护作用的中药。

3. 激素减量要缓 初始治疗阶段，激素每日用量要足（1mg/kg），疗程也要足（2 ～ 3 个月）。即使服用激素 2 周左右，尿蛋白转阴，仍然需继续服用 2 ～ 4 周，再开始撤减。减量阶段亦是治疗的关键阶段，余老强调“减量要缓”，初始每 2 周减半片，减至半量时，持续服用 1 ～ 3 个月，再开始减量，对于反复发作的患者，

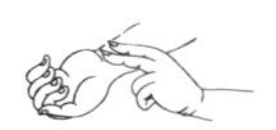

此后每个月减 1 片。减至 2 片时，需要服用 1 ～ 2 年甚至更长时间。余老经常会仔细询问患者的服药情况，排除激素用量不足或擅自减量的情况。减量过程中，总是反复交代患者如何服药。

4. 增强信心，注意饮食 面对病情多次反复的患者，余老首先告诉患者要增强信心，坚持长期服药。中药的治疗，需要患者定期随诊，根据患者的情况，望闻问切，契合病机，斟酌用药，少则半个月，多则 1 个月，患者需要花费一定的时间、精力和金钱，只有信心充足，才能坚持服药不懈怠，病情才能得到控制。

临床上患者大量蛋白尿，有时会表现出一些“虚象”，所以有的患者会进食过量的蛋白质饮食来“补虚”，结果往往事与愿违，虚象不但无改善，反而会使病情加重，究其原因，可能与过量的蛋白质饮食对肾小球产生高灌注、高滤过，加重肾脏负担有关。余老认为，营养失衡特别是抗氧化营养物质摄取不足，造成细胞氧化受损，导致组织细胞慢性炎症反应，引起细胞结构异常，功能下降，诱发代谢及内分泌紊乱。均衡、科学的营养可以活化细胞和修复细胞系统，提高细胞的代谢能力。因此，余老一直提倡荤素搭配的营养平衡饮食，勿要摄入过量的高蛋白饮食，还要注意忌食动风、生痰、发物、助火助邪之品，如公鸡、牛羊肉、海腥之品，因为这些食物容易诱发旧病，通过过敏反应、炎症反应而加重肾脏病理改变。

总之，临床上要根据疾病发展的不同阶段，根据患者的不同表现，明辨阴阳，知常达变，就能效如桴鼓。即使治疗过程中，出现病情反复，亦需处变不惊，只要谨守病机，用药精当，必使阴阳和调，邪祛正安。

辨病辨证综合一体化疗法治疗慢性肾功能不全

慢性肾衰竭（CRF）是指各种原因造成的慢性进行性肾实质损伤，致使肾脏不能维持其基本功能，从而呈现氮质血症、代谢紊乱和各系统受累等一系列临床综合征。余老运用中医药保守疗法治疗慢性肾衰竭，在缓解症状、保护残余肾功能、延缓病程发展、推迟透析和肾移植时间等各方面具有独特的优势，大大提高了患者的生存质量。本文就余老治疗 CRF 的思路与方法做如下探讨。

一、辨清 CRF 的病因病理，清热利湿、解毒泄浊

通过长期大量的临床实践，余老认为 CRF 的发病首先是风湿毒邪侵袭肾脏，继则风湿毒邪化为湿热邪毒长期蕴结伤肾引发慢性肾炎。而风湿毒邪的反复侵袭，内外相合胶结于肾，缠绵难祛最终会导致病情反复发作迁延难愈，在此阶段若不能及时有效控制病情，湿热邪毒则会进一步发展充斥三焦，三焦气化不利则升清降浊之功能紊乱，湿浊内蕴，日久必化为浊毒，最终导致 CRF 的出现。临床表现为面色黧黑，神疲乏力，表情淡漠，不思饮食，甚则呕吐，腹泻，水肿，尿闭。西医学检查的客观指标则表现为蛋白尿、潜血、肾脏萎缩纤维化、肾功能异常等。据此我们认为，应当以清热利湿这一治疗慢性肾炎的治疗原则贯穿于 CRF 治疗始终，在此基础上解毒泄浊。在临床上余老常选用白花蛇舌草、半枝莲、土茯苓、藤梨根等以清热利湿，紫苏叶、王不留行、六月雪等以解毒泄浊组成基本方。

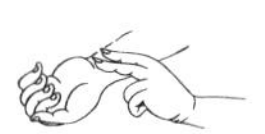

二、重视治疗原发病，控制可逆因素

引起CRF的原因较多，必须认真查找原发病，进行有针对性的病因治疗，能否积极有效地治疗这些原发病因是控制CRF的关键所在，这些原发病因除了原发性慢性肾炎外，还常见有糖尿病、高血压、痛风、肝炎、红斑狼疮、过敏性紫癜等。临床上余老根据这些病因在基本组方的基础上辨病选药。糖尿病加知母、黄连、玄参、天花粉、鬼箭羽等；高血压加夏枯草、白蒺藜、枸杞子、罗布麻、莱菔子、菊花、钩藤等；痛风加伸筋草、丝瓜络、玉米须、山慈菇等；肝炎加茵陈、垂盆草、虎杖、叶下珠等；红斑狼疮加紫草、青蒿、雷公藤、火把花根、龙葵等；过敏性紫癜加水牛角、紫草、青蒿、牡丹皮、生地黄等。CRF的病程是渐进性发展的，但在某一阶段受到某因素的影响，可出现肾功能的急剧恶化。因而及时祛除这些可逆性因素，已被公认为是防止肾功能急性恶化的重要措施。余老认为促使肾功能急剧恶化的可逆性因素主要有：①感冒：风寒宜加荆防败毒散，风热宜加银翘散。②吐泻伤津：中医学认为，吐泻是由于水湿不化，酿为湿浊化毒，湿毒内蕴又损及脾胃，升降失司，湿毒上溢下注所致。呕吐：如见舌苔白腻，治宜温中降逆，余老常加用吴茱萸、干姜、半夏、陈皮等；如见舌苔黄腻，治宜清化降逆，加用竹茹、生姜、苍术等。腹泻宜温中固涩，加用炮姜、益智仁、肉豆蔻等，浊毒化热宜清化，加用黄连、蒲公英、马齿苋、地锦草等。③疮毒内侵：为疮毒蕴结皮肤，内归脾肾所致，加用蒲公英、紫花地丁、金银花、白鲜皮等。④水湿泛滥：宜加用猪苓、茯苓、泽泻、大腹皮、冬瓜皮、葶苈子等。

三、活血化瘀，延缓肾脏纤维化，保护残余肾功能

对于CRF患者，新陈代谢毒性产物在体内蓄积，以及酸中毒、高血压等因素，都可以加剧肾小球内皮细胞损伤，激活凝血系统，使血液呈高凝状态。而肾小球毛细血管内反复凝血后，刺激内皮细胞和系膜细胞增生，导致肾小球硬化和肾小管间质纤维化，久而久之健存的肾单位逐步减少，肾脏不断萎缩。临床上常见面唇发暗，腰部刺痛固定不移，舌暗或有瘀斑，舌下静脉怒张，或有出血倾向，或有闭经等。

而活血化瘀药不仅具有扩张微血管、改善肾血流作用，还能清除自由基，防止细胞过度氧化，具有显著的降脂、抗凝作用，因此，在防止肾小球纤维化，改善肾功能方面有一定作用。余老在组方时常加入一定量的活血化瘀药，诸如丹参、牡丹皮、赤芍、当归、川芎、鬼箭羽、桃仁等。

四、多途径给药，促进毒素的排泄

药浴：肺主皮毛，有宣发肃降、通调水道之功。药浴一方面可以宣发肺气，开泄腠理，促进毒素从皮肤汗孔排泄；另一方面肃降水湿，通调水道，促进水肿消退，起到提壶揭盖之效。临床上余老常用自拟方麻黄、浮萍、桂枝、川芎、赤芍、葛根、羌活等。煎煮过滤，水温 40 ～ 45℃，每次沐浴 20 ～ 30 分钟，每日 1 次，2 周为 1 个疗程。通过临床验证，确有降低血肌酐、尿素氮水平，改善肾功能，清除体内毒素的作用。

灌肠：肠壁组织是具有选择性吸收与排泄的半透膜，既能排泄机体的代谢产物又能吸收体内的有用物质。通过灌肠，一方面可使停留肠道的药液渗透弥散，加速食物残渣的排泄，从而带出体内的毒素。另一方面药物又可以直接通过肠壁静脉从进入血循环，避免口服汤药经过上消化道时被破坏的弊端。临床上余老常用生大黄、蒲公英、煅龙骨、煅牡蛎、紫苏叶、制附子等组成自拟方。煎煮过滤，取汁 200ml，保留灌肠 30 ～ 40 分钟，每日 1 次。

五、起居有常，饮食有节

起居饮食的调养对 CRF 的治疗起着至关重要的作用。肾炎患者要养成有规律的生活习惯，避免感冒、过度劳累。平时应参加有益身心的各项文娱活动，保持心情舒畅，应节制甚至避免房事。肾脏病患者由于各脏腑功能欠佳，虽虚但虚不受补，应特别引起重视。余老的要求首先是优质低蛋白、低脂肪、高热量饮食，蛋白每日以 0.3g/kg 体重为宜，以鸡蛋白、瘦猪肉为主，忌食牛肉、羊肉、鹅肉、鸽肉等红肉及动物内脏；其次是饮食以素菜为主，宜多食萝卜、青菜、大白菜、黄瓜、西红柿，

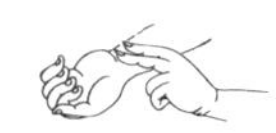

而含草酸高的苋菜、花菜、芦蒿、菠菜等宜少食；过敏体质者更应注意饮食，海腥发物诸如海虾、螃蟹等应禁食，水果一类的芒果、香蕉、菠萝、杨桃、哈密瓜等高钾、高钠易引起过敏的水果应忌食。

余老数十年的肾病临床，积累了丰富的经验，他通过分析 CRF 的各种病理因素，探讨辨病辨证综合一体化疗法的思路和方法，经过大量的临床实践取得了理想的治疗效果，大部分 CRF 患者肾功能有了明显的改善，延长了透析间隔，改善了自觉症状，延长了生命，提高了生活质量。甚至有相当一部分患者由于治疗及时肾功能恢复正常或延缓透析治疗达十多年。

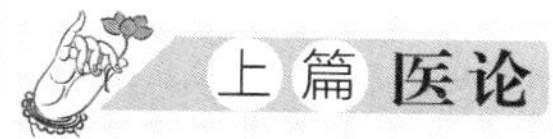

慢性肾脏病的治疗

慢性肾脏病（CKD）是指各种原因引起的慢性肾脏结构和功能障碍（肾脏损伤病史 >3 个月），包括肾小球滤过率（GFR）正常和不正常的病理损伤、血液或尿液成分异常，及影像学检查异常，或不明原因 GFR 下降（GFR<60ml/min）超过 3 个月。CKD 的病程呈不可逆性的慢性进行性发展，最终导致终末期肾病（ESRD）。余老认为“肾虚湿瘀”是慢性肾脏病发病的病理基础。治疗可从湿、痰饮、益气温阳论治。

一、从湿论治

余老认为，CKD 的发病和进展与湿邪密切相关，从湿立论治疗慢性肾脏病，包括运用清宣利湿治疗慢性肾炎；祛风利湿治疗肾病综合征；扶正清利治疗慢性肾衰竭；祛痰化湿治疗高血压肾病；清利泄浊治疗尿酸性肾病；解毒清利治疗狼疮肾炎；通络祛湿治疗糖尿病肾病，均获良效。

1. 清宣利湿治疗慢性肾炎 慢性肾炎是由多种原因引起、病理表现不同的原发于肾小球的一组疾病，病程长，临床以蛋白尿、血尿、水肿和高血压为主要特征。余老认为本病由于肾虚感受风邪，夹湿入里，内扰肾络，导致体内水湿滞留，精微失布，封藏失职，产生各种病症，病程中常因上焦病变诱发病情加重。临床表现眼睑、下肢水肿，伴恶寒发热，头痛咽痛，鼻塞流涕，咳嗽咯痰，舌淡红，苔薄腻，脉小弦，检查提示蛋白尿、镜下血尿。采用清化湿邪、宣通壅滞为治疗大法，偏风寒者用荆芥、防风、炒白术、云茯苓、泽泻等，偏风热者用金银花、连翘、黄芩、桑白皮、车前草等。水肿加茯苓皮、冬瓜皮、车前草等淡渗利水；蛋白尿加白花蛇舌草、河

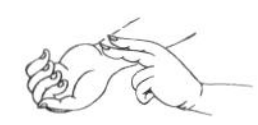

白草、鱼腥草等清热解毒；血尿加紫珠草、地锦草、墨旱莲等凉血止血；肺卫不固，加玉屏风益气固表。

2. 祛风利湿治疗肾病综合征 肾病综合征以大量蛋白尿、低蛋白血症、高脂血症及不同程度水肿为主要特征。《素问·平人气象论》曰“面肿曰风，足胫肿曰水”，余老认为风湿二邪是导致本病的主要因素，风邪升散疏泄，善行数变，湿邪趋下黏滞，易袭阴位，故临床表现为水肿、泡沫尿，病程缠绵，易于复发。采用祛风利湿为治疗大法，常用青风藤、河白草、藤梨根、半枝莲、黄蜀葵花、石韦等，剂量可用30g。气阴两虚加生黄芪、太子参、炒白术、生地黄等益气养阴；血瘀加川芎、积雪草、泽兰等活血通络。

3. 扶正清利治疗慢性肾衰竭 慢性肾衰竭是由多种原发性肾脏疾病发展到晚期或继发于其他疾病引起的肾实质性损伤所致，是不可逆的多脏腑、多系统受损的临床综合征。余老认为慢性肾衰竭的病理基础是虚实夹杂，正虚可表现为气血、气阴、气阳、阴阳两虚或气血阴阳俱虚，邪实虽有水湿、湿热、湿浊、浊毒、瘀血等多种变化，但总以湿邪为根本，其余诸邪皆由湿邪发展而来。湿盛为水邪，湿郁生湿热，湿蕴不化，日久酿生湿浊，湿浊胶结不解，进一步发展而成浊毒，湿热浊毒盘踞中焦，影响气血运行，升降失司，则瘀血为之而生，故湿为诸邪之源。因此，采用扶正清利为治疗大法，扶正以益肾为主，配合健脾、养肝等法，在用药上掌握补勿壅滞、温而不燥、滋而不腻的原则；祛邪以清利为主，配合降逆、通腑、解毒、活血等。具体用药上，补气药不宜偏温，可选生黄芪、太子参、炒白术、淮山药等；养阴药不能过于滋腻，可选生地黄、山茱萸、川石斛、女贞子等；血虚，常选全当归、白芍、熟地黄、桑椹等；阳虚，宜选杜仲、干姜、淫羊藿、益智仁等，避免用附子、肉桂、鹿茸等辛温峻补壮阳药；常用的清利药物有苍术、泽泻、云茯苓、藿香、佩兰、紫苏叶、六月雪、土茯苓、白花蛇舌草、王不留行等。

4. 祛痰化湿治疗高血压肾病 高血压是导致肾脏疾病的一个重要危险因素，临床表现头痛头晕、胸闷脘痞、困倦乏力、舌胖苔腻、脉弦滑等，早期可见尿微量白蛋白、尿视黄醇结合蛋白、尿β2-微球蛋白、尿NAG酶（N-乙酰-β-D-葡萄糖苷酶）等检测异常，晚期导致肾衰竭。余老认为高血压肾损伤的病机为肾精亏虚，痰浊瘀阻。痰浊的形成多由于脾肾本虚，过食肥甘厚味，嗜饮酒浆，呆胃滞脾，导致饮食酒醪

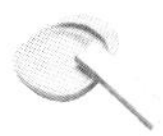

不能化生精微而变生痰浊，正如清代王士雄《潜斋医话》中所言“肥甘过度，酒肉充肠，必滋秽浊，熏蒸为火，凝聚成痰，汩没性灵，变生诸疾”；或中年以后，肾精亏虚，无以化生肾气，以致气虚无以运脾，脾运失司，水湿内聚，化生痰浊；或因肾精亏虚，不能涵养肝木，以致肝体失养，肝用失常，不能条畅气机，疏理脾土，通达三焦，引起脾之运化失常，三焦水道失于通调，导致水湿停聚，酿生痰浊。痰浊上蒙清窍，下窜肾络，浸淫络体，阻滞络道，使络体失柔，络血不畅，痰瘀交阻，日久导致肾体萎缩，肾用衰竭。根据病机特点，化痰祛湿为治疗大法，常用太子参、生黄芪、川黄连、法半夏、明天麻、炒白术、广陈皮、云茯苓、土茯苓等。肝旺加枸杞子、白蒺藜、双钩藤等；脘痞加枳壳、紫苏叶、焦山楂、焦神曲等；血瘀加川芎、积雪草、鬼针草、赤芍等。

5. 清利泄浊治疗尿酸性肾病 尿酸性肾病是由于体内嘌呤代谢紊乱，血尿酸生成过多或由于肾脏排泄尿酸减少而使血中尿酸升高，尿酸盐结晶沉积于肾脏而引起的肾脏间质性炎症病变所致。余老认为本病发生初始于先天禀赋不足，后天脾胃功能虚弱，加之饮食不节，恣食肥腻，外感风、寒、热之邪，致湿浊内阻于肾络，外阻于骨骼关节。宜采取清利泄浊为治疗大法，常用玉米须、土茯苓、丝瓜络、白花蛇舌草、秦艽、金钱草、冬葵子、虎杖、络石藤、车前草等。因为中药具有多成分治疗作用的特点，在治疗尿酸性肾病时，会配合用一些特殊作用的中药，如百合、大贝母、山慈菇等含秋水仙碱，能减轻痛风性关节炎的疼痛；地黄、杜仲、车前草等含桃叶珊瑚苷萜类物质，有促尿酸排泄的作用；另外，一些清热解毒利湿药有很好的抗炎作用。

6. 解毒清利治疗狼疮性肾炎 系统性红斑狼疮属自身免疫性疾病，其特点是多脏器受损和明显的免疫学异常，常伴有自身抗体形成和免疫复合物沉积而导致的组织损伤和器官功能障碍。狼疮肾炎患者由于体内存在大量抗核抗体及多种炎性因子，肾小球内细胞增生，免疫复合物沉积，全身中小血管炎症性改变，使组织损伤不断产生和加重，临床表现为皮肤发斑、关节炎、口腔溃疡、血尿、蛋白尿、肾损伤等。余老认为病机以肾虚湿热瘀毒为主，其中肾阴虚为本、湿热瘀毒为标，总属本虚标实、虚实错杂之证。而湿、热、瘀、毒基本病理，在病程的演变中又能变生出湿浊或浊毒等病理因素，并可阴损及阳，致气阴两虚、脾肾气（阳）虚等证候。故强调

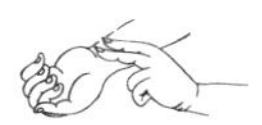

在辨证论治的基础上，狼疮肾炎的治疗应当控制邪实为主，补虚为辅，重点以清热解毒药配合清利湿热药，采取辨证用药与辨病用药相结合的方法组方，达到祛邪扶正、扶正抗邪的治疗目的。

7. 通络祛湿治疗糖尿病肾病 糖尿病是一组以慢性血糖水平升高为特征的代谢性疾病，属中医学“消渴”范畴，多因禀赋不足，饮食不节，精神抑郁，使脾胃失运，中焦壅滞，酿生内热，耗伤津液，不能滋养肺肾。“渴而小便数有膏为下消”，糖尿病肾病是严重的并发症之一，是因病延日久，水湿内聚，变生浊毒，损伤肾络，临床表现为水肿、泡沫尿、肾损伤等。余老采用通络祛湿为治疗大法，常用桑白皮、苍术、知母、猪苓、白花蛇舌草、河白草、土茯苓、鬼箭羽、积雪草、赤芍等。并结合中药的现代药理作用，配合辨病用药，如黄连小檗碱通过抑制糖原异生和糖的酵解产生降糖作用；葛根素有改善血液黏稠度的作用，可降低血清中的Ⅳ型胶原水平，抑制蛋白酶糖基化；银杏叶提取物黄酮苷类和萜烯内酯类具有抗氧化、抗炎、降糖、降脂、改善胰岛素抵抗等作用，既能帮助控制血糖，又能延缓肾病进展，可谓一举两得。

从 CKD 的发病及进展过程看，湿邪贯穿始终，且易与他邪胶结。余老从湿论治，结合不同原发病的特点，配合或清宣，或祛风，或扶正，或祛痰，或泄浊，或解毒，或通络，同时兼顾补肾气，益肾阴，使 CKD 的病情从根本上得到缓解。

二、从痰饮论治

痰饮是中医学重要的病理因素，“怪病多痰”“顽痰怪症”表明了痰之为病也常可导致疑难疾病的发生。在肾病领域中引入痰饮学说，是在近年来对痰饮学说的研究基础上，余老根据肾病的临床特点和病理特征而提出的治肾理论。

1. 痰饮学说的概况 痰饮学说起源于《内经》，列名为“水饮”和“积饮”，汉代张仲景在《内经》的基础上，首创“痰饮”病名，在《金匮要略》中列有“痰饮咳嗽病脉证并治”篇，分痰饮、溢饮、悬饮、支饮四大类，治有四大法、十九方。隋唐期间，在《诸病源候论》《备急千金要方》《外台秘要》等书中，对痰饮的病因病机及治疗都有了新的发展。宋元时代，痰饮学说随着中医学的发展而得到进一步

的充实提高，《圣济总录》“宣通气脉”的治法，陈无择在《三因极一病证方论》中“内有七情沮乱，……外有六淫倾骨，……聚为痰饮”的病因概括。同时代的刘、张、李、朱四大家对痰饮各有见识，如张子和以吐、下两法治痰，朱丹溪根据痰的部位和性质辨治。张景岳则认为：“痰有虚实之分，不可不辨，……善治痰者，惟能使之不生，方是补天之手。”喻嘉言在总结前人经验的基础上，提出了实脾、燥湿、降火、行气为治痰常法，认为痰病的发生：“……若五经不并行，……一有瘀蓄，即为江河回薄之处，秽莝丛积，水道日隘，横流旁溢。”温病学家叶、薛、吴、王等对湿热逗留气分，郁而生痰，以及对痰热浊邪，内蒙包络清窍，出现谵语、烦乱、神昏等症有了新的认识，善用分消上下、清热涤痰、开窍辟秽之法。

随着研究的不断深入，现代对于中医痰饮学说有了更新的认识，从生物化学的角度，认为痰是机体物质代谢过程失控，生成并过量积累的各种病理性产物，且可以在一定条件下转化成新的致病因素的那些物质的总称。其生成病因包括：物质代谢紊乱、内分泌功能失调、免疫功能下降、遗传因素、环境因素、心理因素、饮食及生活习惯、基因突变以及转录翻译的错误或表达失控等。痰的化学本质与机体内一些主要物质的升高有关，如血胆固醇、三酰甘油、低密度脂蛋白、血糖、免疫球蛋白、补体成分的升高；病毒侵害后在体内大量复制的产物、过量的组胺、非蛋白氮等，以及过量的氧自由基、炎症因子和免疫复合物。从病理学角度，认为中医的痰可能涉及细胞和组织的萎缩、变性和坏死，组织的病理性再生，坏死物质及纤维素性渗出物的机化，坏死物质及异物包裹，组织的肥大和增生，水和电解质的代谢紊乱，炎症的渗出、变质和增生，免疫反应及其产物等。特别是细胞和组织的变性，以及炎症的渗出、变质和增生，如变性中的浑浊肿胀（颗粒变性）、水样变性、玻璃样变（透明变性）、淀粉样变、脂肪变、脂肪浸润、糖原浸润、病理性钙化等，似可作为无形之痰的病理基础。而炎症的液体和细胞的渗出，以及以细胞、组织的变性、坏死为基础的变质则可视作液态的痰；炎症的增生性改变（主要为慢性炎症）则可视作固态之痰。这些研究与探讨为痰饮学说在现代临床中的应用提供了理论基础。

2. 痰饮与肾的关系　余老认为，痰的病因在明代以前则基本上责之于脾的营运失司和肺的气化失常。而明代王节斋首先提出了肾与痰的关系，认为“痰之本水也，

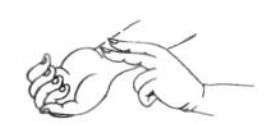

原于肾”。赵献可在《医贯·痰论》中曾说：“节斋论痰，首揭痰之本于肾，可谓发前人所未发。”张景岳在《景岳全书·卷三十一》中更明确提出“五脏之病，虽俱能生痰，然无不由乎脾肾，盖脾主湿，湿动则为痰；肾主水，水泛亦为痰，故痰之化无不在脾，痰之本无不在肾。”在中医脏象学说中，人之各脏腑中，肾为先天之本，阴阳水火之根，在调节体内津液运行输布中，肾脏起着极为重要的作用，《素问·逆调论》即云“肾者水脏，主津液”。职司开合，气化之本，无论是脾的运化，还是肺的宣降，悉依赖于肾之气化。一旦气化失职，开合不利，水液的输布调节失常，清津不能运化，浊阴不得排泄，水湿停滞，便酿为痰浊；命门火衰，不能温运脾阳，即所谓“火不生土”，水反乘脾，聚而成痰。肾的功能失常是形成痰病的重要原因。

余老认为：现代肾脏疾病的发病原因包括了遗传因素、感染因素及非感染因素。对于发病机制的研究已从组织细胞水平发展到分子水平。目前认为在肾脏疾病的发病机制中，尽管除免疫学因素外，还有非免疫学因素，但免疫病理机制在肾脏疾病中占主导地位，过量的氧自由基、炎症因子和免疫复合物给肾脏带来的损伤几乎在各类肾脏疾病中均可发生。肾组织病理变化中常可见到肾组织和细胞的萎缩、变性和坏死、纤维素性增生、炎症物质的渗出浸润及肾脏的玻璃样变、淀粉样变、脂肪变、脂肪浸润、钙化等。在临床的生化检测中，肾脏疾病也常出现大量的被现代研究认为是痰的物质基础的代谢产物，如脂质代谢紊乱的胆固醇、三酰甘油、低密度脂蛋白增高；继发性肾损伤中的免疫球蛋白、补体成分的异常升高；肾损伤后代谢终产物排泄障碍而出现的高氮质血症等。因此，在中医肾病的研究与治疗中，引入痰之病理因素有着充分的理论及实践依据。

3. 痰饮与肾病的发病特点共同性 余老认为：痰是人体的津液在输布和排泄过程中发生障碍，停留于体内而形成的病理产物，肾病是由多种病因综合作用后形成的，其致病特点具有痰病的明显规律。

（1）阻滞气机，血滞致瘀：痰作为有形的病理产物，在体内即可阻滞气机，影响脏腑气机的升降，又可流注经络血脉，阻碍气血的运行，血行瘀滞而瘀血内阻。临床上多种肾脏疾病的病变发展过程中，都可出现从气病到血病，病情进行性加重的证候改变，最终导致瘀血内阻，肾组织硬化废弃的肾衰竭。

（2）致病广泛，变化多端：痰随气行，无处不到，上达于头，下至于足，内至脏腑，

外至肌肤，并且变化多端，症状繁多。由于肾脏生理功能的多样性，肾脏的损害可出现多系统、多脏器的病变，从而表现为临床症状复杂多样，并随着病程的进展不断变化。在终末期的肾脏疾病中，除出现内科性疾病外，常并发皮肤科、骨科性病变。

（3）病势缠绵，病程较长：痰由体内津液代谢障碍而积聚形成，具有湿性重浊黏滞的致病特点而表现为病势缠绵，病程较长。肾脏疾病的许多病种皆具有这一特点，反复发作、缠绵难愈、治疗困难常出现在整个病程中。

（4）易扰乱神明：神明由心所主，心之气血充盈调畅，则功能正常，神志清晰。痰饮内停，随气上升，则可蒙闭清窍，扰乱神明，出现一系列神志失常的病证。而在肾脏疾病的终末期，由于体内毒素的刺激，也常可表现为精神、神志病变，甚至在进行肾脏替代治疗过程中出现的失衡综合征也常以精神、神志病变为主要临床表现。

4. 从痰饮治疗肾病的方法 温运之法，是仲景首创治痰饮的大法，亦是治痰饮的正法。《金匮要略》云“当以温药和之”，陈修园谓此六字为金针之度，“所以然者，人之气血，得温则宣流”，然病有常有变，证无一定，方不可执，法不可拘，古人谓“读书不可死于句下”，洵为卓见。临床当辨证治之。

余老认为，肾病总的病机为肾虚湿热瘀血，脾肾气血亏虚，阳气不足为本，湿、瘀为标。因此体现在肾病上的痰饮也常兼夹湿、瘀。鉴于肾病多虚的特点，用药也多是在健脾益肾的基础上兼以清热利湿、理气活血。常用方为苓桂术甘汤、桃红四物汤、四妙丸和真武汤等。腰酸肢肿，纳呆畏寒，属脾胃虚弱，脾肾不足者，多以苓桂术甘汤主之；头晕乏力，腰酸，舌淡有紫气等气血不足兼夹血瘀者，则多用桃红四物汤；腰酸膝软，小便不利或夜尿频多，肢体浮肿，苔白不渴，脉沉，多以真武汤调治；肾病的病理基础多湿热为患，但临床并不一定有明显的湿热征象，处方用药中佐以清热利湿之品却常常能明显提高疗效，常以四妙丸加减。

余老从痰饮治疗肾病的常用药物有以下几类：

（1）温补脾肾类药：川续断、杜仲、怀牛膝、桑寄生、枸杞子、肉桂、附子、仙茅、淫羊藿、细辛等。肾主水，肾虚则气化无力，水停为饮，日久为痰。故当补肾为先。肾阳肾阴充足平衡，开阖有度，则水津流畅，痰饮无踪；水为阴邪，得温则化，故宜以温化之，但此类药物性多辛散刚燥，久用、单用易耗气劫阴，临证须配合他药

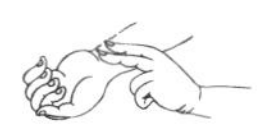

以制之。

（2）益气健脾类药：生黄芪、党参、太子参、白术、茯苓、淮山药、白扁豆等。痰饮病中，脾为中流砥柱，脾既不足，故宜补益之。脾气足则运化有力，水液当不致积聚，但此类药去水之力微弱，故须配合其他药物使用，始能收到更好效果。

（3）清利活血类药：蒲公英、石韦、白花蛇舌草、荔枝草、凤尾草、泽兰叶、桃仁、红花、莪术、当归、赤芍、川芎等。肾病多有湿热为患，血瘀相兼，故常配以清利活血类药物以减轻症状，增加疗效。

（4）温化水湿利水类药：如苍术、茯苓、法半夏、薏苡仁、泽泻、川椒目等。此类药物都有不同程度的利尿作用，药性又较温和，小便畅利，则湿邪有去路，故宜用之。

（5）理气化滞类药：川厚朴、陈皮、大腹皮、木香、香附、沉香等。水湿为阴，气为阳，气能化水，气行则水行，气滞则湿不化，故在治疗痰饮水湿为犯的方药中，宜适当加入理气化滞之品，以提高疗效。

三、益气温阳

肾主水液，在调节人体水液平衡方面起着极为重要的作用。若肾阳温煦得气化，水液得化，则司其行水泄浊之效。如若肾气亏虚，肾阳不温，肾中精气蒸腾气化失司，小便不利，则浊邪为患。肾乃先天之本，肾藏精，寓元阴元阳，先天不固，真阴不藏，元阳不寓，则五脏六腑之精不得藏，病变累及他脏，临床上可因肾阴亏虚，水不涵木，肝阳上亢，而致眩晕；肾水不足，阴不济阳，虚火上越，心肾不交，而致心悸、不寐；肾不纳气，气不归元，可致哮喘；肾阳虚衰，火不暖土，可致五更泄泻；肾精亏损，脑髓失充，可致健忘、痴呆；湿邪阻滞中焦，则见脘腹胀而呕吐、纳呆；水气凌心而气促、喘闷；痰浊蒙神窍则神昏谵语；引动肝风则手足抽搐、怪叫惊厥。因此慢性肾脏病日久可出现多种临床表现。慢性肾衰竭的病因病机为久病及肾，正虚邪实；血不利则为水、水血互患，以致脾肾阳虚（衰），湿浊毒邪潴留，瘀血蓄积内停。历代医家根据各自的实践经验提出很多经典的治则，如《素问·汤液醪醴论》中提出“平治于权衡，去菀陈莝……开鬼门，洁净腑”的治疗原则，张仲景《金

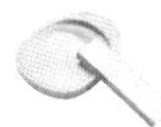

匮要略》中明确提出“诸有水者，腰以下肿，当利小便，腰以上肿，当发汗乃愈”，唐代孙思邈则首次提出水肿需忌盐的观点，并提出了通便利窍开关的方法治疗关格重症。余老结合多年临床经验，认为“湿热蕴结于肾”是肾炎病机的基本环节，若风湿热缠绵日久以致脾肾衰惫，气血生化乏源，水湿内停，浊毒内生，进一步损伤肾络，造成恶性循环，日久发展至慢性肾脏病甚至慢性肾衰竭。治疗上早期当以清利湿热、活血化瘀为治疗大法，再依据患者的体质虚实的不同，补虚泻实，辨证施治。本篇总结余老运用益气温阳药治疗肾脏病临证经验如下。

1. 辨证辨病，结合用药 在临床上可以发现，有不少慢性肾炎患者在就诊之初时常无任何症状，多数仅因为体检提示尿常规、肾功能化验异常等，这即是余老常说的“有病无症”。在这种情况下，我们必须将辨证进一步深化，通过中西医结合，利用现代的检测手段，对“证”做进一步的认识。此类患者虽无明显症状，但观其舌苔脉象也常可发现舌质淡、苔薄白、脉弦细等气虚表现；更有甚者就诊之初尿常规即提示大量蛋白尿、肾功能提示慢性肾衰竭，问诊诉平日自觉乏力、怕冷、易疲惫外，无明显他症，望诊可见患者面色少华或者㿠白，观其舌苔脉象可发现明显的舌淡白、脉沉细等阳虚之象。对于此类初诊患者，余老认为治疗上既要考虑到湿热是慢性肾脏病进展的基本环节，用清热解毒利湿药治疗，亦要注意顾护肾气，审证求因，平补肾阴肾阳。对于有些慢性肾炎患者，如湿热之邪深重，屡用健脾祛湿之剂，腻苔不去。余老认为，此时湿为阴邪，得温则化，得阳则宣，使用祛湿药时可酌情加用一些温脾阳之品，如干姜、桂枝、益智仁等，均有良效，但此时需慎用鹿茸、鹿角霜等壮阳药。

西医对于慢性肾炎大量蛋白尿或急性期的控制多采用激素治疗，临床就诊时常可见到对激素效果不佳或依赖的患者，而长期应用激素治疗的患者易出现阴虚火旺证，更易加重热毒内蕴等，余老在辨证组方基础上配合选用生地黄、牡丹皮、麦冬、山茱萸、生煅牡蛎等滋阴潜阳；并根据“善补阴者，必于阳中求阴，则阴得阳升而源泉不竭”，酌选干姜、肉桂、益智仁、杜仲、肉苁蓉、菟丝子、桑椹、补骨脂等温而不燥之药，这样既减轻了西药的不良反应，又提高了临床疗效。

2. 辨清虚实，谨防“虚不受补” 在慢性肾脏病的发展过程中，虚实夹杂是证型的基本表现，邪实以湿热为主，肾虚为发病基础，邪实是造成慢性肾炎进展，甚

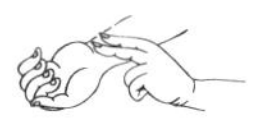

至是发展至慢性肾衰竭的根本原因，同时在疾病发展过程中邪实会进一步造成虚损证候，这些症状的出现是“因实致虚”，不是纯虚所致，在治疗时虽虚但不受补。因此在慢性肾脏病进展或加重期，需辨清邪实与正虚的主次，在势急症状多变时，应以邪实为主，治其标缓补益。在病情平稳，邪实之象不显时，可在清利湿热、和络泄浊的基础上，依据辨证施治给予健脾补肾、温阳益气、补血养阴等方面调治。现代研究发现，应用温补肾阳药，尤其是壮阳药，可使机体内代谢水平提高，糖、蛋白、脂肪代谢率增高，同样代谢所产生的毒素、废物也会增多。对于慢性肾衰竭患者，由于肾脏分清泌浊功能减退，温阳药的使用易导致氮质潴留加重。所以余老认为，肾衰竭治疗中攻补的运用不能离开疾病的发展过程。一般来说，在肾衰竭早期，患者主要表现为乏力、纳差、腰痛、膝软、面色少华或萎黄、夜尿多、舌苔白或微腻、脉细，辨证以脾肾气虚或脾肾气阴两虚为多，而无少尿、浮肿、恶心、呕吐等湿浊瘀毒弥漫的表现，此时治疗可以补益为主，攻邪为辅，治以健脾益肾，补气养血之法，少佐化湿降浊和络解毒之品。补益不可过于辛温和滋腻，以平补为主，常用药物有太子参、生黄芪、炒白术、生薏苡仁、当归、丹参、女贞子、桑寄生、川续断、枸杞子等。温阳药不能太过，更不能用壮阳药，即使要温阳，从温脾阳着手更好。

3. 扶正祛邪，益肾健脾　余老认为“肾虚湿瘀”是慢性肾脏病发病的病理基础。肾为先天之本，治病求本，重视补益肾气可扶助人体正气，共同祛邪外出。慢性肾衰竭日久耗气伤阴，加之湿热毒邪长期蛰伏于体内，或长期使用激素等治疗，更加重了气阴的损伤，日久耗伤人体阳气，因此当慢性肾衰竭患者蛋白尿症状得以控制，余老常于基本方中加用平补之品以益肾气、温肾阳、养肾阴，但注意避免黏腻、温燥峻烈之品，以恐敛邪耗气伤阴。余老运用温阳药常选用温而不燥的药物，如杜仲、菟丝子、川续断、补骨脂、桑寄生、益智仁、淫羊藿、巴戟天、肉苁蓉、乌药、葫芦巴等，其中川续断、桑寄生，余老常以药对连用，川续断可补肝肾、续筋骨、调血脉，为“疏通气血筋骨第一药”，桑寄生功能补肝肾、强筋骨、祛风湿、安胎元，两药相合平补肝肾，益气养血，强壮腰脊，为平补肾阳首选药对；如病久阳虚更甚，出现腰腹部冷痛、小便频数、四肢不温、舌淡、脉沉细等肾阳亏虚表现，适当加用温里药如附子、干姜、肉桂等补气温阳，但用量宜小，中病即止。酌情佐以血肉有情之品如鹿角胶等共奏补虚益气之效。脾为后天之本，肾之所藏先天本原，需依赖

脾胃运化的水谷精气不断充养，同时对于慢性肾炎的治疗中常使用大量寒凉之品，取其清热利湿以控制蛋白尿之效，极易损伤脾胃，故顾护脾胃不能忽视。常用药物如炒白术、炒苍术、炒陈皮、法半夏、炙甘草、淡干姜等，与茯苓及黄芪合用，有六君子汤之义，功在益气补中、健脾养胃、行气化滞。余老扶正时善从健脾益肾入手，以肾为本元，脾为坤土，“谨查阴阳而调之，以平为期”，通过清补、平补，调整脾、肾脏腑功能，让机体气血、阴阳逐渐恢复平衡状态。

在临床应用中，余老强调，温阳药需运用得当，错误的治疗反而会加重肾气损伤，如对气阴两虚型、脾肾阳虚型患者，在运用温补肾阳之品时我们经常会提及鹿茸这味药，而错用或者用量过大则会加重肾脏负担，造成肾损伤。故应严格辨证论治，真正的脾肾阳虚患者可用温阳法，甚至选用温补脾阳的温里药。

健脾益气、化湿通络法治疗肾性贫血

肾性贫血（RA）是伴随着肾小球滤过率的下降，肾功能减退，内源性促红细胞生产素减少而出现的一种贫血，是慢性肾脏病最常见的并发症之一。有研究指出当内生肌酐清除率下降至每分钟 60ml/1.73m^2 体表面积时，即开始出现贫血。2012年改善全球肾脏病预后组织（KDIGO）慢性肾脏病患者贫血指南将 CKD 患者贫血的标准定义为：≥ 15 岁，男性血红蛋白（Hb）<130g/L，女性 Hb<120g/L，12—15岁儿童 Hb<120g/L，5—12 岁儿童 Hb<115g/L，0—5 岁儿童 Hb<110g/L。目前临床上常使用重组人促红细胞生成素治疗肾性贫血，虽然其治疗效果肯定，但其价格昂贵及其可能出现的血压升高、癫痫、血栓形成、过敏反应等不良反应，使我们在临床应用时经常进退维谷。随着对中医药研究越来越深入，中医治疗的有效性及安全性得到临床试验的验证，运用中西医结合疗法治疗慢性肾脏病肾性贫血也得到更多专家的认同。

余老认为中医药治疗慢性肾脏疾病在控制疾病进展、改善并发症、延缓进入透析方面疗效显著，现将余老治疗肾性贫血经验总结如下。

一、病因病机

肾性贫血属中医学“虚痨”“肾痨”“血痨”等范畴，中医学认为脾胃为后天之本，气血生化之源，《灵枢 · 决气》云“中焦受气取汁，变化而赤，是谓血”。肾为先天之本，肾藏精，精血同源，肾精亦为生血之源，《诸病源候论》中有“肾藏精，精者，血之所成也”，《张氏医通》云“气不耗，归经于肾而为精；精不泄，归精于肝而化

 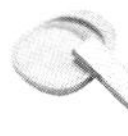

精血”。故余老认为本病为本虚标实之证，脾肾亏虚为本，湿热、瘀血、浊毒为标，其基本病机为脾肾亏虚，湿浊瘀血内生，病位在脾肾，与心、肝、肺、三焦等脏腑相关。

1. 脾肾亏虚气血不足 《医宗必读》云：“一有此身，必资谷气，谷入于胃，洒陈于六腑而气至，和调于五脏而血生，而人资之以为生者也，故曰后天之本在脾。”历代医家将脾胃作为后天之本，为气血生化之源，吸收运化食物转化为水谷精微物质，其中精纯柔和的部分称为营气，而营气和津液则是生成血液的主要部分。《内经》云：“中焦出气如露，上注溪谷，而渗孙脉，津液和调，变化而赤为血。”故脾胃功能失调，气血生化乏源，气血亏虚而见贫血；同时，运化失司，水液停聚，痰湿内生，聚湿成浊，酿生浊毒，阻碍气机运行，血脉不通，影响气血生成而见贫血。《内经》云：“肾者，主蛰，封藏之本，精之处也。”一方面肾藏精，精生髓，精髓也是化生血液的基本物质；另一方面肾藏精，精化气，肾中元气在人体生长发育中起到了重要作用，具有推动人体的生长和发育、温煦和激发各脏腑经络等组织器官生理活动的效应，若元气充足，则有助于血液生成。若肾精亏虚，精血同源，生血原料匮乏，精亏血少则见血虚；肾虚导致肾失封藏，精气亏虚，则内生湿邪，易致痰湿、浊毒、血瘀等病理产物，这些病理产物或损伤五脏六腑，影响血液生成，或气滞血瘀，血脉不通而血虚。

2. 痰湿浊毒内阻血络不通 余老将肾性贫血的病理产物归结为痰湿、浊毒、瘀血，余老认为其余诸邪皆由湿邪所化生，湿邪有内外之分，《瘴疟指南》说：“湿有内外之殊，外感则入经络而流关节，内伤则由脏腑而归脾肾。”湿邪日久化热，而成湿热之邪，易耗气伤阴，津液耗损而血虚，湿从寒化阻碍气机，寒凝气滞而致血络瘀阻，新血难生。痰是水液代谢障碍所形成的病理产物之一，慢性肾衰竭由于肺脾肾功能障碍，水液代谢失调，导致水湿内停，日久聚湿生痰，痰浊阻于皮里膜外、筋骨络脉则变证丛生，是肾衰竭发生、加重及迁延不愈的重要因素之一。而浊毒是导致慢性肾脏疾病的重要病理因素，“浊者，不清也”，《丹溪心法》曰“浊主湿热，有痰，有虚”，皆因中焦湿热，酿生痰浊，而成痰湿浊毒内阻之证，而湿热之邪易耗气伤阴，这些均导致了瘀血的产生，致使新血无以化生而致血虚，如《读医随笔》云：“瘀血若不祛除，新生之血不能流通，元气终不能复。”故血瘀则血虚，

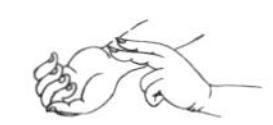

湿、瘀、浊毒既是疾病的病理产物，也是致病因素，是推动疾病迁延反复发展的主要病理环节。

二、治疗经验

1. 固本求源补肾为先、健脾养胃滋补后天　余老认为，肾性贫血早期治疗在于补益脾肾，治疗以调补先后天为主，补泄兼施，益肾为主，健脾养胃，根据临床表现辨证。临证表现为腰膝酸软、倦怠乏力、面色无华、纳少便溏等脾肾气虚证者，治法当益肾健脾，方用参芪地黄汤加减，药用生地黄黄、黄芪、党参、茯苓、山药、牡丹皮、泽泻、桑寄生、白术、牛膝等；对于腰膝酸软、怕冷、夜尿清长、面色㿠白等肾阳亏虚为主者以补肾填精，可选金匮肾气丸加减，药用桂枝、鹿角、山茱萸、熟地黄、山药、附片、枸杞子、淫羊藿、菟丝子、车前子、杜仲等；对于面色苍白伴有倦怠乏力、身重便溏等脾虚湿困证为主者应化湿健脾，可选四君子汤加减，药用党参、半夏、黄芪、白术、陈皮、茯苓、大腹皮、生薏苡仁、泽泻等；气血俱虚者以气血双补采用益气补血法，可选十全大补丸加减，药用人参、白术、茯苓、熟地黄、当归、枸杞子、何首乌等补气健脾生血，贫血较重患者可予填精益髓法，药用紫河车、阿胶、龟甲胶等血肉有情之品，使用时注意量不宜过大，以防滋腻碍胃。余老指出临证时对于阳虚者宜选用温而不燥的杜仲、干姜、补骨脂、益智仁等温补肾阳；对于辛温燥湿之品如附子、肉桂等，应尽量少用，对鹿茸、鹿角霜等峻烈温补壮阳药应慎用，以免耗伤肾阴。在用药上掌握补勿壅滞、温而不燥、滋而不腻的原则。

2. 利湿泄浊、活血通络法　对于疾病后期出现痰湿、浊毒壅滞、瘀血内阻的患者，治疗上采用清热利湿、泄浊解毒、活血通络等法。余老认为该病属本虚标实，故在扶正基础上加用清热利湿泄浊之品，临床上对于痰湿浊邪，有清热解毒、芳香化湿、燥湿化痰、淡渗利湿、通腑泄浊等不同方法。对于湿阻中焦表现为身重、纳少、舌苔白腻或厚腻者，余老常用的燥湿化痰之品有苍术、白术、藿香、佩兰、竹茹、肉豆蔻、厚朴等；对于湿热证者常用清热解毒之品如白花蛇舌草、积雪草、河白草、蒲公英、地锦草、半枝莲等；对于肢肿尿少者常用淡渗利湿之品有生薏苡仁、茯苓、

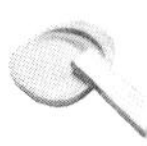

泽兰、泽泻、玉米须等；对于疾病后期出现恶心欲吐、口气秽臭、乏力等浊毒壅盛者常用泄浊之品有土茯苓、六月雪、大黄等。对出现舌暗瘀紫等瘀血表现者宜活血化瘀，常分为养血活血、凉血活血、通络活血等。养血活血常用当归、白芍、川芎、益母草、泽兰、牛膝、鸡血藤、当归等；通络活血常用王不留行、鸡血藤、苏木、莪术、没药等；凉血活血常用赤芍、山栀子、玄参、茜草、紫丹参、紫草、凌霄花、牡丹皮等。余老喜将活血化瘀与凉血止血药配合使用，效果良好。

3. 余老常用养血药

（1）何首乌：性微温，味苦涩，制熟则味兼甘，入肝肾经。制何首乌具有补益精血作用，生何首乌具有解毒、截疟、润肠通便的作用。适用于血虚萎黄，眩晕，失眠，腰膝酸软等症。临床常用为制何首乌，《本草纲目》评价“能养血益肝、固精益肾、健筋骨，乌发，为滋补良药，不寒不燥，功在地黄、天门冬诸药之上。”余老临床运用何首乌配伍枸杞子、当归、熟地黄等治疗气血两虚患者，枸杞子味甘、性平，滋肾养肝，益精明目，与何首乌二药配伍，益精养血，滋补肝肾。熟地黄滋补肝肾、填精益髓，共奏益精生髓养血之法。现代药理研究表明，何首乌主要含蒽醌类化合物，主要成分为大黄酚和大黄素、二苯乙烯类、磷脂类、黄酮类等，可用于降血脂、抗炎、胃保护作用、抗衰老、提高免疫力、益智等。何首乌提取物对照射后小鼠骨髓的血小板生成功能有促进作用。

（2）白芍：性微寒，味苦酸，入肝、脾经。具有养血敛阴，柔肝止痛，平抑肝阳的作用。适用于肝血亏虚、月经不调、肝脾不和导致的胸胁脘腹疼痛，四肢挛急疼痛，肝阳上亢所致头痛眩晕，外感风寒，阴虚阳浮所致的自汗、盗汗等症。《本草求真》认为白芍能入肝经，敛肝之液，收肝之气，生血益肝。白芍同时能入脾经，补中焦，治疗下利。白芍常与熟地黄、当归合用，白芍滋阴养血，熟地黄养阴补血，当归补血活血，配伍起到活血养血、滋阴补脾、填精益髓之功。现代药理研究表明白芍具有抗炎、抗菌、抗病毒、止痛、解痉、镇咳、抗过敏、胃保护等作用，其内含白芍总苷成分，可以升高小鼠外周血白细胞数和骨髓刺激因子数量，证明其具有生血作用。

（3）当归：性温，味甘辛，入肝心脾经。具有补血调经、活血止痛、润肠通便之功效，适用于血虚诸症，如月经不调、经行腹痛、经闭、血虚体弱、风湿痹痛、

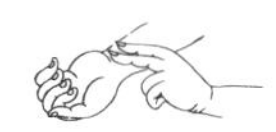

经络不利等症。当归乃补血第一药，有血中圣药之称，既能补血又能活血。当归的药理作用非常广泛，如保护血管内皮、抗衰老、增强机体免疫力等，其作用表现在呼吸、循环、血液、免疫、神经等各个系统。余老在临床应用时常选用当归与川芎配伍，川芎可活血行气，当归能补血活血，二药皆有活血行气作用，意在气行则血行，加强活血化瘀之效，使得瘀血得祛，新血得补，补血活血并用，起到祛瘀养血之功，也可加熟地黄、白芍治疗血虚萎黄、心悸等疾病。

（4）阿胶：性平，味甘，入肝、肺、肾经。具有补血，滋阴，润肺，止血之功效。临床用于治疗血虚诸症及各类出血证，如妊娠尿血、血热吐衄、肺破嗽血、崩漏下血等；也用于治疗肺阴虚燥咳，热病伤阴，心烦失眠，阴虚风动，手足瘛疭，安胎等。阿胶具有止血和补血的作用，有“补血圣药”之称，有增强机体免疫力、增强记忆、改善睡眠、抗疲劳耐缺氧以及抗肿瘤等功效。阿胶由多种骨胶原组成，水解后形成多种氨基酸，其中含有的甘氨酸和谷氨酸是细胞合成谷胱甘肽的重要原料，谷胱甘肽在机体的抗氧化机制中起重要作用。刘茂玄等研究发现阿胶可延缓肾脏病变的进程，降低红细胞脆性；上调肾皮质 EPO（促红细胞生成素）mRNA 和骨髓单个核细胞 EPOR mRNA 的水平，促进体内 EPO 的表达，增强骨髓红系造血功能。在肾性贫血严重时，可加阿胶起补血养血之功，使用时注意量不宜过大，防氮质潴留。

三、小结

目前，多项研究表明中医药在治疗慢性肾脏疾病方面疗效显著，可延缓疾病进展，提高患者的生存质量。临床上运用中医药治疗慢性肾脏疾病患者肾性贫血，在改善患者全身症状及提高血红蛋白方面有明显疗效，但缺乏大规模临床试验，未来期待更多的临床试验提供循证医学的证据，更好地为患者服务。

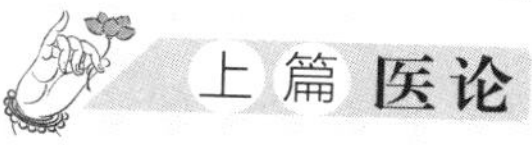

解毒法治疗慢性肾脏疾病皮肤瘙痒

皮肤瘙痒是慢性肾脏疾病患者最为常见的临床症状之一。根据国外流行病学研究，肾脏疾病终末期的患者，其皮肤瘙痒发生率在未透析患者中为15%～49%，在血液透析和腹膜透析患者中为50%～90%。对于皮肤瘙痒的治疗，西医多采用抗过敏药物如氯雷他定，或镇静止痒药物如加巴喷丁，外用药物多使用激素类抗炎止痒药膏，往往效果欠佳。皮肤瘙痒对患者影响较大，轻者寝食不安，严重者甚至出现精神烦躁乃至抑郁、厌世等临床表现。对全身性皮肤瘙痒症，中医学病名有“风瘙痒”“诸痒”等，而对继发于慢性肾脏疾病基础上的皮肤瘙痒症目前尚无明确病名。《外科枢要》记载:“肾脏风属肾虚，风邪乘于胫，以致皮肤如癣，……久则延及遍身。治法用六味丸为主，佐以四生散。”余老认为，此病应定名为“肾毒痒”，指出其病机乃肾虚不足、内毒蕴结肌肤所致。

一、发病机制

肾者，封藏之本，内藏元阴元阳，温煦濡养五脏六腑，有排泄内生诸邪之功（如气化之溺、浊化之便等）。诚如《全体病原类纂》所谓：肾气内变，不能“分解血中废料，下注膀胱，由尿除之”。肾一旦失于藏泄，精气不得闭藏，溺便浊邪不得排泄，停蓄体内，郁久成毒，毒邪反过来更伤肾气，使其藏泄之功更弱，浊毒弥漫，肾中精气益发匮乏，体内毒邪更加肆虐。《内经》曰“有诸内者，必形于诸外”，亦云“肾合三焦，膀胱；三焦，膀胱者，腠理毫毛其应”。体内蓄积日久的毒素，经肺宣发或经三焦通行于全身孔窍，而至腠理蕴毒，瘙痒不止。慢性肾脏疾病所致皮

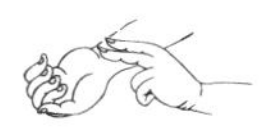

肤瘙痒症，病位虽在皮毛，但本在肾，肾毒不除，痒无以止。“肾毒”其性属阴类湿，具阴鸷秽浊、顽固胶着之性，又兼见毒邪之危重和多变性，故病程漫长，缠绵难愈，甚至内攻脏腑，气血失和，而致病情恶化。余老指出，“肾毒”既是发病原因，又是致病因素，其阻碍气机，损经伤络，进而气血不生，肌肤失养，瘙痒不止。此外，毒具有相兼性，机体代谢病理产物湿、饮、痰、瘀或内生五邪风、寒、燥、湿、火，至极化毒，以毒为用，横逆串流，腐败形体，故“解毒法”在治疗慢性肾脏病皮肤瘙痒症中尤为重要。

二、辨证论治

1. 风阳挟毒型 肾为肺之子，子病及母，肺气亏虚，卫外不固，则易外感风邪。肺失宣肃，上源之水不下洲渎，上渗弥漫于目，发而为肿。正气不足，邪势盘踞，风阳化毒，与水相搏，风激水起，热毒为助。患者表现为眼睛红肿如窠状，睁目困难，伴瘙痒，部分表现为麻木不仁，发病前或发病时多有恶寒发热，肢节酸痛，咽喉肿痛，咳嗽，小便不利，舌质红，苔薄黄，脉浮数等。治宜宣肺利水，发汗解毒，方选麻黄连翘赤小豆汤合防己黄芪汤加减：麻黄、连翘、金银花、杏仁、赤小豆、桑白皮、地骨皮、桔梗、黄芪、白术、大枣、生姜、甘草。余老在临证中常加金银花和连翘此药对，二者性辛凉且质轻，同具有清热解毒之效，最合解上焦阳毒。

2. 血瘀毒蕴型 王清任曰：“久病入络为瘀”，叶天士亦云：“初病在气，久病在血”。肾为先天之本，为后天之根，肾气不足，脾渐日虚，水谷精微无以传输运化，则见气血亏虚，继而气虚血瘀；阳气不足，虚寒内生，亦可导致寒凝血瘀。慢性肾脏疾病患者因其病程长、疗效慢，患者肝气郁滞，最终又演变成气滞血瘀证。瘀日久，毒渐深，瘀毒挫经闭脉，气血不行，症见皮肤色素沉着，肌肤甲错，面色黧黑，瘙痒部位固定，以胸背部多见，入夜间尤甚，痒中带刺感，舌质紫暗，有瘀斑，脉涩。治宜益肾活血，化瘀解毒，方选活血祛风汤加减：黄芪、党参、杜仲、菟丝子、续断、当归尾、赤芍、桃仁、红花、防风、荆芥、牡丹皮、甘草。余老临证常在此方基础上加用鬼箭羽、虎杖等。虎杖，《药性论》云其可破血，压一切热毒；《本经逢原》曰：其可散恶血，消皮肤风毒，二者合而为用，再配以荆芥、防风可共奏祛风破血、

散瘀解毒之功。

3. 阴虚燥毒型 此型患者，可见皮肤干燥，搔之起屑或皲裂，可伴大便燥结如羊屎；肺失濡润，燥气亢盛，肺为燥害，可见阵发性干咳，伴舌质干，苔薄少津之象；肺气日虚，火乘金位，燥火相煽，入营化毒，则见皮肤状如枯木或肥厚如苔藓化，若耗血生风，渐见皮肤搔之出血为止；治宜滋阴补肾，润燥解毒，方选地黄饮子加减：生地黄、熟地黄、当归、玄参、牡丹皮、红花、白蒺藜、鸡血藤、山茱萸、续断、枸杞子、黄精、甘草。余老强调此证需二黄配合使用，生地黄善滋阴凉血治标，熟地黄重补血生津，兼补益肝肾治本，为解阴分血毒奥妙所在。

4. 湿毒走窜型 人体内的水液代谢主要是以肺、脾、肾三脏完成的。“毒附湿而为灾”，慢性肾脏病患者因肾气失司，脾失健运，水湿内生，痰浊后成，蕴积成毒。《金匮要略》曰：“清邪居上，浊邪居下”，浊毒为阴邪，性黏滞胶着，故患者皮肤瘙痒，多见对称性发于下肢，重则可泛发全身，时间持续久，遇热可缓解，有时皮肤继发性产生结节性皮疹损伤。余老认为浊毒在慢性肾脏病中兼证最多，下注膀胱，则尿沫增多；上蒙清窍，则头晕，头重；阻滞中焦，则恶心，呕吐，口气带尿味；凌心射肺，则胸闷，心慌，咳痰；入脑损络，则神志昏聩、烦躁不安等。治宜温阳化饮，泄浊解毒，方选苓桂术甘汤合萆薢解毒汤加减：茯苓、桂枝、白术、黄芪、党参、山茱萸、菟丝子、萆薢、牛膝、防己、木瓜、薏苡仁、秦艽、蛇床子、甘草。余老在三焦辨证基础上，邪偏于上焦加用钩藤、苍耳草；偏于中焦加用黄连、薏苡仁；偏于下焦加用黄柏、苦参、白花蛇舌草等。

5. 禀赋畏毒型 桂保松等研究表明，尿毒症皮肤瘙痒的发病机制分为透析相关性因素和非透析相关性因素，前者包括对肝素、血透器、血滤器或灌流器等制造材料过敏。《诸病源候论》云：“人无问男女大小，有禀不耐漆者，见漆及新漆器，便著漆毒。”清代医家章楠言：“灵明，则禀气清；灵昏，则禀气浊，……”余老认为，慢性肾脏疾病伴皮肤瘙痒患者一部分是因其先天禀气重浊，体质不耐金器，发为“血透毒”。此类患者皮肤瘙痒发于血透后，透后几小时则瘙痒感减轻，且患者多数有肾系疾病家族史，治宜健脾益肾、脱敏解毒，方选参苓白术散合消风散加减：荆芥、防风、知母、石膏、当归、胡麻仁、生地黄、蝉蜕、党参、白术、茯苓、扁豆、莲子、山药、砂仁等。余老认为本证虽可加用蝉蜕、地龙、乌梢蛇等抗敏中药，但是需考

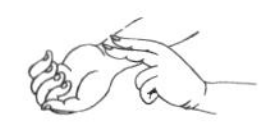

虑有些患者对虫类中药过敏，所以还可以适当服用抗过敏西药缓解症状。

三、临证经验

1. 在整体观念下，辨证论治，治病求本 《灵枢》云："视其外应，以知其内脏，则知所病矣。"慢性肾脏疾病患者在外表现为皮肤瘙痒，其内本于肾虚湿毒。余老认为人体是一个有机的整体，气血津液及经络周行一身，五脏六腑均有联系；再者，五脏和于五行，五行相生相克、相乘相侮，五脏之间相互影响；肾主一身阴阳，肾衰竭者阴阳失衡，气血失和，五脏各有阴阳气血，最终牵连五脏，故不仅肾衰竭者会出现皮肤瘙痒，余四脏亦令其痒。六淫、七情，痰饮水湿等均可极致化毒，所以，临证中要知其本，并明其兼夹之脏腑。其次，注重病因辨证和局部辨证。通过四诊合参，知其毒因，解其毒体，败其毒形，这亦是"解毒法"的精髓。局部辨证指的是指通过对皮肤瘙痒诱发原因、部位、性质、持续时间、加重缓解因素等来辨证，对于某些慢性肾脏疾病前期患者，全身症状不明显，而皮肤瘙痒较突出尤为适用。

2. 标本兼治，解毒益肾并举 慢性肾脏疾病皮肤瘙痒症表现为标实本虚，标为皮肤瘙痒，本为肾虚，治疗应当标本兼顾，治其标缓解皮肤瘙痒症状，固其本调元益肾健脾以善其后。治疗上应在解毒止痒基础上兼补肾为宜。皮肤瘙痒为内毒羁表，余老审证求因，将内毒分为风阳毒、瘀血毒、燥热毒、湿浊毒、金属毒，治以发汗解毒、化瘀解毒、润燥解毒、泄浊解毒、脱敏解毒。余老强调辨证施治，因证选方，方药对证才是解毒的关键，并非一味运用清热解毒中药。慢性肾衰竭病患者因久病正伤，而毒邪性酷烈，气血阴阳必败，所以益肾扶正，以澄其源。余老常用菟丝子、杜仲、续断这三味药补肾强腰。杜仲性温、味甘，《神农本草经》言其"主腰脊痛，补中益气，坚筋骨"；续断性微温，味苦辛而甘，功可补肝肾、强筋骨；菟丝子性平，味甘而辛，能补肝肾固精，三者均有补养肝肾作用，可相互为用，相得益彰。肾、脾为先后天关系，相互滋长，肾亏则脾弱，若兼见乏力、神疲、纳差、恶心欲吐等一系列脾虚症状，宜健脾补气，余老多用黄芪、党参、白术此类甘温平补脾胃之品。

3. 辨证运用皮类药 皮类药在皮肤科中被广泛运用，是中医学"取象比类"思想的延伸。《成药便读》言："皆用皮者，因病在皮，以皮行皮……"慢性肾脏病皮

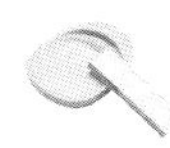

肤瘙痒症患者病位在表皮，故辨证使用皮类药，因势利导，使邪气驱散，正气恢复，可收到满意的疗效。风阳挟毒型用桑白皮配地骨皮，桑白皮性寒能泄上焦之热，兼入肺经，通调水道而利水消肿；地骨皮内含乙醇提取物，有抗炎解热的功效，两者配合使用可解风阳之毒。血瘀毒蕴型和阴虚燥毒型均用牡丹皮，《医学入门》言其“泻伏火，破结毒”，其合桃仁、红花、赤芍等能活血化瘀解毒；《得配本草》曰“盖肾恶燥，燥则水不归元，宜用辛以润之，凉以清之，牡丹皮为力”，牡丹皮入厥阴及手足少阴经，性辛寒可祛血中燥火，阻截化毒。浊毒走窜型，喜用大腹皮、白鲜皮、海桐皮。大腹皮功能下气利水化湿；白鲜皮，味苦性燥胜湿，气雄烈能彻上贯下，合通经络之海桐皮，可搜刮流窜浊毒；三者配伍理气药达气化、湿除、浊泄、毒解之效。对于禀赋畏毒型，余老擅用蝉蜕息风止痒。有研究表明蝉蜕可减少过敏介质释放，抑制Ⅰ型变态反应，正好切中禀赋畏毒型病机。

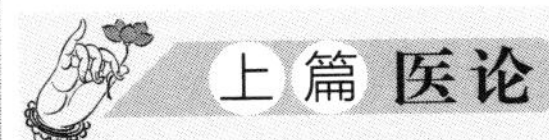

从肾论治内科杂病经验

“杂病”一词，最早见于《灵枢》之篇名，主要论述因经气厥逆所引起的病症，如各种心痛及其兼症、喉痹、疟疾、膝痛、呃逆、大小便不通等。由于论述范围广、病种多，故取名杂病。《伤寒杂病论》则将伤寒以外的多科病证统称为杂病。肾为先天之本，内藏五脏阴阳，五脏六腑赖以化生；肾之气血阴阳失调，易致脏腑病变，导致疾病缠绵难愈。余老通过辨证论治，按照治病求本的原则，提出从肾气调达角度论治内科杂病的思路，并在临床实践中多有收益。

一、从肾论治内科杂病的理论基础

中医学认为肾乃“先天之本”，是人体生命的起源，藏精气而不泻，正如《冯氏锦囊秘录》云:“人之有生，初有两肾，渐及脏腑……”人体的生长发育、生命活动、思虑探索离不开肾的功能，正如《内经》所云:“阳生阴长，而火更为万物之父者此耳。是以维持一身，长养百骸者，脏腑之精气主之。充足脏腑，固注元气者，两肾主之。其为两肾之用，生生不尽，上奉无穷者，惟此真阴真阳二气而已，二气充足，其人多寿；二气衰弱，其人多夭；二气和平，其人无病；二气偏胜，其人多病；二气灭绝，其人则死，可见真阴真阳者，所以为先天之本，后天之命。两肾之根，疾病安危，皆在乎此。”人体生命过程中，肾之精、气、阴、阳与各脏之精、气、阴、阳之间存在着相互补充和相互为用的动态关系。首先从肾脏的生理功能来看，肾脏为五脏阴阳之本，主藏精、主水、主纳气。肾藏精气化生肾阴、肾阳，推动、协调和促进全身脏腑阴阳，主管人体生长发育和生殖，调节机体的代谢和生理功能，故曰：

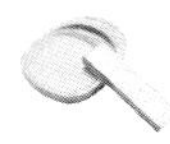

“命门之火，即十二脏之化源。故心赖之，则君主以明；肺赖之，则治节以行；脾胃赖之，济仓廪之富；肝胆赖之，资谋虑之本；膀胱赖之，则三焦气化；大小肠赖之，则传导自分。”肾主水从而调节人体水液输布和排泄，《素问·水热穴论》指出“肾者，至阴也，至阴者，盛水也；肺者，太阴也，少阴者，冬脉也。故其本在肾，其末在肺，皆积水也……肾者胃之关也，开窍于二阴，水谷入胃，清者由前阴而出，浊者由后阴而出……关闭则气停，气停则水积，水之不行，气从乎肾，所谓从其类也”。肾主纳气可使肺的呼吸保持一定的深度，以保持体内充足的清气，故曰“肺为气之主，肾为气之根，肺主出气，肾主纳气，阴阳相交，呼吸乃和”。再者，在病变状态下，肾之精、气、阴、阳与各脏之精、气、阴、阳之间相互影响，凡五脏有虚损者，病久必及于肾，故中医学有“久病及肾”之说。余老结合现代社会发展特点，人类工作生活过程中劳倦失度、饮食不慎、精神不养的特点，提出内科杂病可从肾论治，肾气亏虚及肾阴、肾阳的不足均可引起他脏病变，正如张景岳所说“凡乱有所由起，病有所生，故治病当求本，盖五脏之本，本在命门，神气之本，本在元精”。

二、内科杂病常见病因与肾的关系

汉代张仲景所著《金匮要略》将人体发病的原因归纳为“千般灾难，不越三条，一者，经络受邪入脏腑，为内所因也；二者，四肢九窍，血脉相传，壅塞不通，为外皮肤所中也；三者，房室、金刃、虫兽所伤。以此详之，病由都尽”。宋代陈无择“三因学说”指出“六淫，天之常气，冒之则先自经络流入，内合于脏腑，为外所因；七情，人之常性，动之则先自脏腑郁发，外形于肢体，为内所因；其如饮食饥饱，叫呼伤气，金疮踒折，疰忤附着，畏压溺等，有悖常理，为不内外因”。总结疾病发生发展的病因，不外乎六淫、疠气、七情、饮食、劳倦、外伤以及痰饮、瘀血、结石。正气存内，邪不可干，人体受邪是否发病，与正气密切相关，而人体之正气来源于先后天之气的充盈，脾脏与肾脏互资互助，脾之健运，化生精微，需借助肾阳的温煦，故有“脾阳根于肾阳”之说。肾中精气亦有赖于脾胃运化水谷精微的培养才能充盛，即先天温养后天，后天滋养先天，先后天相互资助、相互促进。七情、饮食、劳逸失当，不遵养生之道，气血津液失调，易形成水湿痰饮、气滞血

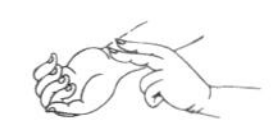

瘀等病变，而痰饮、瘀血即是病理产物又是致病因素，阻滞经络，阻碍气血，影响脏腑功能。痰饮是水液代谢障碍所形成的产物，肾主水，肾阴和肾阳对整个水液代谢过程中各个器官的功能具有促进和调节的作用，且肾脏本身就是水液输布和排泄所必须经过的一个重要环节。到达肾脏的水液，在肾气分清泌浊的作用下，清者上输，上腾于肺，灌溉周身，浊者下输，化生尿液，储于膀胱，最终排出体外。因此，肾的气化作用及肾阴、肾阳推动和调控的作用对于维持体内水液代谢的平衡至关重要。瘀血是血液停滞而形成的病理产物，瘀血的形成虽不直接与肾相关，但“瘀血日久，蕴毒而及肾络”，瘀阻肾络，肾分清泌浊功能紊乱，壅塞三焦，升降失司，清浊相干，酿毒而进一步加重其他脏腑功能的损伤。除痰饮、瘀血外，结石也是病理产物之一，在肾者为肾结石，在膀胱者为膀胱结石，与肾之蒸腾气化功能联系紧密。“肾者，作强之官，伎巧出焉”，肾脏发挥其正常生理功能，气血津液得以循环不休，肾脏功能失常，可引起其他各脏腑的功能失常，进而导致疾病的发生、发展。

三、余老从肾论治内科杂病经验

在多年诊疗过程中，余老认为内科杂病多虚实夹杂，变化无常，肾虚为本，湿热为标，与人们生活节奏的加快、社会压力的增加息息相关。人们的生活作息及饮食习惯不规律，熬夜、恣食肥甘厚味成为常态，致使各种内科杂病的发病率增加。肾在体合骨、生髓，其华在发，在窍为耳及二阴，肾阴、肾阳失调，会导致其他脏腑的阴阳失调，如肝失肾阴滋养，水不涵木，可致肝阳上亢，甚则肝风内动；心失肾阴上承，可导致心肾阴虚或心火上炎，心失肾阳温煦，可致心肾阳虚而水气凌心；肺失肾阴滋养，可致肺肾阴虚而燥热内生；脾失肾阳温煦，可致脾肾阳虚而内生寒湿或水气泛溢等。肾脏在病理情况下，可表现为精神萎靡、畏寒肢冷、腰膝酸软、头晕耳鸣、生长发育迟缓、健忘、齿松发脱、水肿、尿频清长、遗尿等，若涉及其他脏腑，亦可出现合并证候。余老治疗内科杂病遣方用药之时，不忘治病求本，重视顾护肾气，使正气充盈，源源不绝，以祛邪外出。

余老诊治痛风之时，认为发病起始于先天禀赋不足，后天脾胃功能虚弱，再加之饮食不节，恣食肥腻，外感风、寒、热之邪，致湿热、痰浊、瘀血内阻于骨骼

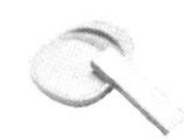

关节而发病，《成方便读》记有“以邪之所凑，其气必虚，若肝肾不虚，湿热决不流入筋骨”。治疗以扶正清热利湿为主，配合活血止痛。余老遣方用药多选用百合、山慈菇等经药理实验证实含秋水仙碱成分，可减轻痛风关节疼痛的药物，《本草备要》记录山慈菇泻热，解毒，甘微辛，有小毒，功专清热散结，治痈疮疔肿、瘰结核；白花蛇舌草、牡丹皮等具有良好的抗菌消炎作用，《侣山堂类辩》记录牡丹皮色赤，气味辛寒，血分之药，凡骨蒸劳热，痈肿疮疡，牡丹皮为要药；黄柏、苍术、蚕沙、车前草、萹蓄、泽兰、土茯苓等可促尿酸排泄的药物，黄柏、苍术组成的四妙丸初见于《成方便读》，主治下焦湿热肿痛，或流注游走，遍身疼痛，现代药理学研究证实四妙丸具有抑制二甲苯和醋酸的作用，可减轻局部关节红肿热痛。《本草择要纲目》记载“土茯苓，甘淡平，无毒，健脾胃，去风湿，利关节，疗拘挛、骨痛、恶疮、臃肿”；少佐杜仲、桑寄生、山茱萸等补益肝肾之品，以达祛邪扶正之用。同时要嘱患者减少摄入高嘌呤食物，如动物内脏、海鲜、肉汤及花菜、菠菜、豆类、蘑菇、紫菜等，多食蔬菜、水果等碱性食物。

余老诊治过敏性紫癜之时，结合此病多与免疫反应有关，临床表现多为出血性皮疹，重者可及关节、脏腑，用中医学理论解释属邪正相争，免疫复合物沉积致病则为病邪留恋为患。病在营血分，多为“湿热”“瘀血”致病，《景岳全书》曰“血……盖其源源而来，生化于脾，总统于心，藏受于肝，宣布于肺，施泄于肾”，五脏功能失常酿生湿邪，湿郁化热，阻碍气机，气火逆乱，血不循经，络伤血溢，离经之血乃为瘀血。故湿、热、瘀不仅互结为患，且彼此互为因果。湿、热、瘀损及肾络，络伤血溢，可见尿血。余老以清热利湿、活血止血为大法，常用荔枝草、白花蛇舌草、半枝莲、白茅根等药物。《采药书》云“荔枝草，凉血，止崩漏，散一切痈毒”，《泉州本草》云“半枝莲，清热，解毒，祛风，散血，行气，利水，通络，破瘀，止痛”，《神农本草经》云“白茅根，劳伤虚羸，补中益气，除瘀血、血闭寒热，利小便”。在此基础上，无论是否累及肾脏，未病先防，既病早治，已病防传，添加顾护先天之本的药物，如杜仲、桑寄生、菟丝子等相对平和之品，既可防病重及肾，又可在肾已病之时对症治疗。

余老诊治神经症之时，认为本病多由于脏腑气血阴阳失衡，加之情志不疏、气机瘀滞所致，临床表现为胸部满闷，胁肋胀痛，或易怒易哭，或咽中如有异物梗塞

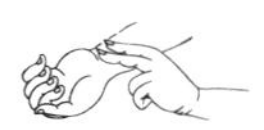

等。《三因极一病证方论》曰“喜伤心，其气散；怒伤肝，其气出；忧伤肺，其气聚；思伤脾，其气结；悲伤心，其气散；恐伤肾，其气怯；惊伤胆，其气乱”，七情往往相互掺杂，结合肾为先天之本的理论，在排除器质性病变后，余老多从肝肾论治。郁怒伤肝，肝气郁滞则津液运行不畅。恐则气下，肾气不固，肾失摄纳，气泄以下，进而引起上焦气机闭塞不畅，气郁下焦，肾气失于升发，使精无以布。遣方用药之时，余老在越鞠丸的基础上，适当配合调补肾阴、肾阳的药物。“越鞠丸”出自《丹溪心法》原文“越鞠丸，解诸郁”，香附为君，治气郁；川芎血中气药，治血郁；栀子清热泻火，治火郁；苍术燥湿运脾，治湿郁；神曲消食和胃，治食郁；五郁得解，痰郁自解。肾阴不足者，可加用熟地黄、制何首乌、五味子、墨旱莲、女贞子、山茱萸、枸杞子等。肾阳不足者，可加用肉桂、肉苁蓉、淫羊藿、菟丝子、杜仲、益智仁等。

余老多年潜心研究诊治肾脏病，在治疗内科疾病之时多从肾入手，为临床提供思路，疗效显著，提示我们在疾病久治不愈或疗效不显之时，可适当注重调补肾气，权衡肾阴、肾阳，往往可获意想不到的疗效。

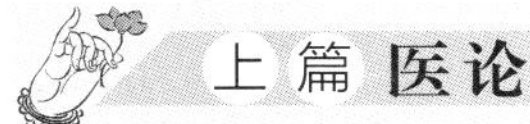

益肾清利治疗难治性尿路感染

尿路感染是临床常见的感染性疾病，而以抗菌药为主导的治疗改变了尿路感染的病原体分布，并诱导耐药菌的产生，加之部分患者存在高龄、糖尿病等易感因素，导致病情反复发作、治疗棘手，成为难治性尿路感染。中医药治疗尿路感染疗效确切，不良反应少，复发率低。余老对难治性尿路感染的治疗经验丰富，现将其诊治经验及体会整理如下，以飨同道。

一、病因病机

难治性尿路感染归于中医学“淋证”中“劳淋”范畴。《圣济总录》:“人因劳伤肾经，肾虚膀胱有热，气不传化，小便淋沥，水道涩痛，劳倦即发，故谓之劳淋。”余老认为，淋证病位在肾与膀胱，后期可累及肝脾，病机可概括为肾虚湿热，以肾虚为本，膀胱湿热为标。肾虚则外邪乘虚而入，且病邪滞留难祛，导致病情反复。湿热则是淋证发病的关键因素。湿热缠绵羁留，损耗正气，病久延及肝脾，后期可出现气（虚）滞血瘀、肝肾亏虚、脾肾阳虚、脾虚下陷等表现，使得正虚邪（湿热）恋，尿路刺激症状每遇劳累、外感等而发，成为劳淋。故对于难治性尿路感染，余老认为正气不足、湿热逗留是其反复发作、迁延难愈的关键，临床辨治当重虚实，祛邪扶正分主次。

二、临证经验

1. 祛邪为重，清热利湿解毒、行气活血止痛 《证治准绳》载:“淋病必有热盛

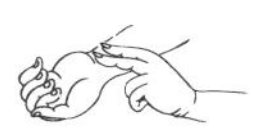

生湿，湿盛则水液浑、凝结而为淋。”湿与热结，如油入面，两者黏滞难化。余老常说，门诊所见难治性尿路感染患者标实者十之八九，故淋证病机虽为肾虚湿热，但湿热逗留是淋证迁延难愈的关键，治疗上应抓住膀胱湿热这一主线，清热利湿解毒贯穿全程。常用方如下：知母 10g，黄柏 10g，石韦 15g，蒲公英 15g，白花蛇舌草 30g，土茯苓 30g，萹蓄 15g，王不留行 15g，枳壳 10g，乌药 10g，苏木 10g，地锦草 15g，苍术、白术各 10g，茯苓 15g，干姜 5g，炙甘草 5g。方中知母、黄柏名曰“坎离丸”。《本草求真》言：“黄柏独入少阴泻火，入膀胱泄热；知母滋肾水之化源，谓其可滋真阴。”两药配伍，补水泻火，滋阴清热；石韦、土茯苓、萹蓄、瞿麦利尿通淋、清利湿热，蒲公英、白花蛇舌草清热解毒利湿；枳壳行气宽中，偏走上焦，王不留行活血通经，利尿，偏走下窍，两药合用，则气机、血脉通畅，膀胱气化功能得复；乌药辛开温散，可行气止痛，温肾散寒，同时可引诸药入肾及膀胱，使得事半功倍，苏木活血通经，祛瘀止痛；患者尿路刺激症状明显时，可加用延胡索行气缓急止痛；地锦草清热解毒利湿，又可凉血活血；苍术入脾，燥湿运脾，走而不守，白术入胃，补气健脾，守而不走，两药合用，一补一行，脾胃双调；茯苓淡渗利水健脾；少量干姜暖脾胃，补益火土，制清热利湿解毒药之寒凉；炙甘草缓急止痛，调和诸药。

若患者湿热蕴结症状明显，症见小便淋漓涩痛、小腹拘急胀痛、舌红，苔黄腻，脉滑，应重用清利，常加冬葵子、车前草、白头翁、鸭跖草、茵陈、瞿麦、水蜈蚣等。久病气血运行不畅，脉络受阻，故余老在清利同时，常辅以行气活血、疏通肾络之品，常用药如王不留行、枳壳、苏木、木香、鸡血藤、郁金、川芎等。总之，急性期需集中力量，猛火急攻，以求在最短时间内改善患者尿路症状。如此可改善患者情绪，增强治疗信心，提高后续用药依从性。

2. 扶正以祛邪，强调益肾健脾　正虚是淋证反复发作的病理基础。而肾为先天之本，治病求本，重视补益肾气可防止复感外邪，同时亦可祛邪外出。淋证日久耗气伤阴，加之湿热毒邪长期蛰伏于体内，或反复使用抗生素治疗，加重了气阴的损伤，因此余老常于基本方中加用平补之品以益肾气、养肾阴，避免黏腻、温燥峻烈之品，以恐敛邪耗气伤阴。常用药物如生黄芪、太子参、杜仲、川续断、山茱萸、女贞子、墨旱莲、制黄精、怀牛膝等。其中生黄芪甘微温，叶天士所著《本草经解》

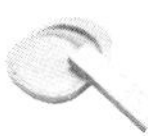

言“黄芪气味甘温，温之以气，所以补形不足也；补之以味，所以益精不足也”，可补元气、滋肾气，又可走表利小便，补而不滞；太子参甘平，补气生津，养阴生津力强，以清补见长，两药合用则补元气而不生热，滋肾而不腻，养阴而不助湿。如病久阴损及阳，出现腰腹部冷痛、小便频数、四肢不温、舌淡、脉沉细等肾阳亏虚表现，加用益智仁等补气温阳，但用量宜小，中病即止。脾为后天之本，肾之所藏先天本原，依赖脾胃运化的水谷精气不断充养；脾主运化水湿，脾虚则湿邪内生，郁而化热，湿热互结，下注膀胱，淋证反复难愈。同时治疗中使用大量寒凉之品极易损伤脾胃，故顾护脾胃不能忽视。常用药物如苍术、白术、炒陈皮、法半夏、炙甘草、淡干姜等，与茯苓及黄芪合用，有六君子汤之义，功在益气补中，健脾养胃，行气化滞。

很多患者经治疗尿路刺激症状改善或消失，此时以乏力、口干、腰酸等正虚症状为主，或亦无明显症状，但其舌仍偏红，苔黄腻，脉滑，余老认为此时湿热仍存，不可中断治疗，而应继续守方至湿热之舌脉改善似平人；亦不可因症状不显而一味追求滋补，而应滋清并用。

三、重视风药的运用

“风药”之名源于金代张元素《医学启源》中对“风升生”类药的论述。李东垣在《脾胃论》中最早提出“风药”的概念。后世多认为风药味辛质轻薄，富有生机，药性升浮，善行，以鼓动脾胃阳气为主要作用，能使气机活泼、上升、外散。余老参研前人对风药的认识，立足淋证基本病机，常于方中加入少量风药，在临证中不断挖掘风药在尿路感染治疗中的价值。

1. 宣肺开闭 肺居上焦，为“水之上源”，有通调水道之功，肺气宣通则水道通畅；而肾居下焦，为“水之下源”，若肺气郁闭，不得宣降，可致水行不畅，小便不利。淋证患者多以小便淋漓不畅为主症，余老常在清热利湿基础上加用少量桔梗 6g，以宣散肺气，畅达水源，则小便自利。临床上患者虽无肺气失宣之咳喘，但用无妨。此所谓“提壶揭盖”法。

2. 风能胜湿 《素问》曰:“湿伤肉，风胜湿”，叶天士在《临证指南医案》中说“其

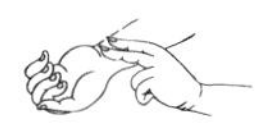

用药以苦辛寒治湿热，以苦辛温治寒湿，概以淡渗佐之，或再加风药”。湿为阴邪，湿盛则阳微，且湿性黏腻，最易郁遏气机，而“伤于湿者，下先受之”。风药多为升浮之品，具有宣通之性，能升发阳气、振奋气化、疏通气机，故风能胜在下之湿邪。淋证因湿热下注膀胱而发病，如前所述，湿邪特性决定了“胜湿”在淋证治疗中的重要地位。余老常用防风 10g、藿香 10g、佩兰 10g 等药，防风与黄芪、太子参、苍术、白术等合用，即可和中健脾，化中下焦之湿，防止内湿再生，又可固表防外感，挡外湿于身外。此外风药味辛，能行能散，可疏导气机，气化则湿亦化，并具有行水之能。方中诸药合用，则热易祛，水易行，湿易化。

3. 助气行血　难治性尿路感染病情日久，气滞、血瘀互为因果，既是病理产物，又是使病情迁延难愈的因素。治疗上行气活血必不可少。余老在活血化瘀理气诸药中伍以味辛之柴胡 10g、防风 10g 等风药，取其“辛、散、串、动”等特性，能疏肝解郁、助气行血，增强活血化瘀之力，而得事半功倍之效。

4. 升阳举陷　若患者病程日久，气虚下陷症状明显，可见少气懒言，四肢无力，困倦少食，饮食乏味等，可加用炒柴胡 10g、升麻 10g 补中益气，升阳举陷。

四、配合外治法，重视饮食起居

余老常嘱患者充分利用每剂中药，将每次煎药后所剩药渣再次加水适量，煎煮片刻，待药液冷却至适宜温度予熏洗外阴，可清热祛除湿热毒邪，缓解湿热症状，并防止再次感染。现代药理研究表明，清热解毒药物对多种细菌有抑制和杀灭作用。内服配合会阴熏洗即可达到速效，缩短病程，又可有效防止复感，减少复发。

在饮食方面，余老要求患者严格清淡饮食，食物易消化，每餐不宜过饱，忌辛辣刺激、大荤食物，忌烟酒，切记不可因正虚明显或病情改善而进补。告知患者多饮水、勤排尿（2～3 小时 1 次）是最实用、有效的预防方法。注意阴部清洁，选择透气、吸湿性强的纯棉内裤，每日更换。积极纠正高血糖、尿路畸形等易感因素。

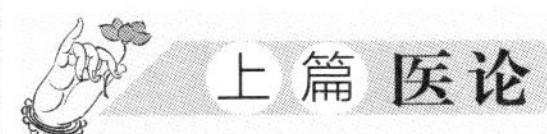

肾病的预防与调摄

肾脏疾病多为慢性病，相比疾病的治疗，日常生活中的预防调护更为重要。俗话说“慢性病，三分治，七分养”，就是这个道理。在多年临床工作中，余老对于慢性肾脏疾病如何预防，以及慢性肾脏疾病患者如何调护有自己独到的见解。

一、慢性肾脏疾病的预防

1. 防治感冒 感冒是临床常见的慢性肾脏疾病的诱因之一。感冒通常又称为上呼吸道感染，大部分为病毒感染所致，如流感病毒等，还有一部分是由细菌感染所致，其中以溶血性链球菌最为常见，最常见的症状是咽炎和扁桃体炎。无论是何种微生物感染，都可能引起肾炎。例如链球菌感染所致肾炎，是由于人体对链球菌的某些抗原成分产生抗体，形成免疫复合物，随着血流沉积于肾小球基膜，进一步激活补体，最终导致炎症细胞浸润，促使炎症反应发生，引起肾炎。而某些病毒可直接损伤肾脏，形成肾炎。此外，感冒时如果不正确用药，某些药物对于肾脏的损伤也是比较大的。

从中医角度来说，感冒是由于人体正气不足，风邪外犯，侵袭肺卫皮毛所致。常在四时之气变化或异常之时发生。风为阳邪，其性开泄，易袭阳位，常侵犯人体头部，故出现头痛。风为百病之长，常兼夹他邪，如风寒、风热；此外也可夹暑、夹湿、夹燥。风邪循经，易犯肺脏，肺司呼吸，主一身之气，主行水，通调水道，脾为肺之母，肺虚则耗夺脾气以自养，则脾亦虚；肾为肺之子，肺虚肾失滋生之源，不能滋养于肾，终至肺肾两虚。肺、脾、肾三脏在气机通调，和水液代谢方面关系

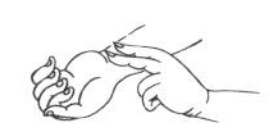

十分密切。如若肺受外邪侵袭，肺失通条，累及脾脏，脾主运化，运化失常，则水液内停，不能布散全身，累及肾脏，肾主纳气，主藏精，肾失开阖，精气外泄。临床常见的症状为腰酸腰痛，疲倦乏力，头面部或双下肢浮肿，脘腹胀满，纳谷不香。

由此可见，感冒对于肾脏的影响很大，必须加强预防。首先要注意锻炼身体，通过这种方法提高机体免疫力，正所谓“正气存内，邪不可干”，不给病邪有机可乘的机会，可以有效防止感冒。锻炼以适度为佳，推荐散步、慢跑、太极拳、八段锦等方式，不宜采取竞赛类过于激烈的运动方法。其次要顺应四时之气，春温夏湿秋燥冬寒，要及时减衣加衫，避免受寒或受热。

2. 避免劳累　很多患者初次来就诊，问其原因，或是“最近家里装修”，或是“出去旅游了 1 周”。这是由于过度劳累导致免疫力下降，容易引起发病。疲劳是在一定环境下由于过长时间或过于繁重、紧张的体力或脑力劳动而引起的，效率明显暂时性降低的生理现象。一般会出现疲倦感，腰酸乏力，四肢倦怠，精神不振，反应迟钝等现象。由于现代生活和工作压力大，劳累是一种容易出现的状态，也是一种很危险的状态。近几年时有因劳累猝死的事件发生，我们称之为“过劳死”。当然，大部分人不会出现这种极端的情况，但如果长期处于劳累的状态，患上各类疾病的概率就会增大。中医学认为，劳累与五脏的失调有密切关系，肝主筋，脾主肉，肾主骨，心主脉，肺主皮毛、司呼吸。故而四肢无力多与肝脾有关，腰酸腿软多与肾脏有关，气力不足与肺脏有关，失眠心慌多与心脏有关。劳累不仅损及五脏，还可损伤“元气”。“元气”来源于先天，由后天饮食水谷精微滋养补充，它参与人体生长、代谢转运、运动等功能，如“元气”受损，则不仅精神萎靡，五脏功能受损，还会影响正常生长发育，体内代谢。

疲劳不仅是指生理、体力上的劳累，也包括心理、精神上的劳累。因此即使不从事体力劳动，人也会疲劳。要尤其注意这些无形的疲劳。首先要畅达情志，平日注意疏散抑郁，养成开朗豁达的性格，可登高望远，广交良友，适度参加集体活动和户外活动，使抑郁的情志及时得到疏散。同时，可以培养一些个人兴趣，如阅读、园艺等，使精神有所寄托，闲暇之余不会胡思乱想。其次，避免繁重的体力劳作，懂得将事情分轻重缓急，不可过于劳累。最后，保障高质量的睡眠。睡眠对于人体“元气”的恢复和五脏的修复都非常重要，所以切忌熬夜，宜早睡早起。

3. 饮食有节 “民以食为天”，饮食对于人体的影响十分巨大。肾中精气自母体与生俱来，但肾精的盈亏则要靠后天水谷精微物质的滋养。改革开放以前，我国人民对于饮食的要求是吃得饱吃得好，但随着经济的发展和生活水平的提高，我们对于饮食的要求是吃得对。现在食材的选择范围很多，并且不受季节限制，但饮食不合理，反而会诱发肾病。余老提倡多吃蔬菜，少吃荤肉，以五谷杂粮为主，辅以清爽蔬菜。

（1）海鲜不可多食：海鲜是寒凉之品，过食损伤肾阳，且易加重水湿，水湿之邪日久化热生瘀，导致脾肾愈虚。同时，海鲜中富含大量的异种蛋白，这些异种蛋白，直接或间接的激活免疫细胞，引起化学介质的释放，产生生物化学反应，一部分人就表现出过敏症状。反复的过敏反应也会引起肾脏病变，所以建议不过敏的人适量进食海鲜。

（2）以应季水果为宜，忌食反季蔬果：中医学倡导的是人与自然和谐统一，我们应顺应四时之气，尽量食用当季蔬菜水果。春季以青椒、花菜、芹菜、荠菜、菠菜、韭菜、豆苗、青枣、枇杷、桑椹、樱桃为主；夏季以丝瓜、苦瓜、冬瓜、芦笋、茭白、佛手瓜、南瓜、四季豆、西红柿、卷心菜、草莓、桃子、西瓜、菠萝、芒果、柠檬、火龙果为主；秋季以秋葵、棱角、莲藕、板栗、冬瓜、山药、白菜、扁豆、胡萝卜、柚子、梨子、柿子、苹果、莲子、甘蔗、葡萄等为主；冬季以白菜、洋葱、萝卜、油菜、芥菜、荸荠、橙子、橘子、冬枣等为主。春季温暖，应季蔬果均为清润甘甜；夏季暑湿之气较重，应季蔬果为清暑利湿之品；秋季干燥，应季蔬果可养阴润燥；冬季寒冷，应季蔬果多为温补之品。这也体现了人与自然的统一。随着生活水平的提高，几乎所有的蔬菜水果都可以四季品尝。比如很多人喜欢冬天吃西瓜，冬季封藏，肾主藏精，而西瓜为水湿寒凉之品，冬季本就寒冷，易感风寒之邪，再加上寒凉之品更加损伤肾阳，肾阳开泄，肾气亏虚，则可出现腰膝酸软、夜尿频多等症状。故而反季之品不可食用。由于现在交通运输便利，蔬菜水果不再受到地域的限制，北方地区可以吃到南方的水果。南方气候湿热，饮食以清热利湿为主，水果也是寒性居多，而北方气候干冷，食用清热利湿的寒性食物则会损伤脾肾阳气。北方饮食以温热保湿为主，南方人食用则会加重湿热之邪，这是多数肾脏疾病的罪魁祸首，故而不可跨地域饮食。

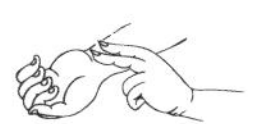

（3）适度饮酒：对于饮酒，并非绝对禁止。酒乃水谷之气，辛甘性热，入心肝二经，有活血化瘀、疏通经络、祛风散寒、消积冷健胃之功效。《本草备要》中记载："少饮则和血运气，壮神御寒，遣兴消愁，辞邪逐秽，暖内脏，行药势。过量饮酒则伤神耗血，损胃烁精，动火生痰，发怒助欲，至生湿热诸病。"如果适度饮酒则能使血气运行顺畅，提神防寒，消除烦恼，条畅情志，祛除外邪，温暖内脏；过量饮酒则会伤神耗血，伤胃伤精，上火生痰，伤肝易怒，纵欲伤身。可见古人对饮酒已经有很正确的认识，提倡适量饮酒，忌酗酒。

（4）膳食合理：随着生活水平的提高，越来越多的人是吃出来各种疾病。美国农业部 1992 年发布的《食物金字塔指南》中指出，人每天摄入的食物应该以谷类为主，包括大米、面包、谷类及粉面类食物，每天 300 ～ 500g，其次是蔬菜水果，每天 400 ～ 500g，再次是奶类豆类及鱼、禽、肉、蛋类，每天 200g 左右，最后是不超过 25g 的油脂类。这个食物金字塔表明机体能量来源应以谷类为主，蔬菜水果为辅，肉类作为补充。但现代人是以肉类为主食，谷类少食甚至不食，这就违背了机体需要。谷类食物以碳水化合物为主，它提供了机体每天所需的能量，而肉类的蛋白质含量较高，其分解代谢都需要肝肾的配合，过多蛋白质的消化吸收会加重肾脏负担。同时饮食提倡八分饱，不可过饱，否则损伤脾胃之气，且易出现高血压、高血脂等疾病。因此日常饮食要有度，这个度不仅是对饮食的饥饱有度，也是对于饮食的结构有度。

二、慢性肾脏疾病的调护

在生活中，健康人群需要注意预防慢性肾脏疾病，而对于已经患有慢性肾脏疾病的患者来说，无论是慢性肾炎、慢性肾衰竭或者是反复发作的尿路炎症，都可以通过日常生活中的调理来减少疾病发作或是对治疗有所帮助。可以说，生活中的调护比疾病的治疗更加重要，如果不注重生活调护，及时用药治疗也不会有好的疗效，反之则可事半功倍。

1. 起居有常　慢性肾脏疾病患者要养成有规律的生活习惯，避免感冒、过度劳累。平时应参加有益身心的各项文娱活动以保持心情舒畅，短期内应节制甚至避

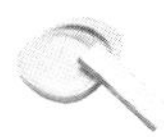

免房事。已婚青年即使临床症状消失、各项生化检查正常，也应坚持服药一段时间后，在医生指导下生育。

适量参加体育活动，但活动量不宜过大，不可过劳。运动有益身心健康，提倡散步、慢跑、太极拳、八段锦等运动，强度以微微出汗为宜。慢性肾脏疾病患者剧烈运动以后易导致真气耗散，易感外邪，诱发感冒，得不偿失。

对于健康人，易感冒可能导致肾炎的发生；对于慢性肾脏疾病患者，感冒会加重病情。通常感冒后慢性肾炎患者蛋白尿会增多，慢性肾衰竭患者的血肌酐会升高，这与体内的炎症反应有关。所以肾脏疾病患者一定要注意防止感冒，尤其在季节交替以及冬春季节。冬季寒冷，易感寒邪；春有风邪，常有流感，注意防寒保暖，流感季节不去人多的公共场合。同时可以使用一些芳香辟秽的中药做成香囊来预防感冒。如果肾脏疾病患者不慎感冒，不可胡乱使用药物，尤其是非甾体抗炎药和抗生素，这两类药物对肾脏均有一定的影响，不能随便服用，应到肾脏专科就诊用药。

调畅情志，常有肾脏疾病患者整日抑郁，为病情焦虑、气郁伤肝，肝主疏泄，木为水之子，子病及母，肝郁不疏，常可影响肾脏，导致肾脏功能失常。生病影响情绪在所难免，但需要有意识地调整情志，如与家人朋友多交流沟通，或参加集体活动，或适度户外运动（如爬山），疏散心中抑郁。除了正常工作生活外，培养自己的兴趣爱好，让生活丰富多彩，减少胡思乱想。

2. 调节饮食 患有肾脏疾病的患者必须要很注意饮食，稍有大意，很容易导致疾病进展或复发。这里的注意饮食，既有量上的注意，也有质上的注意，不仅需要根据季节改变来调整饮食，也要根据居住的环境和气候来做出相应改变。我们常说“冬吃萝卜夏吃姜”，这是为什么呢？《伤寒论》中有云：“五月之时，阳气在表，胃中虚冷，以阳气内微，不能胜冷，故欲著复衣；十一月之时，阳气在里，胃中烦热，以阴气内弱，不能胜热，故欲裸其身。”就是说五月为代表的夏季，阳气向上向外散发，所以天气十分炎热，但在里的阳热反而虚少，因而容易生冷生寒，所以表现为阴冷。冬天正好相反，阳气向里向内，处于收藏状态，在外的阳气虚少，在里的阳气积多，因而表现为天寒地热。简而言之，夏季阳气在表，胃中虚冷，吃生姜可以温胃健脾；冬季阳气在里，胃中烦热，吃萝卜可以清解积热。

除此之外，还需要根据不同的肾脏疾病来调整不同的饮食类别。

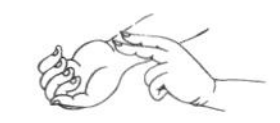

（1）慢性肾炎：慢性肾炎患者常常伴有蛋白尿、高血压和浮肿，饮食上应限制限制水分及钠盐的摄入，以减轻水肿，控制高血压，应提供易消化、忌盐或低盐、富有维生素的饮食。

①蛋白质：根据肾功能损害情况决定蛋白质摄入量，一般不超过 1g/（kg・d）为宜，若出现少尿、浮肿、高血压伴氮质血症等症状应按肾衰竭饮食原则处理，在低蛋白饮食基础上适当补充每日尿中丢失的蛋白质，应适当限制蛋白质摄入，每日不超过 50g，以优质蛋白为主，减轻肾脏负担，同时配合麦淀粉饮食治疗。

②热量：成人以每晚每千克 30 ～ 35kcal 计算，每日热量摄入在 2000 ～ 2200kcal。以碳水化合物和脂肪为热能的主要来源。

③水分：当出现浮肿和高血压时，入水量要严格限制，每日入水量不超过 1000ml。简单计算方法即前一天尿量加 500ml。排尿量正常情况下，可不限制水分，采用日常饮食即可。

④钠盐：若患者每日尿量少于 500ml，有浮肿、少尿、高血压合并心力衰竭、肺水肿，应严格忌盐。低钠饮食，每日氯化钠 2~3g。对于一些因低盐或无盐而食欲缺乏的患者可考虑无钠盐或无盐酱油等作为食盐代用品来烹调饮食。

⑤钾盐：患者每日尿量在 1000ml 以上时，不必限制钾盐的摄入。每日尿量在 1000ml 以下或有高血钾，就选取用低钾饮食。每百克含钾在 100mg 以下的常用食物有蛋类、猪血、猪肠、海参、面筋、藕粉、粉皮、南瓜、花菜等。将蔬菜切成小块浸泡后用大量水同煮，弃水食用可降低新鲜蔬菜中钾的含量。

⑥维生素：每日应供应足量的新鲜蔬菜和水果，如冬瓜、青菜、瓠子、金针菜、鲜藕、萝卜、西红柿、橘子、西瓜、胡萝卜等。

⑦少吃或不吃辛辣刺激性食物及海腥食物：应忌食鹅、公鸡、猪头肉、带鱼、黄鱼、酒精、韭菜、大蒜、葱、螃蟹、虾子等食物。

⑧日常饮食：肉类以白肉为主，少食牛肉、羊肉等红肉；鱼类以青鱼、黑鱼为主，勿食虾蟹；少食动物内脏；素菜选择青菜、萝卜、菊花脑、荠菜、大白菜、西红柿、冬瓜、丝瓜、黄瓜等。谷气可以养人，有些饮食常品兼具药物作用者，可长期服用，有益无害，但提倡辨证调理。如脾胃虚弱，食用薏苡仁、山药、粳米煲粥健脾养胃；如纳呆、呕恶，食用萝卜、冬瓜等淡渗化湿；如水肿，食用黄芪粥、茯苓粥益气消肿；

如口干心烦，食用莲子粥、百合粥、芡实粥清热养阴，益气固精等。

（2）慢性肾衰竭

①保证热量：可多食用热量高而蛋白质极低的食物来补充。植物油（如大豆、花生油）、低蛋白淀粉（如澄粉、大白粉、藕粉）及糖类（如冰糖、蜂蜜、姜糖、水果糖），其热量的摄取以每日每千克体重 30 ～ 40kcal，以保证摄入蛋白质和氨基酸的合理利用，并减少组织蛋白的分解，以免体重减轻过甚。

②限制蛋白质的摄入量：慢性肾衰竭患者需限制蛋白质的摄取量，以减轻肾脏负担，但如果吃的大少，则消耗身体的肌肉及内脏组织，所以必须食用正确且足够“量”及“质”的蛋白质，摄入量每日每千克体重 0.6 ～ 0.8g，应选用肉、奶、蛋、鱼等富含优质蛋白的食物，使其占总蛋白质量的 50%以上。

③低盐饮食：盐本身对肾脏并无损伤，但是摄入盐多，饮水会相应增多，进而增加血容量，加重水肿、高血压和心脏负荷，不利于病情，所以有水肿、高血压的患者要低盐饮食，尤其是有水肿者，以每日 3g 为宜。

④限制水分摄入：慢性肾衰竭患者排出的尿量减少，经口进入的液体潴留在体内，造成身体浮肿，血压升高，甚至水肿，此时，必须限制液体的摄入量，通常经口摄入的液体量约等于全日排尿量加 500ml 为宜。

⑤限制高钾食物：钾主要由食物摄取，由肾脏从尿中排泄，肾功能减退，排泄减少，就会造成血钾升高，所以忌食高钾食物。如香蕉、橘子、味精、酱油、土豆、榨菜、菇类、木耳、紫菜、大枣、莲子、杏仁、火腿、干贝、虾米、深绿色蔬菜、巧克力等。

⑥限制高磷食物：慢性肾衰竭时高磷血症很常见，而高磷血症可加重肾功能恶化，并使血清钙降低，提倡低磷饮食（如粉皮、粉条、水产海参、芋头、西瓜、淀粉、冰糖、植物油、苹果、水萝卜、白兰瓜、藕粉等）。禁食高磷食物（如松子、虾皮、西瓜子、南瓜子、海鱼、虾、腰果、黄豆、黑豆、奶粉、奶片等）。

⑦限制高嘌呤食物：如动物内脏、海鲜、菠菜、菇类、啤酒等，防止尿酸升高导致痛风发作。

⑧补充维生素和微量元素：慢性肾衰竭患者应补充维生素 B 族，维生素 C，叶酸，活性维生素 D、铁剂和锌剂。慢性肾衰竭患者因促红细胞生成素减少，低白蛋

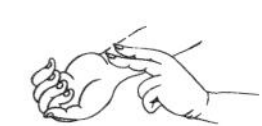

白血症常驻伴难治性贫血，应及时补充铁剂、维生素、叶酸，同时食用油菜、木耳、大枣、桂圆、赤小豆等。缺铁同时兼有缺锌状态，提倡食疗补肾与营养补锌。除口服锌制剂外，从传统补肾食物中摄入含锌高的食物，如大豆、黄豆、枸杞子、牛肉、羊肉、蛋黄、动物胎盘、鱼类，使患者的缺铁锌状况得以纠正。

⑨谨慎饮食，防止疾病进展：慢性肾衰竭患者不宜食用辣椒、胡椒、花椒、咖喱、蒜苗等易“上火”之品，五香粉、大料、韭菜、大蒜、葱、香椿、香菜等“发物”，牛肉、羊肉、狗肉等亦不宜多吃。慢性肾衰竭虽也属中医学肾虚的范畴，但并不能等同，不能单纯套用补肾的方法来治疗。不建议购买市场上名目繁多的各类保健品、滋补品，可在医生指导下，通过中医药来补益脾肾，保本固元，治病求本。

慢性肾脏疾病的治疗贵在坚持，患者平时在生活中需要坚持起居调适，不可劳累，饮食节制，同时在疾病的治疗上也要有恒心、耐心，坚持中医药治疗，才可能使病情稳定好转。

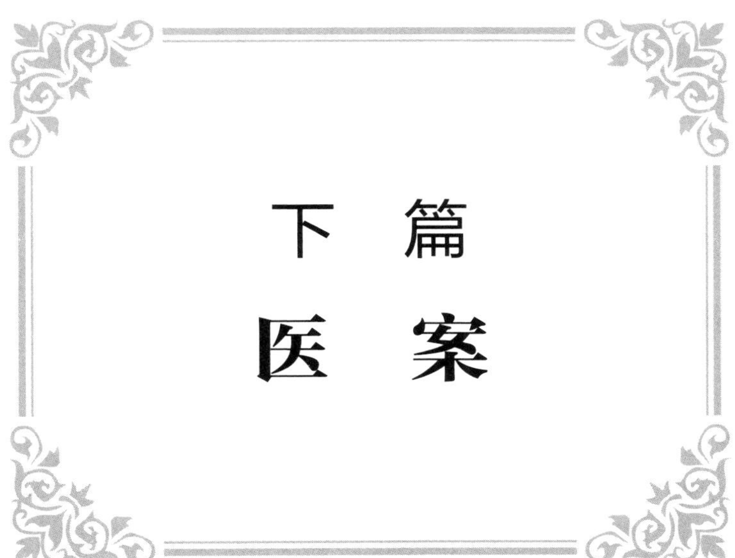

下 篇
医 案

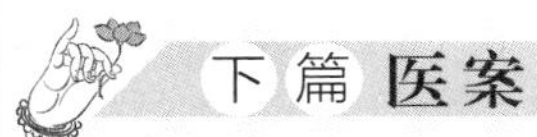

IgA 肾病

胡某，女，43 岁，2016 年 7 月 21 日因“血尿 1 年余”就诊。

患者 1 年前感冒后自觉尿色加深，未重视，半个月后适逢单位体检，查尿常规：潜血（++），红细胞 75/μL，后至原南京军区总医院行肾活检，病理诊断为 IgA 肾病，病程中无高血压，无皮疹关节痛，无肢体水肿。3 天前患者感冒，尿液浓茶色。初诊时症见咽痛，流清涕，不发热，无咳嗽咯痰，纳可，腰酸，尿色深，大便日行 1 次，舌红，苔薄黄腻，脉细弦。查体：咽充血，双侧扁桃体 I 度肿大，无脓性分泌物，面肢无水肿。辅助检查：尿常规：潜血（+++），红细胞 175/μL，多形型；24 小时尿蛋白定量：0.33g；肾功能及泌尿系 B 超无异常。辨证为素体肾虚，外感风热，夹湿入里。治以疏风清热，渗利止血。方药如下：

生黄芪 15g	玄参 10g	射干 10g	金银花 15g
桔梗 6g	黄芩 10g	防风 10g	云茯苓 15g
地锦草 15g	紫珠草 15g	蛇舌草 30g	藤梨根 15g
白茅根 15g	杜仲 10g	川续断 10g	生甘草 3g

14 剂　水煎服

2016 年 8 月 4 日二诊。

患者感冒愈，咽部不适，口干，腰酸，饮食二便尚调，舌淡红，苔薄白腻，脉细弦。查尿常规：潜血（+++），红细胞 77/μL。辨证为肺肾气阴不足，湿瘀内阻。治以补益肺肾，清利止血。方药如下：

生黄芪 15g	北沙参 10g	麦冬 10g	桔梗 6g

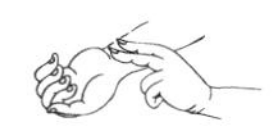

云茯苓 15g	地锦草 15g	紫珠草 15g	防风 10g
蛇舌草 30g	半枝莲 15g	藤梨根 15g	白茅根 15g
积雪草 15g	川芎 10g	杜仲 10g	山茱萸 15g

28 剂　水煎服

2016 年 9 月 1 日三诊。

患者腰酸，容易疲劳，饮食睡眠尚调，舌淡红，苔薄白腻，脉细弦。查尿常规：隐血（++），红细胞 30/μL。辨证为脾肾气阴两虚，湿瘀阻络。治以益肾健脾，清利和络。方药如下：

生黄芪 15g	太子参 10g	炒白术 15g	云茯苓 15g
紫珠草 15g	墨旱莲 15g	防风 10g	怀山药 15g
白花蛇舌草 30g	半枝莲 15g	藤梨根 15g	白茅根 15g
积雪草 15g	川芎 10g	杜仲 10g	山茱萸 15g

28 剂　水煎服

2016 年 9 月 29 日四诊至 2017 年 3 月 16 日十诊，上方随症加减，患者症状明显改善，尿常规正常。

【按语】

患者临床表现为镜下血尿，无高血压，肾功能正常，肾活检病理诊断为 IgA 肾病。初诊时因风热邪毒从上焦肺卫而入，结于咽喉，与湿搏结，循经下犯于肾，肾虚不能祛邪外出，邪扰肾络，出现血尿。所以从咽论治，用金银花、黄芩、桔梗、射干清热利咽；玄参养阴利咽；防风宣散上焦风邪；易感之人，肾气必虚，用生黄芪、杜仲、川续断补益肾气；地锦草、紫珠草、白茅根凉血止血；云茯苓、白花蛇舌草、藤梨根祛风除湿；生甘草清热，与桔梗相配而利咽，调和诸药。

二诊咽痛已减，咽干，去黄芩、金银花苦寒，以北沙参易玄参加强清肺热、养肺阴，配合生黄芪扶助正气；加川芎、积雪草与地锦草、紫珠草配伍使用，“走水道而化瘀浊，通静路以生新血”。川芎辛温而燥，善于走行，有活血行气之功，《日华子本草》认为其能“治一切血……破癥结宿血，养新血”，《药品化义》云其“气香上行，能升清阳之气，居上部功多，因其味辛温，能横行利窍，使血流气行，为

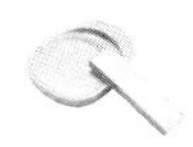

血中之气药，……以气性温行血海，能通周身血脉，宿血停滞……”。积雪草辛、苦，性寒，归肝、脾、肾经，功能清热利湿、消肿解毒，现代药理研究证实有抗纤维化作用。川芎、积雪草配伍，活血、养血、行气三者并举，使活血化瘀之功倍增，又祛瘀不耗伤气血。

三诊患者尿常规好转，腰酸，容易疲劳，是脾肾气阴两虚，湿热瘀血未清，故用生黄芪、太子参、杜仲、山茱萸益肾健脾，气中生精，精中生气，使水得气化无留湿之患，血得固摄无下泄之忧；同时不忘祛风清利活血，除邪务尽。

其后余老守方调治，随症配伍疏风利咽之品，如玄参、射干、桔梗之类，患者病情稳定。

【临证心得】

IgA 肾病的发生以及反复发作性加重常与患者黏膜感染有关，上呼吸道感染是最常见的病因和诱因，临床表现为水肿、腰痛、血尿、高血压及一过性肾小球滤过率下降等，这是因为炎症刺激大量细胞因子（IL-6、IL-1 等）释放并作用于肾脏组织导致的免疫反应过程。清代戴天章在《广瘟疫论》中曾阐述“时疫初起，在表时头痛、发热、小便不利者，热入膀胱也，益元散主之……”“时疫传变时，小便多如常，热传入里则黄，热甚则赤，热入血分蓄血则黑……”“时疫为湿热”。这些描述与 IgA 肾病的临床特点非常相似。

余老认为，IgA 肾病急性发作期不是感受一般的风寒、风热之邪，而是“疫毒之邪”，IgA 肾病的发病过程就是疫毒之邪入侵、由表入肾的“传变”过程。风寒、风热之邪侵犯人体，导致营卫失和，肺气失宣，临床可表现为恶寒、发热、咽痛、咳嗽等外感表证的症状，一般 7 天可以痊愈，不会出现肾经症状。而感受“疫毒之邪”，邪气可以由表入里，致变证迭出。《灵枢・经脉》指出：“肾足少阴之脉……其直者，从肾上贯肝膈，入肺中，循喉咙，挟舌本……是主肾所生病者，口热舌干，咽肿上气，嗌干及痛。”患者外感疫毒邪气后，首先侵犯肾之络脉所在——咽喉及舌根部，出现咽喉肿痛、发热身痛、咽干咳嗽等，在数小时至数天内毒邪循经传变，直达肾之本脏，损伤肾络，出现腰痛、血尿、水肿、泡沫尿等肾经实热证候。临床除上呼吸道感染外，胃肠道感染、肝胆疾病、泌尿道感染、皮肤感染等都可能诱发或加重 IgA 肾病。

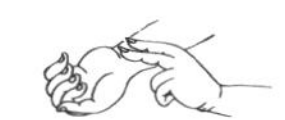

素体肾虚是IgA肾病发病的另一个关键因素。《素问·水热穴论》曰："肾何以能聚水而生病？岐伯曰：肾者胃之关也，关门不利，故聚水而从其类也。上下溢于皮肤，故为胕肿。胕肿者，聚水而生病也。"此认为水肿的内原主于肾。《丹溪心法》有："夫人之所以得全其性命者，水与谷而已，水则肾主之，土谷则脾主之，惟肾虚不能行水，惟脾虚不能制水，胃与脾合气，胃为水谷之海，又因虚而不能传化焉，故肾水泛溢，反得以浸渍脾土，于是三焦停滞，经络壅塞，水渗于皮肤，注于肌肉而发肿矣。"在IgA肾病患者中，腰痛的发生十分常见，并且有时成为唯一的临床症状，常表现两侧腰部酸痛不适，虽然痛不剧烈，但往往休息或活动后都不能缓解，并伴有身倦乏力。《素问·脉要精微论》指出"腰者，肾之府，转摇不能，肾将惫矣"，说明了肾虚腰痛的特点。《灵枢·五癃津液别》则说"虚，故腰背痛而胫酸"，即肾虚腰背常有酸痛并作。腰为肾之府，乃肾之精气所溉之域，故腰痛，内伤不外肾虚，外感可见风寒湿热诸邪，内外二因相互影响，但肾虚是腰痛的关键所在，风寒湿热的痹阻不行，常因肾虚而客。如《杂病源流犀烛·腰痛病源流》指出："腰痛，精气虚而邪客病也。……肾虚其本也，风寒湿热痰饮，气滞血瘀闪挫其标也，或从标，或从本，贵无失其宜而已。"血尿包括肉眼血尿的发生和持续的镜下血尿，都属中医学血证范畴。《景岳全书·血证》说："血本阴精，不宜动也，而动则为病。血主荣气，不宜损也，而损则为病。盖动者多由于火，火盛则逼血妄行，损者多由于气，气伤则血无以存。"即血证的发生因素无外乎气与火而已。IgA肾病的血尿常有起病较缓，病程较长，久病反复不愈等特点，同时可见口干咽燥、腰膝酸软、身倦乏力等症状，而无发热、烦躁等火盛之证，故IgA肾病血尿的中医病机当属气虚不能摄血或阴虚火旺灼伤肾络的气阴两虚。另外，中医学认为肾为先天之本，除司职水液代谢外，还与内分泌遗传相关，IgA肾病的发病有明显的体质特异性，这种遗传易感性即中医学所讲的先天禀赋或个体素质，由先天之本肾所主，即肾虚之人因先天禀赋不足易患IgA肾病。

IgA肾病血尿的治疗应遵从"急则治标，缓则治本"的原则。发作期针对诱发原因治疗，余老将发作期常见的诱发因素分作上、中、下三焦受邪分别治疗。上焦受邪表现为咽痛、流涕、咳嗽等，治宜疏风利咽，止咳化痰，常用金银花、玄参、桔梗、射干等治疗咽炎；辛夷、白芷、黄芩、防风等治疗鼻炎；桑白皮、鱼腥草、

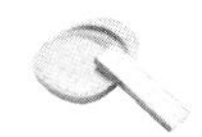

金荞麦、浙贝母等治疗肺部感染。中焦受邪表现为脘痞胃痛、恶心呕吐、腹痛腹泻等，治宜助运化湿，常用黄连、蒲公英、马齿苋、仙鹤草等治疗胃肠炎；茵陈、虎杖、垂盆草、老鹳草等治疗肝炎。下焦受邪表现为腰酸，小腹不适，尿频、尿急、尿痛等，治宜益肾清利，常用知母、黄柏、石韦、鸭跖草等治疗尿路感染。一旦诱因去除，病情稳定，则转从缓解期治疗，以扶正祛邪为主。《广瘟疫论》中“小便黄赤未退，仍当清利余邪”，故祛邪以清利为中心，配合祛风、活血止血，组方原则以补肾健脾药与祛风除湿药和活血止血药相配伍，扶正调理与祛邪兼顾，方可获得长期稳定的疗效。

余老临证常用玄参配伍射干清利咽喉，清除咽部病灶。用地锦草、紫珠草和墨旱莲治疗肾炎血尿。

玄参为玄参科多年生草本植物玄参的根，性味甘苦咸寒，入肺、胃、肾经。《本经逢原》认为：“入足少阴肾经，主肾水受伤，真阴失守，孤阳无根，亢而僭逆，咽喉肿痛之专药……主清上焦氤氲之气，无根之火。”《本草备要》记为“色黑入肾，能壮水以制火，散无根浮游之火，益精明目，利咽喉通二便”，“本肾药而治上焦火证，壮水以制火也。肾脉贯肝膈，入肺中，循喉咙，系舌本。肾虚则相火上炎，此喉痹咽肿，咳嗽吐血之所由来也”。目前临床认为本品养阴偏于滋肾，并有降火解毒软坚之功，用于热病烦渴、神昏斑疹、咽喉肿痛、痈肿瘰疬、津伤便秘等症。射干为鸢尾科多年生草本植物射干的根茎，性味苦辛寒，入肺、肝经。《神农本草经》记载“主咳逆上气，喉痹咽痛，不得消息，散结气”，《本经逢原》解释为“苦能下泄，辛能上散。《本经》治咳逆上气，喉痹咽痛，不得消息，专取散结气之功，为喉痛咽痛要药。痘中咽痛，随手取效，以其力能解散毒郁也”。近人丁甘仁总结为“清咳逆热气，润喉痹咽疼。血散肿消，镇肝明目；祛积痰而散结气，通经闭而利大肠”，并指出“射干虽能泄热，不能益阴，故《别录》云：久服令人虚，虚者大戒”。目前认为本品具有清热解毒、消痰散结之功，用于热痰壅盛，咽喉肿痛，肺热咳嗽，痰多气喘，痈肿瘰疬。余老认为玄参配合射干是治疗咽喉肿痛的专药和要药，对于急慢性咽炎、上呼吸道感染之咽部淋巴滤泡增生和扁桃体肿大具有协同治疗的作用。同时，玄参的养阴滋肾作用弥补了射干性燥不能益阴、虚者大戒的不足，所以两药合用一润一燥，刚柔相济。无论实火、虚火所致的咽部肿痛、干痒咳嗽俱可根据辨

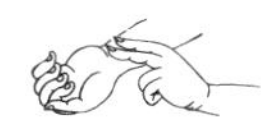

证结果配合其他方药以取效。

地锦草为大戟科植物地锦草及斑叶地锦草的全草，味辛性平，无毒，归肺、肝、胃、大肠、膀胱经。出自《嘉佑本草》，记为“主流通血脉，亦可活气”，似乎列为调理气血之物。但《本草纲目》中指出“主痈肿恶疮，金刃扑损出血，血痢，下血，崩中，能散血止血，利小便”，已经明显将其列为活血止血之品了。《本草汇言》总结为“地锦，凉血散血，解毒止痢之药也。善通流血脉，专消解毒疮。凡血病而因热所使者，用之合宜。设非血热为病，而胃气薄弱者，又当斟酌行之”，认为其具有凉血解毒、散血活血之功。目前临床将其功能主治归纳为清热解毒，利湿退黄，活血止血，主痢疾、泄泻、黄疸、咳血、吐血、尿血、便血、崩漏、乳汁不下、跌打肿痛及热毒疮疡等。现代药理研究证实其具有抗炎、抗病原微生物、平喘、镇咳、祛痰、松弛平滑肌、扩张冠脉、抑制血小板聚集、抑制血管紧张素转化酶、抗高血压、抗高血脂、抗过敏、利胆止痛、抗诱变、抑制胰岛素降解、抗氧化以及抗肿瘤细胞毒等作用。

紫珠草为马鞭草科植物杜虹花、大叶紫珠或裸花紫珠的叶，性凉味苦涩，入肝、脾、胃经。《本草拾遗》名为紫荆，认为其“解诸毒物，痈疽，喉痹，毒肿，下瘘，蛇虺虫螫，狂犬毒，并煮汁服，亦煮汁洗疮肿，除血长肤”，是将该药列为清热解毒之物。而在民间因其味苦涩而常将该药用于各种出血证，如《闽东本草》记有“治跌打内伤出血，鲜紫珠叶和实二两”。目前临床将其功能归纳为收敛止血，解毒疗疮，主治咯血、呕血、鼻衄、尿血、便血、妇女崩漏、外伤出血以及疮痈肿毒、毒蛇咬伤等。现代药理研究证实其主要含鞣质、黄酮类、中性树脂等，具有增加血小板，缩短止血时间和血块收缩时间，对纤溶系统具有显著的抑制作用而发挥良好的止血效果，同时也有一定的抗菌作用。

墨旱莲为菊科一年生草本植物鳢肠的全草，性味甘酸寒，入肝、肾经，始载于《唐本草》，原名鳢肠。《本经逢原》记为“肾经血分药，炙疮发洪，血不可止者，敷之立已。汁涂眉发，生速而繁，皆益肾养血之验，故乌须发方用之”，即有益肾养血止血之功。《本草蒙筌》对其功用总结为：“染白发回乌，止赤痢变粪。须眉稀少，可望速生而繁，火疮发红，能使流血立已。”目前临床认为其具有补肾益阴、凉血止血、乌发固齿的功能，主治吐血、咳血、衄血、便血、尿血、崩漏、牙龈出血、肝肾两亏、腰膝酸软、须发早白等症。现代药理研究证实其有效成分含有烟碱、皂苷以及鞣质、苦

味质、黄酮、异黄酮苷和生物碱等。能提高免疫功能，升高外周白细胞，抗染色体损伤，抗诱变，并具有保肝、抗炎、抗菌、耐缺氧、止血、增加冠脉流量的作用。

余老认为，地锦草、紫珠草、墨旱莲三药皆具有止血功能，都可以用于 IgA 肾病的尿血患者。但具体而言，三药除止血外，地锦草具有凉血活血的功能，紫珠草具有解毒收敛的功能，墨旱莲具有养血滋阴的功能。地锦草与紫珠草相配，凉血解毒功能相得益彰，同时地锦草得紫珠草则活血而无出血之虞；紫珠草得地锦草则收敛而无留瘀之弊，二药一动一收，相须为用，共奏清热凉血、活血止血之功，故临床常用于 IgA 肾病血尿患者因急性感染而导致的急性发作期，机体余热未清，尿血明显，甚至可见肉眼血尿者。紫珠草与墨旱莲相配，扶正止血之力更增，纠偏而无枉正之弊，利于长期使用。同时紫珠草得墨旱莲相配，苦涩而无伤阴，解毒而不伤正；墨旱莲得紫珠草相配，养血而不助邪，滋阴收敛而补养之力益彰。二药一补一涩，一清一养，共奏滋阴凉血、养血止血之功，临床在 IgA 肾病的稳定期及急性发作期后，正气受损，长期镜下血尿需要扶正止血治疗时，两药可相须为用。

（江　燕）

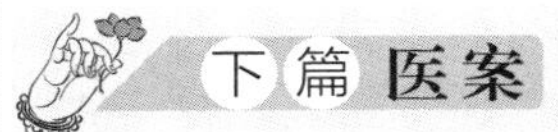

膜性肾病

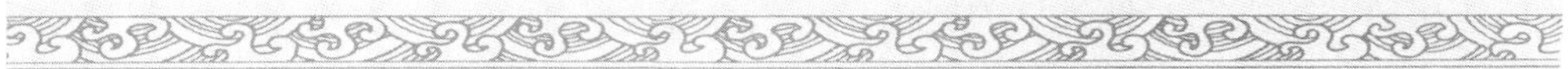

一、病例1

龚某，女，45岁，2014年9月25日因“双下肢浮肿1年余”前来就诊。患者1年前无明显诱因发现双下肢轻度浮肿，于社区医院查尿常规示：蛋白质（++），遂于当地住院诊治。入院后查尿常规：蛋白质（+++），潜血（++）；胆固醇9.34mmol/L，三酰甘油3.82mmol/L；肾功能正常；肾活检病理示：膜性肾病。诊断为“肾病综合征”，给予激素加环磷酰胺治疗后，效果不显。为求进一步诊治，前来就诊。既往否认高血压、糖尿病病史，否认其他疾病史。自感腰酸腰痛，四肢乏力，下肢浮肿，舌质暗红，苔微黄腻，脉细沉。尿常规：蛋白质（++），潜血（+）。辨证为脾肾气虚，湿热瘀血。治以补脾益肾，清利活血。方药如下：

生黄芪 15g	北沙参 12g	炒苍术 10g	白术 10g
猪苓 15g	茯苓 15g	陈皮 10g	法半夏 10g
蔻仁 3g	紫珠草 15g	地锦草 15g	牡丹皮 15g
丹参 15g	川芎 10g	积雪草 15g	白花蛇舌草 30g
半枝莲 30g	藤梨根 30g	蜀羊泉 15g	飞廉 30g

21剂　水煎服

2014年10月15日二诊。

患者诉服药后腰酸乏力较前好转，浮肿稍退，舌暗红，苔薄腻，脉细沉。肾功能正常，胆固醇2.07mmol/L，三酰甘油3.49mmol/L；尿常规：蛋白质（++），潜血（+）。辨证仍为脾肾两虚，湿热瘀血，但湿热之邪较甚，治宜在补益脾肾基础上加强清热

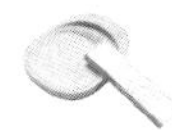

利湿诸药。方药如下：

生黄芪 15g	北沙参 12g	炒苍术 10g	白术 10g
茯苓 15g	陈皮 10g	法半夏 10g	藿香 10g
佩兰 10g	紫珠草 15g	地锦草 15g	青蒿 15g
牡丹皮 15g	丹参 15g	川芎 10g	白花蛇舌草 30g
半枝莲 30g	藤梨根 30g	飞廉 30g	龙葵 15g

14 剂　水煎服

2014 年 10 月 30 日，三诊。

腰酸腰痛偶作，劳累后加重，略感疲劳，下肢不肿，舌质淡偏暗，苔薄微腻，脉细。尿常规：蛋白质（+），潜血（-）。辨证脾肾两虚，气虚为主，湿瘀为辅。治宜补中益气为主，佐以清利消瘀。方药如下：

生黄芪 15g	北沙参 12g	炒白术 10g	茯苓 15g
陈皮 10g	淮山药 15g	薏苡仁 20g	紫珠草 15g
牡丹皮 15g	丹参 15g	川芎 10g	积雪草 15g
白花蛇舌草 30g	半枝莲 30g	河白草 30g	炒柴胡 6g
炒当归 10g			

14 剂　水煎服

2014 年 11 月 13 日四诊，尿蛋白转阴，自诉无不适症状，无腰酸乏力，水肿不显，舌淡红微暗，脉细，续方巩固疗效。

【按语】

本例患者素自体虚，加之后天失养，致使脾肾气虚，故见四肢乏力；脾失运化，肾失开阖，水湿内停，停聚于下，故见下肢浮肿；日久化热，湿热煎熬，凝练成积，加之气虚推动无力，气血内停，瘀血丛生，不通则痛，“腰为肾之府”，故见腰酸腰痛。舌质暗红，苔微黄腻，脉细沉，辨证当为本虚标实，脾肾气虚为本，湿热瘀血为标。生黄芪、北沙参、炒白术补脾益气，陈皮、豆蔻仁、猪苓、茯苓行气利水，地锦草、积雪草、白花蛇舌草、藤梨根、蜀羊泉、飞廉可清热利湿，解毒消肿，紫珠草、牡丹皮、丹参、川芎、半枝莲活血祛瘀。全方主次分明，攻补兼施，标本兼顾，共奏

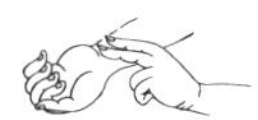

补脾益肾、利水消肿、清利湿热、活血化瘀之功效。

二诊时患者虽有好转，但病程日久，湿性黏滞，不易消退，湿热之标证仍较为明显，故加重清热化湿之品。藿香、佩兰芳香化湿醒脾，青蒿、龙葵清热解毒，宣化湿热。三诊时患者湿热瘀血之邪较前明显好转，但病情久延，导致脾虚不足，故见疲劳脉细等症。治疗予补益中气为主，佐以清利消瘀，方中多用补气行气之品，如生黄芪、北沙参、炒白术、茯苓、陈皮、淮山药、薏苡仁、炒柴胡等，使补而不滞，同时加上紫珠草、牡丹皮、丹参、川芎、半枝莲补血活血，使瘀血消退，兼积雪草、白花蛇舌草、河白草清利湿热之邪，扶正不忘祛邪，补气不忘行气，随证变化，辨证论治，事半功倍。

二、病例 2

李某，男，52 岁。2015 年 10 月，因“面肢水肿、尿泡沫增多 4 个月余”就诊。患者在当地医院诊断为肾病综合征，行肾穿刺活检术，诊断为特发性膜性肾病（II ～ III 期），已口服足量泼尼松每日 60mg 治疗 2 个月余，水肿反复发作。就诊时见面部及双下肢凹陷性浮肿，口干，纳差，夜寐欠安，小便色黄，泡沫较多，大便偏干，日一行，尿常规示：蛋白（+++），血生化：白蛋白 26.8g/L，三酰甘油 5.69mmol/L，胆固醇 7.52mmol/L，24 小时尿蛋白定量：5.54g，肝肾功能、血常规均正常。舌暗红，苔黄腻，脉滑数。余老诊断其为：西医：肾病综合征，特发性膜性肾病（II ～ III 期）；中医：水肿，证属湿热壅盛。治疗上嘱其泼尼松缓慢撤减，并用调脂、补钙、护胃等措施。中医辨证论治予以清热化湿，利水消肿。方药如下：

黄芩 12g	滑石 15g	茯苓皮 30g	大腹皮 12g
生白术 12g	桑白皮 12g	车前子 30g	泽泻 20g
土茯苓 30g	河白草 30g	藤梨根 15g	黄蜀葵花 20g
地龙 9g	半枝莲 15g	牡丹皮 10g	炒当归 10g

4 周后复诊：患者诸症减轻，轻度水肿，自觉尿泡沫减少，自感五心烦热，尿常规：蛋白（++），24 小时尿蛋白定量：2.01g。舌暗红少苔，脉细涩。余老中医辨证属阴

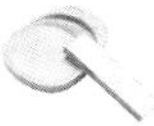

虚火旺夹瘀证，治以滋阴降火、凉血祛瘀。原方去桑白皮、大腹皮、茯苓皮、车前子，易黄芩为太子参 15g，加芦根 15g、知母 10g、黄柏 6g、麦冬 10g、生地黄 12g 继服。

8 周后复诊，诸证较轻，轻度水肿，尿泡沫减少，守方继服。尿蛋白（+），24h 尿蛋白定量稳定于 0.55 ～ 1.23g，肾功能正常。

【按语】

本例患者初次就诊时浮肿较甚，口干，小便色黄，舌质暗红，苔黄腻，脉滑数，提示湿热之象较著。此系风、湿、毒邪相合，日久酿生湿热，损伤气阴所致。辨证属于湿热内蕴，治宜清利湿热为主。方中黄芩清热解毒，滑石、泽泻清热利湿，茯苓皮、大腹皮、桑白皮、车前子利尿消肿，土茯苓、河白草、藤梨根、黄蜀葵花、地龙、半枝莲共奏清热利湿、解毒泻火之效，牡丹皮、当归活血凉血。全方清热利湿，祛湿解毒，可迅速祛除湿热之标证，使病情迅速缓解，趋于稳定。复诊后患者水肿、蛋白尿等症状明显好转，但出现五心烦热、舌暗红少苔、脉细涩等证，此为病程时间较长，阴虚火旺，渐生瘀血所致。余老辨证为阴虚火旺夹瘀证，治宜滋阴降火，活血化瘀。原方加太子参、芦根、麦冬、生地黄养阴，知母、黄柏清热泻火，使虚热得解，余邪得除。故患者再次复诊后证情继续好转，也提示辨证的精准。

【临证心得】

1. 西医学研究认为，慢性肾炎是由多种原因引起的、由多种病理类型组成的、原发于肾小球的一组疾病。病程长，呈缓慢进展，尿常规检查有不同程度的蛋白尿和血尿，大多数患者出现程度不等的高血压和肾损伤，后期出现贫血、视网膜病变、固缩肾和尿毒症。慢性肾炎的病因大多不明，部分患者由急性肾小球肾炎转变而来，但大部分患者无急性肾炎病史，可能由于各种细菌、病毒或原虫等感染所致。慢性肾炎的发病大部分是由循环内可溶性免疫复合物沉积于肾小球，或由抗原与抗体在肾小球原位形成免疫复合物，激活补体引起组织损伤，也可不通过免疫复合物，而由沉积于肾小球局部的细菌毒素，代谢产物等通过“旁路系统”激活补体，从而引起一系列的炎症反应。蛋白尿是慢性肾炎的典型症状，消除蛋白尿是治疗慢性肾炎的重要任务。蛋白尿是指尿中蛋白质含量增加，普通尿常规检查即可测出。由于肾小管重吸收作用和肾小球滤过作用，健康人尿中蛋白质定性检查呈阴性反应。如尿液中 24 小时蛋白质定量≥ 3.5g，则称为大量蛋白尿。中医学将蛋白尿归属于“精

 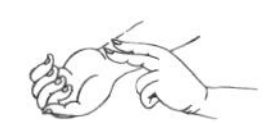

气下泄”范畴，主要病因病机是脾不统摄、肾不藏精。在病邪中风、湿、热、瘀为重。正气虚损和病邪阻滞都可影响脾肾的功能而形成蛋白尿。

慢性肾炎分为多种病理类型，此处2例患者均为膜性肾病。膜性肾病（MN）是引起肾病综合征的常见病理类型之一，占原发性肾病综合征的20%～35%。膜性肾病的病理学特征是肾小球基底膜上皮细胞侧可见较多的免疫复合物沉积。膜性肾病的诊断既往一直依靠病理穿刺结果，但近年包括M型磷脂A受体抗体（anti-PLA2R）、lgG亚型、人I型血小板域蛋白7A、中性肽链内切酶（NEP）等新的诊断指标为进一步提高疾病诊断的准确性提供了依据。膜性肾病有自愈倾向，但仍有34%～62%的患者可能进展为肾衰竭，而长期大量的蛋白尿是病情进展的重要因素。对于膜性肾病的治疗，2011年制订的KDIGO指南推荐激素联合环磷酰胺（CTX）作为IMN的首选治疗方案。此外对于首选治疗方案不能耐受或无效的患者还有他克莫司（FK506）、来氟米特（LEF）、霉酚酸酯（MMF）、利妥昔单抗（Rituximab）、雷公藤（TW）等新型免疫抑制剂的使用。对不能耐受或经治无效者换用环孢素A或他克莫司，激素联合免疫抑制药（环磷酰胺或苯丁酸氮芥）能缓解蛋白尿，延缓肾衰竭发生的时间。有荟萃分析显示，免疫抑制可显著降低全因死亡率或ESRD，并增加缓解率；激素联合他克莫司能显著降低蛋白尿。印度一项随访10年的93例患者的随机对照试验(RCT）显示，激素联合环磷酰胺治疗膜性肾病可增加缓解率，抑制肾衰竭的进展；而西班牙他克莫司单一疗法治疗48例膜性肾病患者的RCT发现，他克莫司可以明显提高特发性膜性肾病的蛋白尿缓解率。国外的研究显示环磷酰胺和霉酚酸酯可以明显减少膜性肾病患者的蛋白尿，保护肾功能，两者蛋白尿的缓解率无明显差异性，但霉酚酸酯治疗者复发率更常见。一项基于中国成年人的短期RCT分析表明，钙调神经磷酸酶抑制药，特别是他克莫司，在膜性肾病（MN）的蛋白尿减少方面更有效，具有可接受的不良反应。刘志红等发现单用雷公藤总苷能有效减少膜性肾病患者的蛋白尿，联合激素治疗的疗效明显优于单用雷公藤总苷。上海瑞金医院一项100例RCT显示：他克莫司联合激素治疗特发性膜性肾病的短期疗效可能优于CTX联合激素，并且不良事件较少。还有很多相关的临床研究显示了疗效，但长期、稳定的疗效还需要更多的循证证据。

2. 中医学并无“膜性肾病”的病名，根据证候将其归属于“水肿”“尿浊”“膏

淋”“腰痛”“虚劳”等范畴。多数医家认为急性肾炎因风寒热之邪外袭，肺气失宣通调失司，水湿泛溢而发病，或由疮毒内侵，或因湿热内生，脾失健运，水湿内聚泛溢肌肤而致病。若急性肾炎治疗不彻底，风湿毒邪余邪未尽、迁延日久就会转化为慢性肾炎。另外一些肾炎患者无明显的急性起病过程，则是因为素体失调，内生诸邪，酿生湿毒隐匿伤肾，一旦劳损伤正、毒邪增强而发病。若慢性肾炎长期治疗无效或症情得不到控制，湿毒泛滥则会发展成为慢性肾衰竭，中医学称之为肾劳。本病病机本虚标实，以脾肾亏虚为本。脾为制水之脏，脾虚则水无所制而泛滥发为水肿；肾为主水之脏，肾虚则水失所主而妄行，终致水湿外溢，从而出现面部四肢水肿。有学者认为蛋白质可归属于中医学“精微”“精气”等范畴，脾主运化水谷精微，肾主封藏，脾肾亏虚，精微下陷则出现蛋白尿。

陈以平认为脾肾气虚是膜性肾病发病的基本病机，脾肾久虚、血运无力所致的脉络瘀滞、湿热内蕴是病情缠绵难愈的病理基础。吴康衡认为脾虚易生痰湿，痰湿阻络而致瘀，提出“痰瘀互结、水毒相攻”与膜性肾病的产生发展关系密切。俞东容等通过临床辨证经验分析指出，膜性肾病以气阴两虚证、脾肾气虚证为主要证候。周锦结合临床经验认为各期膜性肾病均以气虚血瘀、癥积形成为基本病机。陈志强认为肺、脾、肾、三焦气化不利，可因于实，也可因于虚，但终不外阳气不振或阳气不足而阳不化气所致，阳不化气，推动无力，则湿浊、瘀血乃生。治疗上各医家也各有特点。刘玉宁从微观上结合肾脏病理辨证治疗，认为本病基底膜增厚的病理变化归属于中医微观辨证之“瘀血”证；而补体活化、免疫复合物的沉积则属湿热证候，故而重视活血化瘀、清利湿热的治法。吕宏生根据多年治疗膜性肾病的经验，结合药理研究，偏重于温补肾阳、益精血，同时兼顾清利湿热、化瘀利水以治其标。虽然中医治疗膜性肾病的侧重点不同，但大体思路基本相通，故而补益脾肾亏虚兼清湿热瘀血的思路在临床上得到普遍认可。

3. 余老认为，湿热毒邪伤肾是肾炎的一个基本致病环节。湿属六淫之一，为阴邪，性质重浊黏腻，能阻滞气的活动，影响脾的运化。它又有外湿、内湿之别。肾脏疾病中湿热的产生都与外邪入侵，邪毒炽盛有关，如因外感风热、风寒之邪，蕴结咽喉可致咽喉红肿、化脓或毒邪留滞鼻窍引起鼻病；或因湿热素盛之体外受风邪，湿热风邪相搏，浸淫肌肤，导致皮肤发疹、潮红糜烂、渗水；或因脾失健运，食积食

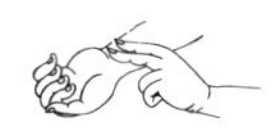

滞导致胃炎、胃溃疡、幽门螺杆菌（HP）感染；或因脾胃虚弱或饮食不慎，酒食失节，乙肝病毒感染所致肝胆湿热、胃肠湿热等。这些因素都能引起脏腑功能失常，肺气不能通调水道，脾气不能转输津液，肾气不能蒸腾水液，膀胱气化不利以致水湿滞留导致脏腑功能紊乱，内生湿热浊毒之邪，毒邪内蕴，伏而待发，若脏腑功能协调则可毒祛正安，若无力祛邪外出，则可产生各种病症。

蛋白尿是慢性肾炎最常见也最难治的症状。对于蛋白尿的发生机制，余老认为其与外邪侵袭、脾肾虚损、湿热内蕴及血瘀水结有关。临床上很多患者因感冒而导致蛋白尿复发和加重，可见感受外邪对蛋白尿形成有重要意义。“风性开泄”，感受风邪可致腠理开泄而汗出，精气不固形成蛋白尿。脾主统摄升清，肾为封藏之本，如脾不升清、肾不藏精，就可致精气下泄而出现蛋白尿，故可认为清气下陷，肾不藏精、脾不摄精、精气下泄是蛋白尿的基本病机。余老认为慢性肾炎多由湿热而起，形成以后又可导致肺脾肾功能失调，湿浊内阻，水液代谢紊乱，郁而化热，所以湿热在蛋白尿的病因病机中有重要地位，湿热之邪既可导致清浊俱下而脾不升清，困阻中焦，还可扰乱肝肾，导致封藏失职，形成蛋白尿。此外，血瘀水阻肾络、精气不能畅流、壅而外溢、精微下泄亦可出现蛋白尿。由此可见，蛋白尿的产生有很多致病因素，余老对于湿热内蕴导致蛋白尿病程缠绵难愈颇为认可。

4. 对于慢性肾炎的治疗，首先，余老认为清利活血要贯穿始终。因湿热瘀血的病因病机，治疗时采用清热利湿、活血化瘀的治法。清热利湿常用白花蛇舌草、蜀羊泉、藤梨根、半枝莲、河白草、墓头回、黄蜀葵等，甚至山慈菇、龙葵、青风藤、雷公藤等清利作用强但有毒性的药物。待病情好转，逐渐减少清利湿热之品的用量，停用有毒性的药物，巩固疗效。在治疗过程中，重视清除体内感染灶，根据感染部位不同用药有别，伴感冒、鼻炎、咽炎，选用金银花、黄芩、辛夷、玄参、蝉蜕等；伴皮肤感染，选紫花地丁、蒲公英、苦参、地肤子、白鲜皮等；伴胃肠炎，选用川黄连、蒲公英、马齿苋等；伴肝损伤，选用垂盆草、鸡骨草、茵陈、虎杖等；伴尿路感染，选用知母、黄柏、萹蓄等。这些清热利湿解毒药不但有抗菌抗病毒的作用，还可以调控机体的非特异免疫功能，抑制过度的炎症反应，改善局部的炎症和组织损伤。活血化瘀常用牡丹皮、丹参、川芎、积雪草、紫珠草、地锦草、泽兰、赤芍、红花、当归、鬼箭羽、白茅根、王不留行等，因瘀血与湿胶着，故选药多相对平缓，

以图缓功。且“水道之血宜利不宜止”，余老喜将活血化瘀与凉血止血药配合使用，效果良好。药理研究也证实，这些活血化瘀药物既有止血作用，又能改善机体高凝状态，减轻肾小球的纤维化，从而延缓肾病进程。

其次，注重健脾益肾，慎用温补。慢性肾炎病程长，日久必然损伤人体正气。肾为本元，脾为坤土，扶正时余老善从健脾益肾入手，“谨察阴阳所在而调之，以平为期”，通过清补、平补，调整脾、肾脏腑功能，让机体气血、阴阳逐渐恢复平衡状态，慎用温补，以免助邪。气虚，常选用黄芪、太子参、白术、山药、生薏苡仁等性味平和的健脾益气之品，以健脾来养肾；阳虚，从温脾阳着手，选用干姜、桂枝、杜仲、益智仁等，慎用鹿茸、鹿角霜等温肾阳、壮阳药；阴虚，选用生地黄、枸杞子、山茱萸等滋而不腻的养阴药；血虚，选用当归、白芍，慎用紫河车等血肉有情之品。临床实践中，也看到有些患者因服用鹿茸、紫河车等病情恶化。肺与脾肾关系密切，生理上是子母相生之脏，病理上也相互影响。所以在健脾益肾的同时，常配用桔梗、女贞子、麦冬、枸杞子养肺宣肺。其中桔梗一药是余老经验用药，宣肺效果甚佳。余老在治疗过程中注重证型的变化，患者初诊时邪实之证明显，湿热瘀血为著，腰酸腰痛、浮肿、舌质暗、苔黄腻等症状明显，此时宜急则治标，以清利湿热、活血化瘀为主，辅以补脾益肾；治疗后期，邪实得减，但病久体虚，患者出现神疲乏力之症，此时宜以补益脾肾为主，辅以清热化瘀，巩固疗效。

最后，辨证辨病，针对选药。临床上，有些肾炎呈现隐匿性，患者既无腰痛，也无水肿和舌苔脉象的变化，仅体检提示尿常规、肾功能化验异常，在这种情况下，余老以辨证辨病相结合总结出一些具有针对性的药物。如大量蛋白尿或尿蛋白持续不降时，选用白花蛇舌草、半枝莲、藤梨根、龙葵、蜀羊泉、河白草等；顽固性血尿选用地锦草、紫珠草、叶下珠、茜草、仙鹤草等；尿中出现白细胞及脓细胞选用黄柏、萹蓄、瞿麦、蒲公英等；对女性患者兼有妇科炎症时加用红藤、败酱草、墓头回、土茯苓等消除炎症；尿糖选用川黄连、知母、桔梗、鬼箭羽、荔枝核等；合并高血压用天麻、钩藤、白蒺藜、菊花、枸杞子、鬼针草、莱菔子等降血压；合并脂质代谢紊乱，用决明子、生山楂、泽泻、荷叶、水蜈蚣、夏枯草等药物降血脂；合并血尿酸增高，用丝瓜络、玉米须、萆薢、伸筋草、山慈菇等降尿酸；因使用免疫抑制药出现肝功能异常、转氨酶增高者，用五味子、垂盆草、

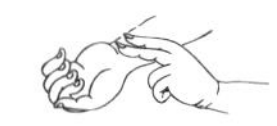

田基黄、马鞭草等保肝降酶；出现白细胞减少者，用桔梗、茜草、鸡血藤等；出现月经紊乱、停经者，用桔梗、当归、熟地黄、鸡血藤等；肾功能异常，血尿素氮、肌酐增高者，用紫苏叶、王不留行、六月雪、昆布软坚散结，通利泄浊，增强机体解毒排毒功能。

（赵　静）

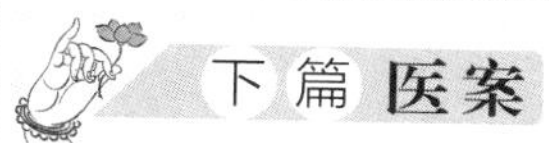

局灶节段肾小球硬化

陈某，30 岁，2016 年 12 月 21 日因“双下肢水肿 1 年余”就诊。

1 年前患者无明显诱因出现双下肢水肿，伴小便泡沫增多，尿量减少，至原军区总院住院，检查示大量蛋白尿，最多达 8g，后行肾穿刺活检术，病理示“局灶节段肾小球硬化”，给予泼尼松 40mg 每日 1 次、缬沙坦 80mg 每日 1 次口服。服药 2 个月后，24 小时尿蛋白定量减至 5g，仍有双下肢水肿，每日需服用呋塞米 40mg，尿量 800 ～ 1000ml，并且出现血压升高，头晕不适，血糖升高，患者自行撤减激素至 20mg，每日 1 次。初诊时症见面部痤疮，乏力喜睡，腹胀纳差，下肢水肿，咽中异物感，尿色黄，质浑浊，大便日 1 次，质黏腻，舌质偏红，苔黄腻，脉弦细。血压 150/80mmHg，血生化：白蛋白 28g/L，肌酐 80μmol/L，尿酸 420μmol/L，胆固醇 10.26mmol/L，三酰甘油 5.71mmol/L。24 小时尿蛋白定量 4g。辨证为脾肾气阴两虚，湿热瘀阻，治以益气养阴，清热利湿，活血化瘀。方药如下：

黄芪 15g	太子参 12g	苍术、白术各 10g	茯苓皮 15g
川芎 10g	陈皮 10g	法半夏 10g	牡丹皮 15g
玄参 15g	桔梗 10g	川芎 10g	夏枯草 10g
木蝴蝶 6g	柴胡 10g	白芍 10g	猕猴桃根 30g
白花蛇舌草 30g	半枝莲 30g	黄蜀葵花 30g	

28 剂　水煎服

2017 年 1 月 26 日二诊。

水肿减轻，已停服呋塞米，每日尿量维持在 1000 ～ 1200ml，有泡沫，尿色变淡，咽中异物感减轻，纳食增加，大便日 1 次，不成形，精神转佳，间断回单位上班。

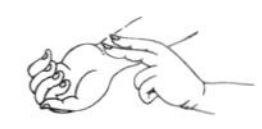

1周前皮肤出现玫瑰糠疹，色红伴瘙痒，舌质暗红，苔薄黄腻，脉滑。尿常规：尿隐血（++），蛋白（++）。证属脾虚湿困，热毒蕴于肌肤，治当健脾化湿，清热解毒。方药如下：

黄芪 15g	北沙参 12g	苍术、白术各 10g	茯苓 15g
防风 10g	青蒿 15g	苦参 10g	牡丹皮 15g
丹参 15g	川芎 10g	积雪草 15g	夏枯草 10g
法半夏 10g	陈皮 10g	萹蓄 15g	柴胡 10g
白花蛇舌草 30g	半枝莲 30g	黄蜀葵花 30g	白芍 10g

28剂　水煎服

2017年3月30日三诊。

患者服药1个月后，因到外地出差，未来就诊，停中药近1个月，此次就诊时症见：玫瑰糠疹已愈，困倦喜睡，腰酸乏力，口苦，下肢轻度水肿，纳可，尿量每日1200ml左右，色偏黄夹有泡沫，大便正常，激素已减至每日10mg，舌质淡红，边有齿痕，苔薄黄，脉弦。血压、血糖基本正常。尿常规：蛋白（++）；24小时尿蛋白定量3g。证属脾肾亏虚，湿热逗留。治当益气健脾，清利湿热。方药如下：

黄芪 15g	太子参 12g	苍术、白术各 10g	茯苓 15g
川芎 10g	积雪草 15g	柴胡 10g	牡丹皮 15g
丹参 15g	白芍 10g	金钱草 30g	萹蓄 15g
白花蛇舌草 30g	半枝莲 30g	黄蜀葵花 30g	川续断 15g
杜仲 15g			

30剂　水煎服

2017年5月30日四诊。

激素已停用，一般情况可，已正常上班。舌质淡红，苔薄白，脉细。复查尿常规：蛋白（+），24小时尿蛋白定量1g。证属脾肾气虚，湿瘀内阻。方药如下：

黄芪 15g	党参 15g	黄精 15g	熟地黄 15g
牡丹皮 15g	丹参 15g	川芎 10g	积雪草 15g

白花蛇舌草 30g　半枝莲 30g　藤梨根 30g　黄蜀葵花 20g
杜仲 15g　王不留行 15g　蜀羊泉 15g

30 剂　水煎服

【按语】

患者局灶节段肾小球硬化诊断明确，采用了激素治疗，尿蛋白定量有所减少，但患者精神状况不佳，生活质量不高，且服用激素后出现血压、血糖异常。初诊时症见面部痤疮，小便黄浊、大便黏腻，舌红，苔黄腻，均是一派湿热之象。小便浑浊发黄是中医湿热证的特征；“诸液浑浊，皆属于热”，朱丹溪进一步提出“浊主湿热”。湿为阴邪，重浊、黏滞、趋下，肾居下焦，为阴脏，同气相求，“下焦之病，责之湿热”。湿热壅滞于肾，肾失封藏，精微下流，可见蛋白尿，湿热之邪深蕴胶固于肾脏，难以消散，造成蛋白尿缠绵难愈，反复迁延。故初诊使用了大剂量的猕猴桃根、白花蛇舌草、半枝莲、黄蜀葵花等清热利湿解毒。乏力嗜睡乃属湿邪困脾，脾不升清之象。余老以参、芪、术合二陈汤健脾益气化湿。服药 1 个月后，苔腻渐化，湿邪渐祛，二便趋于正常，脾气来复，故精神好转。

二诊时皮肤出现玫瑰糠疹，急则治其标，将太子参换成北沙参，加强滋阴清热之功，加用防风、青蒿、苦参等药，祛风止痒，清解皮肤热毒。

三诊患者腰酸乏力、困倦等正虚之象明显，但口苦、苔薄黄、泡沫尿均提示湿热未除，方以黄芪四君子汤健脾益气，川续断、杜仲补肾强腰，合清热解毒利湿之品。

四诊患者情况趋于稳定，舌淡红、脉细提示精血亏虚，余老在健脾益气的基础上加用黄精、熟地黄滋阴养血，同时不忘清利湿热。

该患者病史时间较长，体质虚损较明显，用药应力求积渐邀功，平稳和缓，在辨证治疗过程中尤当注意“谨候气宜，无失病机”。即使经过治疗，症状消失，尿检基本正常，亦不可骤然停服中药，须坚持服用 3 ～ 6 个月，以巩固疗效，防止病情反复，同时注意休息，避免过度劳累。

【临证心得】

清热利湿解毒法为治疗肾病综合征之大法。肾小球疾病局部炎症的浸润、免疫复合物沉积、细胞因子、凝血因子等作用致系膜细胞增生，基质增加，余老认为可以看作是微观上的湿热之邪。肾病综合征的药物治疗，西医主要使用激素、免疫抑

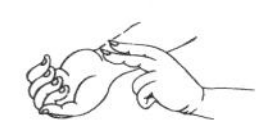

制药等。激素属中医学“阳热”之品，能温其阳损其阴，又因该病浮肿，医者再利其尿，使水去湿留，阴液再伤，阴虚内热与湿邪搏结，胶结留恋。肾病综合征本身存在血液高凝状态，激素又抑制纤溶酶活性、激活血小板，进一步加重血液高凝状态，形成血瘀。肾病中的湿热之邪，不仅是病理产物，更是促使或导致多种肾病久治不愈的新的致病因素。由于湿热之邪贯穿疾病的始终，所以不仅要善于抓住湿热之病理关键，并在清利湿热之邪的同时，结合不同时期及不同病因，配合祛风、活血、健脾、补肾、滋阴、泄浊等多种手法，才能取得较好的效果。

分阶段用药：起病之初，湿热之象显著，治疗重在清热利湿，病情稳定后，激素亦减量，“阳热之品”进入体内减少，逐渐出现不同程度的皮质激素撤减综合征，且经过前阶段中西医治疗后，湿热之象渐退，脾肾虚弱之象渐露，临床辨证多为脾肾气虚和（或）阳虚，夹湿热、瘀血。此时治疗，可在祛邪的基础上增以补气温肾之品，有助于减少机体对激素的依赖，防止症状反跳。值得注意的是，即使湿热症状已消除，但恐“炉烟虽熄，灰中有火”，清利之品仍需多用一些时日，以求除邪务尽。

祛湿多法联用：湿热之邪缠绵难愈，与脾胃关系密切，故用白术、黄芪健脾益气，伍以陈皮、半夏行气燥湿。“百病生于气也”，故善治湿者，必先治气，余老喜用川芎，其气味走窜，质地疏松，直达巅顶，可行气化湿。对于舌苔腻滞不化，屡用健脾清热利湿之剂而无效者，余老喜加用小剂量干姜，盖虽然舌苔黄腻，似有湿热内生之象，但湿为阴邪，得温则化，得阳则宣，在健脾清利的同时，加入少量温阳之品干姜，一则助补气之品化湿，二则有甘淡清利之品制约，又不致温燥太过，而达温化湿邪之效。用柴胡乃取“风能胜湿，清阳升则湿邪去”之意。丹参、积雪草活血利水，“盖人身气道，不可有塞滞，内有瘀血则阻碍气道不得升降”。“气壅即水壅”，湿阻中焦、苔腻不去者，余老常用化湿方中伍以王不留行化滞破瘀，络脉通而湿邪得泄也。藤梨根、青风藤、荔枝草、蜀羊泉等可清热利湿。临证中，内湿的治疗多采用数种立法同时应用，如“燥湿健脾、芳香化浊、行气化湿、温阳化湿、活血利水”等。湿邪缠绵，胶着难解，祛湿非一日之功。

太子参、党参、北沙参随证遣用：余老临证喜用黄芪合此三药扶助正气，党参味甘，性平略温，归脾肺经，《本草正义》谓“党参力能补脾养胃，润肺生津，健运中气，与人参不相甚远。如见舌质偏红，则易党参为太子参”。太子参味甘、苦，

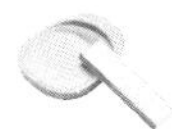

性微温，归心脾肺三经，功能补肺健脾。《本草从新》云其“大补元气”“其力不下大参”，《本草再新》曰“治气虚肺燥，补脾土，消水肿，化痰止渴”。其养阴生津力强，以清补平补见长，对于久病体弱、正气亏虚、倦怠乏力、又有阴伤表现者，用之最为适宜。北沙参味甘、微苦，性微寒。功效养阴清热，润肺化痰，益胃生津。《神农本草经》谓其“除寒热，补中，益肺气。疗结热邪气头痛，皮间邪热，安五脏，久服利人”。其体质轻清，气味俱薄，具有轻扬上浮之性，而富脂液，故专主中上焦，清肺胃之热，养肺胃之阴，兼有益气之功，余老尤其喜用此药治疗糖尿病患者。

（陈继红）

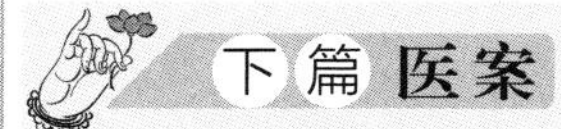

足细胞病

陈某，男，30岁，2015年10月27日因“双下肢水肿1年余”就诊。

患者2014年10月确诊为肾病综合征，在某三甲医院肾活检示足细胞病，用泼尼松每日60mg，他克莫司每日3mg，及降压、调脂、抗凝治疗，24小时尿蛋白3～17g。目前泼尼松每日30mg，面部痤疮，腹胀，尿量少，下肢水肿，寐差，舌淡，苔薄黄腻，脉细。血压120/80mmHg，尿常规：蛋白（++++），潜血（++）；24小时尿蛋白定量：11.55g；血生化：谷丙转氨酶22.2U/L，谷草转氨酶21.7U/L，白蛋白18.9g/L，球蛋白29.1g/L，血肌酐1.17mg/dL，尿素17mg/dL，尿酸408μmol/L，胆固醇19.26mmol/L，三酰甘油9.79mmol/L。证属脾肾气阴两虚，水湿内蕴，治拟补益脾肾，活血清利化湿。方药如下：

生黄芪 15g	太子参 15g	防风 10g	防己 10g
茯苓皮 30g	猪苓 15g	制苍术 10g	炒白术 10g
牡丹皮 15g	紫丹参 15g	川芎 10g	积雪草 15g
水蜈蚣 30g	白花蛇舌草 30g	半枝莲 30g	藤梨根 30g
山慈菇 15g	泽泻 10g		

28剂　水煎服

2015年11月26日二诊。

下肢水肿明显减轻，面部痤疮消，食后腹胀，舌淡，苔薄黄腻，脉细。血压100/70mmHg，尿常规：蛋白（+++），红细胞17/μL，白细胞16/μL。证属脾虚失运，肾气亏虚，水湿内停，治拟健脾益肾利湿。方药如下：

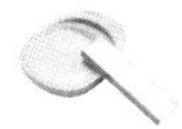

生黄芪 15g	太子参 15g	制苍术 10g	炒白术 10g
茯苓皮 15g	猪苓 15g	泽兰 10g	泽泻 10g
牡丹皮 15g	紫丹参 15g	川芎 10g	积雪草 15g
王不留行 15g	水蜈蚣 30g	白花蛇舌草 30g	藤梨根 30g
山慈菇 15g	蜀羊泉 15g	土茯苓 30g	

28 剂　水煎服

泼尼松减量。

2015 年 12 月 30 日三诊。

近 2 天感冒，咳嗽流涕，面部痤疮，眼睑水肿，乏力，舌暗红，苔薄黄腻，脉细。血压 100/70mmHg，尿常规：蛋白（+++），潜血（+），红细胞 3/μL。前方基础上加疏风解表。方药如下：

生黄芪 15g	太子参 15g	制苍术 10g	炒白术 10g
茯苓皮 15g	猪苓 15g	泽兰 10g	泽泻 10g
紫苏叶 10g	黄芩 10g	桑白皮 15g	牡丹皮 15g
紫丹参 15g	川芎 10g	积雪草 15g	白花蛇舌草 30g
半枝莲 30g	土茯苓 30g	龙葵 15g	飞廉 30g

28 剂　水煎服

2016 年 1 月 28 日四诊。

患者一直坚持治疗，治以益肾健脾，清利活血，同时泼尼松逐步减量，停用他克莫司，至此次就诊查尿常规始转阴，无水肿，一般情况可，舌淡红，苔薄腻，脉细。血压 115/60mmHg，白蛋白 26.2g/L，谷丙转氨酶 52U/L，谷草转氨酶 20U/L，胆固醇 14.9mmol/L，三酰甘油 3.25mmol/L，肌酐 78μmol/L，尿素 2.1mmol/L。治疗同前，继续巩固，方药如下：

生黄芪 15g	太子参 15g	制苍术 10g	炒白术 10g
茯苓 15g	牡丹皮 15g	紫丹参 15g	川芎 10g
积雪草 15g	山茱萸 10g	山药 15g	黄精 10g

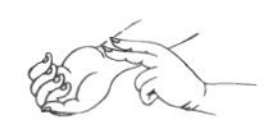

白花蛇舌草 30g　藤梨根 30g　河白草 30g　蜀羊泉 15g
飞廉 30g　山慈菇 15g

28 剂　水煎服

【按语】

足细胞病是足细胞结构和功能出现异常的疾病，光镜下肾小球病变轻微，或轻度系膜增生，伴肾小管急性损伤，免疫病理无免疫沉积物，电镜下可见轻度系膜增生，足细胞肿胀、增生等。目前认为，足细胞是结构复杂的肾小球终末分化细胞，为最容易损伤的部分，且其增殖能力有限，若被损伤，则会导致蛋白尿的产生。研究显示，由足细胞遗传改变或者后天因素导致发生的疾病有弥漫性肾小球硬化、局灶节段性肾小球硬化、微小病变性肾病等。目前西医治疗包括糖皮质激素、免疫抑制剂（如霉酚酸酯、环孢素、他克莫司等）以及 ACEI（血管紧张素转换酶抑制药）/ARB（血管紧张素Ⅱ受体拮抗药）药物等，中医单药及复方中药都有保护足细胞的功能。余老主张肾病综合征应辨证论治、辨病论治和辨症论治三者结合，以辨病为先导，辨证为主题，辨症为补充。如瘀血贯穿肾病综合征始终，故各个阶段均可加用川芎、丹参等活血化瘀药，此为辨病论治；黄芪、山茱萸等可以减少尿蛋白，各证型可适当使用；无论是阳水还是阴水，均可使用大腹皮、茯苓皮等利水消肿，改善症状，此为辨证论治。三者有机结合，灵活运用，起到事半功倍的治疗效果。病延日久，正愈虚，邪愈盛，故肾病综合征的病理性质属虚实夹杂，病初偏于邪盛，多与风热、湿毒、气滞、水停有关，而病至后期，肺、脾、肾俱虚，精微外泄，肾虚尤著，以正虚为主。本案患者使用了激素、免疫抑制药、降压、调脂及抗凝等治疗，效果仍不显著，大量蛋白尿，24 小时尿蛋白定量 3 ～ 17g，高脂血症，面部痤疮明显，少尿，下肢水肿，辨证虽属脾肾两虚，水湿内蕴，实则外虚内实之证。

脾主升清，脾虚则不能升清而谷气下流，精微下注，肾主闭藏，肾虚则封藏失司，肾气不固，精微下泄，故脾肾虚损是导致肾病蛋白尿的病理基础。肾处下焦，为先天之本，主水液，脾居中州，为制水之脏，主运化水湿，脾虚水无所制，肾虚失其温化开合，水无所主而妄行，则发为水肿。

脾肾两虚在肾病的发生发展中起着重要作用，余老以健脾补肾为治疗本病的重要大法，脾气强健则可运化水湿及输布精微，肾气充足则可化气行水，正气内存而

邪不可干。常以黄芪、党参、白术、茯苓、生薏苡仁等补益中气；生地黄、枸杞子、山茱萸、墨旱莲、女贞子等滋补肾阴，充养肾精；金樱子、芡实、山茱萸、山药、益智仁、杜仲等使肾气固密，精关稳固。湿热毒邪为肾病的病理产物，余老运用清利解毒清除体内的病理产物，使“邪祛则正安”。常用白花蛇舌草、半枝莲、藤梨根、蜀羊泉、河白草、土茯苓等清热解毒利湿，甚至山慈菇、龙葵、青风藤、雷公藤等清利作用强但有毒性的药物。

该患者通过补益脾肾，活血利水，清化湿热治疗 1 年后，证情缓解，现已停用他克莫司、泼尼松，尿常规已转阴，无水肿，仍在服用中药巩固治疗，防止复发。

【临证心得】

1. 足细胞病的定义及分类　足细胞病是指存在肾小球足细胞数量和（或）密度减少、肾小球基膜增厚、肾小球基质成分改变以及足突融合为特征的肾小球疾病。足细胞损伤在肾小球疾病发生中起关键作用。

（1）按病理形态分类：足细胞对损伤有四种反应，即足突融合、凋亡、发育停滞、去分化，分别与之相对应的四种病理改变分别为微小病变肾病、局灶节段性肾小球硬化、弥漫性肾小球硬化、塌陷型肾小球病变。

①微小病变肾病：光镜下肾小球及肾小管间质基本正常；电镜下足细胞数目基本正常，形态显著改变。足细胞基底面足突广泛融合伴以肌动蛋白为基础的细胞骨架成分异常缩合聚集，顶端面发生微绒毛转化 。

②局灶节段性肾小球硬化：光镜下肾小球局灶节段性毛细血管腔闭塞，可伴球囊粘连、透明样变、泡沫细胞、足细胞肥大和壁层上皮细胞桥连，局灶性肾小管萎缩和间质纤维化及局限于纤维化区域的轻度炎症；电镜下见不同程度的足细胞足突融合、局灶性顶端面微绒毛形成和基底面细胞骨架成分异常浓缩聚集，局灶性足细胞与基膜分离并伴有新生细胞外基质的插入 。

③弥漫性肾小球硬化：光镜下肾小球弥漫性、球性系膜基质增加，可伴有系膜细胞数目增多和足细胞显著肥大，偶见肾小球发育不成熟、局灶性肾小管萎缩和间质纤维化及局限于纤维化区域的轻度炎症及小管微囊形成；电镜下可见足突广泛融合，足细胞初级突起缺如，足细胞明显肥大成立方形。

④塌陷型肾小球病变：光镜下肾小球毛细血管袢节段性或球性塌陷，足细胞增

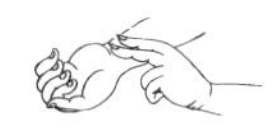

生肥大伴广泛间质纤维化和炎症细胞浸润、肾小管萎缩及小管微囊形成；电镜下足细胞显著肥大成大立方形，足突广泛融合，足细胞初级突起减少，肌动蛋白为主的细胞骨架成分丢失，胞质中出现蛋白重吸收小滴。毛细血管壁内陷性坍塌和基膜皱缩并可见局灶性足细胞与基膜分离并伴有新生细胞外基质的插入。内皮细胞窗口亦可消失，在人类免疫缺陷病毒（human immunodeficiency virus, HIV）相关性塌陷型肾小球病变常出现内皮细胞胞质内管网状包涵体。

（2）按病因分类

①遗传性足细胞病：足细胞裂孔隔膜相关蛋白、细胞骨架蛋白以及转录因子表达异常可以破坏足细胞功能导致蛋白尿，这些足细胞基因突变和遗传性肾病意义关系密切。

②获得性足细胞病：多种以蛋白尿为主要临床表现的获得性肾小球疾病包括糖尿病肾病（DN）、膜性肾病（IMN）、HIV 相关性肾病（HIVAN ）、肥胖相关性肾病在内都伴有足细胞的形态和功能的异常。

2. 足细胞结构和功能　足细胞即肾小球脏层上皮细胞，它连同肾小球基膜、有窗孔的肾小球内皮细胞、内皮细胞表面蛋白多糖和足细胞下区共同构成肾小球滤过屏障，是肾小球内最大的细胞。其主要由三部分组成：细胞体（含有细胞核）、主突起（从细胞分出较大的突起）和次突起（再依次分出的较小的突起），主突起和次突起又称为足突。研究发现，足细胞被认为是一种高度分化、分裂增殖能力有限的终末细胞，一旦损伤或缺失就很难再生。足细胞黏附于肾小球毛细血管基底膜（GBM）表面，不同细胞的足突相嵌形成指状交叉。足细胞足突可分为三个特异的膜区：基底部、顶部和裂孔隔膜。足细胞顶膜区（ apical membrane domain）覆盖一层具有维持肾小球滤过膜电荷选择屏障作用的多糖蛋白质复合物，因其带有负电荷，所以是选择屏障重要的物质基础；基底膜区含有 α3β1 整合素和 dystroglycan 复合物在内的特殊分子，从而可辅助足细胞黏附于肾小球基底膜；足突之间的间隙为裂孔，直径 35 ~ 60nm，由裂孔隔膜桥接。位于足细胞裂孔隔膜上的分子包括特异性膜蛋白、典型粘附连接蛋白、骨架蛋白、肌动蛋白结合蛋白、紧密连接蛋白。足细胞主要功能为：①改变超滤系数，调节肾小球滤过功能；②滤过蛋白的分子和电荷屏障；③抵抗肾小球内压力，维持肾小球毛细血管袢的空间结构；④分泌 GBM 的组成成

分和降解酶，参与其代谢平衡；⑤合成分泌血管内皮生长因子，维持肾小球内皮细胞的功能完整性。当损伤足细胞结构时，GBM 合成受到影响，GBM 厚度及通透性改变，结构异常，就会使蛋白渗漏，形成蛋白尿和肾损伤。由此可见，足细胞来源于肾小球，并对于肾小球及肾脏产生重要作用，足细胞发生病变，就会引起一系列肾脏疾病。

3. 中医病因及病机 足细胞病临床表现以肾病综合征为主，中医学属“水肿”“腰痛”“尿浊”等范畴。相似记载始见于《内经》，如《灵枢·水胀》称为“水”，指出：“水始起也，目窠上微肿，如新卧起之状，其颈脉动，时咳，阴股间寒，足胫肿，腹乃大，其水已成矣。”《素问·水热穴论》曰：“勇而劳甚则肾汗出，肾汗出逢于风，内不得入于脏腑，外不得越于皮肤，客于玄府，行于皮里，传为跗肿，本之于肾，名曰风水。”《金匮要略》称“水气”。《诸病源候论·水肿病诸候》曰：“夫水之病，皆生于脏腑。方家所出，立名不同，亦有二十四水，或十八水，或十二水，或五水……寻起病根，皆由荣卫不调，经脉否涩，脾胃虚弱，使水气流溢，盈散皮肤，故会遍体肿满，喘息上气，窠目浮肿，静脉急动，不得眠卧，股间冷，小便不通，是其候也。”这些描述均与本病相似。

肾病综合征的发病多因素体禀赋薄弱，或体虚感邪、风寒湿热外袭、湿毒浸淫，或饮食不节、劳倦太过、情志失调等引起或诱发。其中尤以禀赋薄弱，体虚感邪为要。《内经》之《素问·阴阳别论》云“三阴结谓之水”，责之于肺、脾、肾；《素问·至真要大论》曰“诸湿肿满，皆属于脾”；《诸病源候论》“脾虚不能制水，故水气盈盈，流遍四肢，所以通身肿也”；《素问·水热穴论》亦云“肾，胃之关也，关门不利，故聚水而从其类也”；《诸病源候论·水病诸候》云“水病无不由脾肾虚所为，脾肾虚则水妄行，盈溢皮肤而令身体肿满”；《证治汇补》“肺主皮毛，风邪入肺，不得宣通，肺胀叶举，不能通调水道，下输膀胱，亦能作肿”；《景岳全书·肿胀》云“凡水肿等证，乃肺脾肾三脏相干之病。盖水为至阴，故其本在肾；水化于气，故其标在肺；水唯畏土，故其制在脾”。肺、脾、肾三脏功能失司，失其通调宣肃、运行转输、气化泌别清浊之功，致水精输布固摄失调、精微外泄、水湿停聚，是形成本病的最主要的病因病机。概括分型主要为：①风邪袭肺，肺失宣降，通调失职而形成风水证；②脾虚湿盛，脾气虚弱，运化水液功能下降，水液泛溢于肌肤而形成水

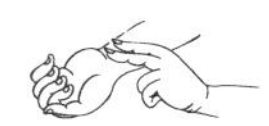

肿之病；③肾虚水泛，肾为水脏，肾气虚，主水功能失职而出现水肿；④瘀血致水，凡病程迁延，病程较长者，久病入络，均可有瘀血的存在。上述证型的存在可以基本概括出本病的病机特点。所谓本虚标实，本虚多肺脾肾三脏虚弱，标实多为湿瘀的存在。肾病综合征发病初期可分别出现上述证型，但随着病程延长，病情发展，其证型将发生转化：如外邪袭肺者，导致肺卫失调，通调水道功能下降，水湿内停，困阻脾脏，脾失健运，水湿内蕴加重，久之及肾，最后导致肺脾肾三脏皆病。由实转虚之后，又可因虚致实，也即脾肾亏虚之人，水湿停聚，影响三焦气化，致气滞不畅，血运无力，瘀血形成。水湿停聚日久，随患者体质不同，可有寒化和热化之别，寒化者成为寒湿内阻，热化者成为湿热内蕴。现代多使用激素、免疫抑制药等治疗本病，也使得本病病机复杂。激素相当于中药纯阳之品，用之过久，即可导致伤阴；而细胞毒类药物等免疫抑制药均可耗伤人体正气，而出现气虚之证，最终导致气阴两虚之证。故后期多以此证型最为多见。但随着病情的发展，湿热、瘀血俱现，究其原因，在大量使用激素的同时，水湿在体内多为热化之势，故湿热常见。久病必瘀，气虚致瘀，水湿内停，气机不畅均可产生瘀血。

余老在长期的临床实践中认识到本病的基本病机主要是湿热蕴结、肾络瘀阻、脾肾亏虚。在整个病变过程中，以脾肾功能失调为中心，以阴阳气血不足为病变之本，以水湿、湿热、瘀血阻滞为病变之标，表现为虚实夹杂。故其辨证首先要明确标本虚实之主次，病变早期水肿较甚，以标实为主，需辨风热、湿热、湿毒、气滞、水停之偏盛；疾病后期水邪退后，尿蛋白持续不消，病变重在脾肾两虚，临床辨证要注意气虚、阳虚和阴虚之不同。

4. 辨证论治

（1）阴虚火旺证：临床表现为颜面肢体浮肿，头晕，耳鸣，咽干咽痛，五心烦热，腰腿酸困，腰痛，小便不利，血压正常或偏高。尿蛋白较多或兼血尿（镜下或肉眼），脉多细数或弦数，舌红暗或紫，苔白或黄腻。治宜滋阴益肾，化瘀利水，佐以清热。方用六味地黄丸合二至丸加减化裁。处方用药主要有：生地黄、山茱萸、山药、女贞子、芡实、茯苓、泽泻、牡丹皮、墨旱莲、丹参、川芎、泽兰、石韦、生益母草、鱼腥草、萹蓄、白茅根、槐米、怀牛膝、车前草等。

（2）脾肾亏虚证：临床表现为全身浮肿下肢为甚、按之如泥，头晕，乏力，

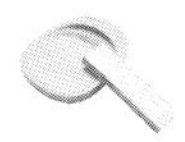

腰酸困疼痛，下肢困乏，气短心悸，五心烦热，或午后潮热。化验检查“三高一低”仍存。脉多沉，细或细弦，重按无力，舌淡红暗紫，苔白或黄腻。治拟补气益阴，化瘀清热，利水祛湿。方用四君子汤，加黄芪合六味地黄丸化裁。处方用药主要有：黄芪、党参、白术、苍术、茯苓、生地黄、山茱萸、山药、牡丹皮、泽泻、怀牛膝、灵芝、黄芩、鱼腥草、知母、生益母草、石韦、丹参、川芎、车前草、红花等。兼有镜下或肉眼血尿者，酌加槐米、三七、白茅根。

（3）脾肾阳虚证：临床表现为畏寒肢凉，腰背困痛，头晕，气短，困倦乏力，全身浮肿下肢尤著，甚至有胸水、腹水，纳差、便溏，面色苍白，脉多沉微或沉弦无力，舌淡红而暗，舌体胖嫩有齿痕。化验检查“三高一低”仍存，血清总蛋白及白蛋白尤低。证属脾肾阳虚，气化不利，治宜益气温阳，补肾健脾，化气行水。佐以化瘀，固摄精微。方用真武汤加参芪合五苓散化裁。处方用药主要有：制附片、生姜（或干姜）、白术、苍术、茯苓、白芍、党参、黄芪 、桂枝、猪苓、泽泻、怀牛膝、车前子、泽兰、葶苈子、丹参、川芎、石韦、生益母草、鱼腥草等。兼挟外寒及水气浸肺，肺失宣肃，症见气短微喘，无汗者，可酌加紫苏叶、麻黄之类，助宣肺利水之力。

（4）肾阳衰惫：临床表现为头晕，耳鸣，心悸少寐，手足不温，腰背酸困而痛，背部发凉，面部及下肢浮肿，按之如泥，甚至有腹水、胸水，纳差便溏或利而不畅，小便不利。脉多弦细数，重按无力，舌淡红暗，苔白或黄。血压不高或升高。化验检查“三高一低”仍存。治宜扶阳益阴，化瘀利水，清疏三焦。方用金匮肾气丸、猪苓汤及小柴胡汤合方化裁。处方主要用药：制附片、桂枝、生地黄、山药、山茱萸、女贞子、牡丹皮、茯苓、泽泻、猪苓、怀牛膝、党参、黄芪、柴胡、炒黄芩、生姜、灵芝、菟丝子、丹参、川芎、泽兰、石韦、生益母草等。

（5）重视活血化瘀：《血证论》指出“瘀血化水，亦发水肿”“血与水本不相离”“病水者未尝不病血”“又有瘀血流注，亦发肿胀者，乃血变成水之证……”《金匮要略》曰：“血不利则为水。”可见水肿与瘀血有着密切关系。久病入络导致瘀血内阻，水行不畅，气机阻滞，三焦水道运输失司而成水肿，两者相互影响，使水肿顽固难于消退。余老认为，瘀血既是水肿发生的致病因素，又是水肿发生发展过程中的一个重要病理产物。西医学证实，肾病综合征患者存在高凝状态，常并发血栓栓塞，以下肢深静脉血栓形成较常见，这也验证了中医水肿与血瘀的关系。因此，余老在治疗肾病综

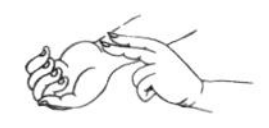

合征过程中，重视活血化瘀法，临床多使用当归、丹参、三七、桃仁、益母草、川芎等活血类药物，药方常选用桃红四物汤、血府逐瘀汤加减，同时配合使用低分子肝素等抗凝药物减少及预防血栓的发生。

（6）运用中药配合激素治疗：糖皮质激素是目前西医治疗原发性肾病综合征的一线用药，规范化方案遵循“首量要足，减量要慢，维持时间要长”的原则，治疗周期 1.5 ～ 2 年。根据激素的临床作用特点及治疗过程中出现的中医证候，余老认为激素属纯阳之品，具有助阳补火之功，能振奋肾阳，温煦脾阳，初始大剂量激素能助肾阳之气化，助脾阳之运化，使水得化、肿亦消；随着大剂量激素使用时间的延长，随即出现痤疮、面赤、精神亢奋、心烦失眠、小便黄赤、大便干结、舌红、苔黄、脉数等症，此时表现为热毒炽盛，治宜清热解毒、活血养阴，常用五味消毒饮加减，临床常用金银花、连翘、黄芩、生地黄、玄参、麦冬、赤芍、丹参、石韦、白花蛇舌草、蒲公英、白茅根、黄柏、栀子等清热解毒利湿之品；激素减量阶段，常出现失眠多梦、五心烦热、潮热盗汗、舌红、少苔、脉细数等阴虚火旺症状，治宜滋阴降火，选用知柏地黄汤加减，临床常用生地黄、女贞子、墨旱莲、知母、山茱萸、枸杞子、龟甲等；随着治疗时间的延长，进入激素维持阶段，常出现气虚、阳虚甚至阴阳两虚的表现，如少气懒言、畏寒肢冷、舌淡、苔薄白、脉沉细等，此时治宜温阳益气，补肾健脾，常用真武汤或肾气丸，药用补骨脂、五味子、淫羊藿、菟丝子、山药、茯苓、山茱萸、黄芪、党参等。

（刘　琼）

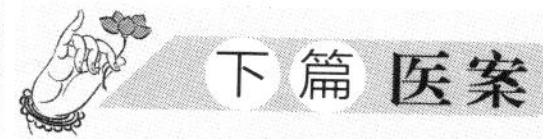

慢性肾功能不全

李某，男，45岁，2015年3月20日因“浮肿伴恶心呕吐2个月”就诊。

初诊时症见恶心呕吐，口有尿味，腹胀乏力，头晕，小便量少，浑浊，大便秘结，神倦欲睡。舌质淡胖，苔白腻厚，脉沉细无力。该患者10年前体检发现尿常规：尿蛋白（++），潜血（+），外院诊断为“慢性肾炎”，曾使用激素治疗，停药后间断服用“至灵菌丝、肾炎灵片”等控制病情，病情基本稳定。近2个月由于劳累及外感风邪等原因使浮肿、尿少再次加剧，伴有恶心呕吐、头晕、心悸、气短。在徐州某三级医院检查：尿常规：尿蛋白（+++），潜血（-），24小时尿蛋白定量4.0g，血生化：尿素氮26mmol/L，血肌酐650μmol/L，三酰甘油3.0mmol/L，总胆固醇5.0mmol/L；血压：130/80mmHg。辨证为肾气虚衰，湿浊上泛，久病入络，瘀毒内结。治以健脾补肾，活血化瘀，兼清热解毒，利湿泄浊。方药如下：

黄芪 10g	太子参 10g	苍术 10g	茯苓 15g
丹参 15g	牡丹皮 15g	川芎 10g	大黄（后下）10g
白花蛇舌草 30g	藤梨根 30g	积雪草 15g	地锦草 15g
益母草 15g	半枝莲 30g	紫珠 15g	生牡蛎 20g
山慈菇 15g	半夏 10g	陈皮 6g	佩兰 10g

14剂　水煎服

2015年4月3日二诊。

服药后腹胀、恶心呕吐、头晕减轻，24小时小便1400mL，乏力纳差，大便秘结减轻，舌质红，舌苔白腻，脉沉细。实验室检查：尿常规：尿蛋白（++），潜血（-），24小时尿蛋白定量3.0 g，血生化：尿素氮21mmol/L，血肌酐420μmol/L，三

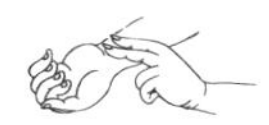

酰甘油 2.8mmol/L，总胆固醇 4.0mmol/L；血压 128/75mmHg。证属中焦湿邪瘀滞，脾虚不运。治当振奋中焦，健脾化湿利水。方药如下：

黄芪 10g	太子参 10g	苍术 10g	茯苓 15g
丹参 15g	牡丹皮 15g	川芎 10g	大黄（后下）10g
白花蛇舌草 30g	藤梨根 30g	积雪草 15g	地锦草 15g
半枝莲 30g	紫珠 15g	生牡蛎 20g	山慈菇 15g
藿香 10g	佩兰 10g	草豆蔻 10g	木香 6g

14 剂　水煎服

2015 年 4 月 17 日三诊。

患者服药 1 个月余，效果明显，腹胀浮肿尽消，精神食纳好转，大便一日 1 次，头晕偶作，活动后稍感乏力倦怠。实验室检查：尿常规：尿蛋白（++），潜血（−），血生化：尿素氮 14mmol/L，血肌酐 240μmol/L，三酰甘油 2.5mmol/L，总胆固醇 3.5mmol/L；血压 120/70mmHg。舌质红，舌苔白腻，脉弦滑。以健脾祛湿，固肾培本，通络泄浊为治法。方药如下：

黄芪 10g	太子参 15g	炒苍术 10g	炒白术 10g
茯苓 15g	川芎 10g	丹参 15g	牡丹皮 15g
白花蛇舌草 30g	藤梨根 30g	积雪草 15g	大黄（后下）10g
女贞子 15g	黄精 20g	草豆蔻 10g	木香 10g
半夏 10g	陈皮 6g		

30 剂　水煎服

2015 年 5 月 17 日四诊。

中药治疗半年余，患者病情好转，现无恶心呕吐，无腹胀浮肿，活动后时有头晕乏力，肌肤无华，稍口渴唇干，二便调。舌质红，苔薄白，脉弦滑。实验室检查：尿常规：尿蛋白（−），潜血（−），血生化：尿素氮 8.2mmol/L，血肌酐 90μmol/L，三酰甘油 1.5mmol/L，总胆固 3.0mmol/L，血压 120/70mmHg。患者病情好转，证属脾肾气虚，湿瘀内阻。治以补益脾肾兼以清热利湿化瘀，配制丸药以巩固疗效。方药如下：

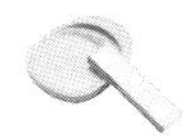

黄芪 10g	太子参 15g	炒苍术 10g	炒白术 10g
茯苓 15g	郁金 15g	丹参 15g	牡丹皮 15g
白花蛇舌草 30g	川芎 10g	积雪草 15g	蝉蜕 6g
藤梨根 30g	地锦草 15g	大黄（后下）10g	生牡蛎 20g
玉米须 30g	女贞子 15g	藿香 10g	佩兰 10g
木香 10g	草豆蔻 10g	金樱子 10g	芡实 10g

共为细末，水丸，每服 6g，每日 2 次

【按语】

患者慢性肾炎病史 10 余年，曾使用激素治疗，停药后间断服用“至灵菌丝、肾炎灵片”等控制病情，病情基本稳定。近 2 个月由于劳累及外感风邪等原因使病情加剧，引起慢性肾炎急性发作，出现类似急性肾炎的临床表现，如蛋白尿、水肿、少尿等，最后发为肾衰竭。外感风邪多致肺气失宣，治节失职，不能通调水道，三焦不利，湿浊阻滞，伤及脾土，脾失健运，故伴有恶心呕吐、腹胀、大便秘结等消化道症状。乏力，神倦欲睡则为湿邪困遏脾阳，脾不升清所致。湿盛则为水邪，湿郁则生湿热，湿蕴不化，日久则化生湿浊，湿浊胶结不解，进一步发展而成浊毒。吴崑《医方考》载:“下焦之病，责于湿热。”患者小便量少，浑浊，尿常规检查尿蛋白（+++），符合《内经》“湿性重浊”“湿为阴邪，易袭阴位”等特点。

初诊余老以补肾健脾、活血化瘀、兼清热解毒为主，黄芪能补气升阳，太子参补气兼清热，用苍术、茯苓祛湿，川芎、益母草、丹参、牡丹皮等活血化瘀，藿香、佩兰化湿，金银花、白花蛇舌草、藤梨根、紫珠、积雪草、地锦草清热解毒消肿，大黄改善大便秘结、腹胀症状，生牡蛎敛阴潜阳缓解头晕等。服药后患者腹胀、恶心呕吐、头晕减轻，大便秘结好转。

二诊时患者乏力纳差，大便秘结好转，舌质红，舌苔白腻，脉沉细，脾阳仍虚，故以上方加木香、草豆蔻等振奋中焦，健脾化湿。

三诊患者腹胀浮肿尽消，精神食纳好转，大便秘结明显缓解，消化道症状减轻，舌质红，舌苔白腻，脉弦滑，肾阳得到回复，脾阳日渐得到温煦，先后天相互滋生，故治以健脾祛湿、固肾培本、通络泄浊为大法。

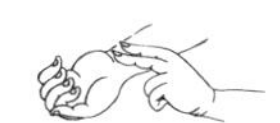

四诊患者病情好转，无恶心呕吐，无腹胀浮肿，活动后时有头晕乏力，肌肤无华，稍口渴唇干，二便调。舌质红，苔薄白，脉弦滑，提示脾肾气虚，湿瘀内阻。治以补益脾肾兼以清热利湿化瘀，巩固疗效。

慢性肾炎本就病程长，易反复，预后差，该患者慢性肾炎迁延日久，《素问·评热病论》:“邪之所凑，其气必虚。”正气本虚，此次复感外邪而诱发病情加重，浊毒瘀血蕴结弥漫三焦，脾肾皆受累，最终引发肾衰竭。余老指出临证中要注意“审证求机，知常达变”，经治疗症状消除后仍需服用药物巩固疗效，增强抵抗力，平素注意保暖，切勿受凉感冒，引起疾病反复加重。

【临证心得】

祛邪化湿法为治疗慢性肾衰竭之大法：余老认为肾衰竭患者舌苔多腻是其佐证。余老认为:“有一分苔腻，便有一分湿邪。”湿邪重则病情加重，湿邪化则病情亦能好转，湿邪的盛衰，在一定程度上反映了脾肾功能的强弱。在治疗中针对肾衰竭虚实夹杂的特点，多采用扶正祛邪的治疗，攻补的运用主张视正邪而定，扶正以辨证治疗为主，祛邪则多结合辨病。在慢性肾衰竭的治疗中，化湿法贯穿于疾病治疗的始终。常用的化湿之品有苍术、白术、茯苓、藿香、佩兰、萹蓄、金钱草、石韦等。在化湿的基础上，根据病情酌配利水、降逆、通腑、解毒、活血之品。湿浊困遏中焦，可见胃脘饱胀、纳食减少、恶心欲吐、甚则食入后数分钟即吐出，舌苔白厚腻，方用平胃二陈汤加藿佩等芳香化湿、泄浊和胃，若苔腻不化，再加入干姜、草果或制附片温脾燥湿，温化脾胃运纳功能，渐复则去，以免温燥太过，助湿生热。若舌苔黄腻，口苦口黏，湿热阻胃，方以藿朴夏苓汤加黄连、干姜等辛开苦降、化湿和胃。呕吐频繁，胃中不适，嘈杂泛酸，用黄连温胆汤和旋覆代赭汤清热化湿、和胃降逆。伴有肢体水肿、尿少，酌加茯苓、泽泻、冬瓜皮、玉米须、六月雪等利尿消肿。小便黄赤或有灼热感，下焦湿热，可加白花蛇舌草、积雪草、半枝莲、地锦草等清热利湿。大便偏干，或便秘，数日一次，可加大黄、决明子、桔梗等通腑泄浊。尿蛋白多者可用白花蛇舌草、半枝莲、蜀羊泉、藤梨根等清热解毒利湿药等。

慢性肾衰竭须注重补益脾胃：慢性肾衰竭患者脾胃功能紊乱往往较为突出，湿浊或湿热中阻明显，如恶心呕吐、纳呆、大便秘结或腹泻、舌苔腻等。加之老年人脾胃功能本身就日渐衰退，所以调治脾胃在老年慢性肾衰竭的治疗中显得尤为重要，

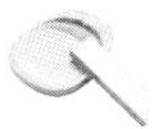

对呕恶频繁，舌苔白腻，常选小半夏加茯苓汤、旋覆代赭汤加减常能取效，或用藿香正气丸加减亦有效。

“轻可去实”：余老认为慢性肾衰竭由于肾病及脾，致使脾肾虚衰，用药轻灵则能顾护脾胃。慢性肾衰竭的病机要点是以脾肾亏虚为本，湿热、水湿、浊毒、瘀血等病邪稽留体内为标，涉及心、肺、胃、肝等脏腑，故而变证丛生。脾虚则不能运化水湿，肾虚则失开阖，不能分清泌浊，故而湿浊壅塞三焦，湿性重浊，阻塞气机，郁而化热。胃为水谷之海，脾为湿土之脏，故湿热多以脾胃为病变中心。正如章虚谷所言：“湿土之气同类相召，故湿热之邪始虽外受，终归脾胃。”对于湿热，若施以如黄连、山栀子等苦寒重剂，则苦寒太过易伐伤胃之气阴，导致阴伤加重，患者不能耐受。此时要注意顾护脾胃，轻药味淡，重投不猛，使脾胃充分吸收，充分发挥其疗效，少用或不用重浊厚味、刚劲强烈之属，防止药物伐阳伤阴，故用药应轻灵透达，中病即止，常用连翘、玉米须等。同时对于祛除水湿、浊毒、瘀血诸标邪也要讲求用药轻灵的原则。水湿应以淡渗利湿为主，不可过用攻逐利水，如大戟、芫花等；浊毒应以降浊解毒为主，不可一味苦寒清利太过，伤及正气；活血化瘀药物的使用量要少，忌滥用攻伐破血之剂，否则易耗伤气血而致正气亏虚，对疾病的康复不利。

在慢性肾衰竭的辨治中可用虫类药物。叶天士倡“久病入络”理论，其在《临证指南医案》中提出：“初为气结在经，久则血伤入络，辄仗蠕动之物，松透病根。”亦指出：“气血暗消，但久必入血，缓法以追拔疏其络。”余老指出瘀血阻滞肾络是慢性肾衰竭基本病机之一，贯穿病程始终。因“久病必瘀”“久病入络”，故化瘀通络治法当贯穿治疗始终。叶天士谓：“久则邪正混处其间，草木不能见效，当以虫蚁疏逐。”在临证中也可少用虫类药物，如蝉蜕、水蛭等。其性味咸辛、平，他认为其性善走窜，既平息肝风，又搜风通络，直达病所，可为治疗慢性肾病久病入络之药物。

慢性肾衰竭虽常有气血亏虚的表现，但不是纯虚证，而是“虚实夹杂”“因实致虚”，治疗上符合中医的“虚不受补”理论，也与西医学的“矫枉失衡学说”相类似。无论药补还是食补，都不能补益过盛，也就是说我们的治疗手段必须与患者的机体状态相适应，在治疗上不应因我们实施的治疗措施给患者的机体增添负担，造成机

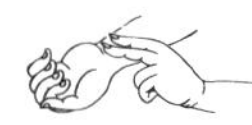

体新的紊乱及不平衡，使病情恶化。临床上也常见因补益过盛而造成病情恶化进展的实例。

综上，对于慢性肾衰竭这一临床综合征，应在低盐、优质低蛋白饮食的基础上，以祛邪化湿为大法，佐以顾护脾胃、活血化瘀，方可延缓病情进展，提高生活质量。

（何伟明）

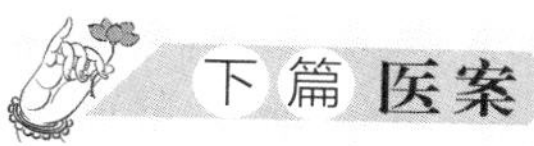

慢性肾功能不全（腹膜透析）

郜某，35岁，2016年6月因“尿中泡沫增多10余年，腹膜透析2年余”就诊。

患者10年前因尿沫增多至当地医院检查，尿常规示：蛋白（++），后住院行肾活检，病理诊断为局灶节段性肾小球硬化，经激素、免疫抑制药等治疗后，病情尚平稳，蛋白尿（+）。6年前血肌酐开始升高，由120μmol/L逐渐进展至800μmol/L。2年前在当地医院行腹膜透析置管术，术后2周开始行腹膜透析治疗，1.5%PD，每日4次，末袋留腹，腹透每日出超1500ml左右，尿量每日700～800ml。3个月前患者食大量螃蟹后，出现腹泻，每日5次以上，同时开始出现小便减少，当地医院给予小檗碱（黄连素）、拜复乐等口服，3天后腹泻停止，但尿量未恢复。2个月前逐渐减少至每日<100ml，现患者为进一步保肾，增加尿量，故来我院寻求中医药治疗。初诊时症见小腹胀，夜间易咳嗽，纳食一般，大便日1次，质软成形，每日尿量50ml左右，舌质暗红，苔白厚腻，脉滑。血压：150/80mmHg，双肾B超示：左侧8.5cm×4.3cm，右侧8.4cm×4.1cm。辨证为脾肾气阴两虚，湿瘀浊毒内阻。治以益气养阴，清利解毒，软坚散结。方药如下：

黄芪 15g	北沙参 12g	苍术 10g	白术 10g
茯苓 15g	川芎 10g	积雪草 15g	牡丹皮 15g
丹参 15g	生牡蛎（先下）30g	王不留行 15g	苏木 30g
葶苈子 10g	枳壳 10g	半枝莲 30g	黄蜀葵花 30g
车前草 30g	大贝母 10g		

14剂　水煎服

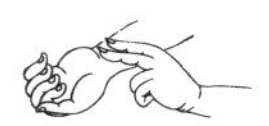

2016年6月15日二诊。

尿量无明显增加，腹胀及咳嗽减轻，口中异味明显，食欲稍差，舌质偏红，苔薄白腻，脉弦。血生化：尿素18.4mmol/L，肌酐1412.2μmol/L；血常规：血红蛋白110g/L。方药如下：

黄芪15g	北沙参12g	苍术10g	白术10g
茯苓15g	川芎10g	积雪草15g	牡丹皮15g
丹参15g	木蝴蝶6g	知母10g	紫苏叶30g
葶苈子10g	王不留行15g	半枝莲30g	凤尾草30g
枳壳10g	大贝母10g	白花蛇舌草30g	藤梨根30g

14剂　水煎服

2016年6月29日三诊。

患者无咳嗽咯痰，纳食一般，口有浊气，小便量每日100～150ml。舌质暗，苔白腻，右寸脉沉弱，右关滑。血生化：尿素氮19.12mmol/L，肌酐1405μmol/L，尿酸403mmol/L。方药如下：

黄芪30g	党参12g	苍术10g	白术10g
茯苓皮15g	桑白皮12g	葶苈子10g	牡丹皮15g
丹参15g	大腹皮15g	川芎10g	积雪草15g
紫苏叶30g	枳壳10g	王不留行15g	生姜皮10g
白花蛇舌草30g	半枝莲30g	藤梨根30g	法半夏10g
藿香（后下）10g	佩兰（后下）10g	枳壳10g	陈皮10g

21剂　水煎服

2016年7月20日四诊。

腰酸乏力，尿量每天150ml左右，舌质暗红，苔薄白腻，两尺弦细。血生化：尿素氮16.58mmol/L，肌酐1390μmol/L，方药如下：

黄芪30g	党参12g	苍术10g	白术10g
猪苓15g	茯苓15g	陈皮10g	葶苈子10g

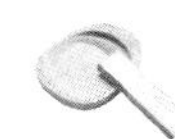

牡丹皮 15g	丹参 15g	藿香 10g	佩兰 10g
川芎 10g	积雪草 15g	紫苏叶 30g	枳壳 10g
王不留行 15g	女贞子 12g	杜仲 15g	菟丝子 10g
白花蛇舌草 30g	半枝莲 30g	藤梨根 30g	凤尾草 30g

30 剂　水煎服

2016 年 8 月 23 日五诊。

乏力明显减轻，饭后偶有腹胀，尿量每日达 200ml 左右，舌淡红，苔薄腻，脉弦。血生化：尿素氮 13.09mmol/L，肌酐 1395μmol/L。余未诉不适。

黄芪 30g	党参 12g	苍术 10g	白术 10g
猪苓 15g	茯苓 15g	陈皮 10g	法半夏 10g
牡丹皮 10g	丹参 15g	益智仁 10g	川芎 10g
积雪草 15g	紫苏叶 30g	白芍 10g	补骨脂 10g
制大黄 5g	柴胡 10g	槟榔 3g	白花蛇舌草 30g
半枝莲 30g	藤梨根 30g	黄蜀葵花 20g	

30 剂　水煎服

患者在余老处服药至今，已 1 年有余，腹透方案没有更改，尿量增加，每日达 200 ～ 300ml，最多时达 400ml，目前症情平稳，精神体力俱佳。

【按语】

患者尿毒症，已行腹膜透析治疗，起初尿量可，残余肾功能犹存，后因食用海鲜发物出现腹泻，机体存在一个失液的状态，导致肾功能进一步恶化，出现尿量减少至无尿。B 超肾脏示明显萎缩，肾脏病理应呈肾小球硬化、肾小管纤维化表现，此期属于气血阴阳俱损，升降失司，浊毒郁结，弥漫三焦。治疗上，余老认为存在可逆因素，予半枝莲、黄蜀葵花清热利湿解毒，予王不留行、苏木行气活血，大贝母、生牡蛎软坚散结，车前草利水。

二诊：患者舌质偏红，去车前草，以防利尿伤阴，加知母养阴润燥，以资化源，加白花蛇舌草、藤梨根等加强清热利湿之功，改苏木为紫苏叶，紫苏叶味辛，性温，

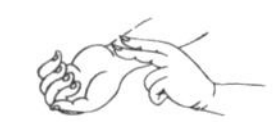

《本草汇言》云“紫苏……散寒气，下结气，化痰气，乃治气之神药也。”其辛温而香，入气分兼入血分，气中血药也，能解郁结而利气滞，调和气血；能温散血中毒邪，解鱼蟹之毒，和胃降逆，对降低血肌酐和尿素氮效果明显。

三诊：患者右寸脉弱，肺气亏虚，肺为水之上源，肺气虚则生化乏源，余老加大黄芪量为30g，改沙参为党参，黄芪、党参合用，补益肺脾之气，同时合五皮散宣肺行水，予藿香佩兰芳香化湿，清口中浊气。

四诊：患者尿量已增加至150ml，腰酸乏力，两尺弦弱，证属肾气亏虚，方中加女贞子、生杜仲、菟丝子，阴阳双补，温而不燥。

五诊：以健脾补肾的基础上，加槟榔3g、大黄5g，行气通腑，泄浊解毒。周学海在《读医随笔》中曾说:“凡治病总宜使邪有出路，宜下出者，不泻之不得下也；宜外出者，不散之不得外也。”余老在临证中加大黄3～7g，以疏泄气血，祛湿泄浊，给邪以出路。但需注意的是，峻猛之药虽能取效于一时，但易耗伤正气，只可暂用，不可久服。

【临证心得】

1. 强调饮食有节　由于慢性肾炎及肾衰竭患者外表会出现一些虚象，患者会进食过量的蛋白质饮食来“补虚”，结果往往事与愿违，虚象不但无改善，反而会使证情加重。究其原因，可能与过量的蛋白质饮食加重肾脏负担，加重高滤过对肾脏的损伤，使病情加重。余老认为，营养失衡特别是抗氧化营养物质摄取不足，造成细胞氧化受损，导致组织细胞慢性炎症反应，引起细胞结构异常，功能下降，诱发代谢及内分泌紊乱。均衡、科学的营养可以活化细胞和修复细胞系统，提高细胞的代谢能力，人体免疫系统大都是先天获得的，而抗氧化系统是后天建立的，主要从饮食获得。因此，余老一直提倡荤素搭配的营养平衡饮食，勿要摄入过量的高蛋白饮食，还要注意忌食动风、生痰、发毒助火助邪之品，如鸡、牛羊肉、海腥之品，因为这些食物容易诱发旧病，加重新病。

2. 残余肾功能的保护重要性　以前的观念总认为，开始透析后便不需要再服用中药，而国外的多项大型研究发现：透析1年后仍然有尿液的患者与较低的全因死亡率独立相关，且有较低的慢性心血管病发生率，每日有100ml以上尿量的患者在未来的2年中死亡风险降低可达65%。这个患者是为数不多的进入肾脏替代治疗后，

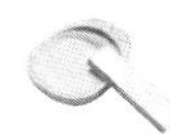

仍来寻求中医药治疗的病例，经过余老的精心调理，尿量得以增加，生活质量得以改善，也给我们提供了一个很好的治疗尿毒症透析患者的方向及切入口。

3. 肾脏和微癥瘕 《诸病源候论·积聚病诸侯》云："诸脏受邪，初未能成积聚，留滞不去，乃成积聚。"中医学的癥积可通过"四诊"宏观发现，其为坚定不移的有形包块。

终末期肾病肾脏萎缩，肉眼观察可见肾实质变硬，肾表面凹凸不平。光镜下肾小球系膜细胞增生，肾小球硬化，肾小管萎缩，肾间质纤维化，这与中医学的癥积（结块）不谋而合，可称为微型癥积。从中医病机上讲，乃湿毒久郁，毒邪不排，侵入血分，浊毒瘀血相互搏结，久则耗伤阴血，阴损及阳，最终肾之阴阳衰败。

《景岳全书·积聚》曰："凡积聚之治，如经之云者，亦既尽矣。然欲总其要，不过四法：曰攻，曰消，曰散，曰补，四者而已。"然治病求本，依据其虚、瘀、毒病理贯穿其始终的特点，谨遵"治实当顾其虚，补虚勿忘其实"的原则，余老在临床上多采用益气解毒、化瘀消癥、软坚散结法治疗终末期肾病。

4. 调补脾胃，补虚戒燥 李东垣在《脾胃论》中说："善治病者，惟在调理脾胃。"脾胃为后天之本，生化之源，肾精肝血均有赖于水谷精微的不断充养，胃不受纳，脾不散精，莫说食谷难化，就是汤药亦难发挥其治疗作用。脾胃的强弱关乎着肾脏功能的盛衰，因此在慢性肾衰竭的治疗中应紧抓调理脾胃，使中土健旺，肾气充沛，在维护肾气的同时应当重视脾胃的调理。慢性肾衰竭患者以消化系统症状最早出现，恶心、呕吐、纳差、不欲饮食等，若经治疗患者食欲好转，能多进饮食，则自能化生气血精微，虽有邪毒，亦莫能害之。在治病时，药力到达病灶处，需依赖胃的升降、脾的运化，因此，更应重视脾胃的调理。余老临证中喜用黄芪六君子汤，使胃有所资，脾得转输。黄芪一味，既能补中气，又能益元气。元气者，其根在肾，为肾中精气所化生。刘元素云："黄芪……，其用有五：补诸虚不足，一也；益元气，二也；壮脾胃，……""正气存内，邪不可干"，正气足，才能进一步祛除残留于体内之湿热邪气，当然，故此阶段仍须注意清热利湿。在补肾的过程中，谨遵"补虚不宜温燥"之戒，选药以平和为贵。防止过于黏腻或温热以助邪，常用补骨脂、菟丝子、杜仲温而不燥，平补肾气。

（陈继红）

慢性肾功能不全（血液透析并发关节痛）

刘某，女，60岁，2017年5月10日因“四肢关节冷痛半年，盗汗1个月”就诊。

患者10余年前因双下肢水肿伴腰酸乏力，诊断为“慢性肾功能不全”（具体不详），长期口服中药治疗，定期复查血肌酐进行性上升。2010年10月开始规律血液透析，每周3次。半年前患者出现四肢关节冷痛，双手指尤为明显，血管外科就诊后诊断为末梢循环差，因手指关节坏死行右手食指截除术。1个月前出现盗汗，全身汗出，头汗尤多。症见面色晦暗无华，双手指肤色紫暗，盗汗，怕冷，关节疼痛，纳可，无小便，大便正常。舌暗，有紫气，苔白腻。血压120/70mmHg；血生化：白蛋白36.4g/L，尿素24.15mmol/L，肌酐691.2μmol/L，尿酸560.1μmol/L，胆固醇3.58mmol/L，三酰甘油1.79mmol/L。辨证为脾肾气虚，寒凝血瘀。治以补脾益肾，温经散寒，活血化瘀。具体方药如下：

柴胡10g　牡丹皮10g　白芍10g　生黄芪15g
党参15g　陈皮10g　法半夏10g　苍术12g
鸡血藤15g　桂枝5g　干姜10g　杜仲15g
菟丝子15g　煅龙骨20g　煅牡蛎20g　肉桂4g
砂仁（后下）3g　黄柏6g

7剂　水煎服

2017年5月17日二诊。头汗出较前明显减少，大腿外侧夜间汗出，关节冷痛，余未诉不适，舌苔白腻，质暗。调整方药如下：

柴胡10g　牡丹皮10g　白芍10g　生黄芪15g

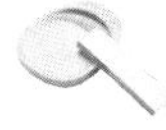

党参 15g	陈皮 10g	厚朴 6g	苍术 12g
鸡血藤 15g	桂枝 6g	干姜 10g	杜仲 15g
菟丝子 15g	煅龙骨 20g	煅牡蛎 20g	附片 6g
当归 15g	黄柏 6g	小通草 6g	熟地黄 10g

7 剂　水煎服

2017 年 5 月 24 日三诊。

汗出不显，关节冷痛明显减轻，面色晦暗减轻，手指肤色紫暗亦减轻，舌苔腻减轻。方药如下：

柴胡 10g	牡丹皮 10g	白芍 10g	生黄芪 20g
党参 15g	陈皮 10g	厚朴 6g	苍术 12g
鸡血藤 15g	桂枝 8g	干姜 10g	杜仲 15g
菟丝子 15g	细辛 3g	附片 6g	当归 15g
薏苡仁 15g	小通草 6g	熟地黄 10g	

14 剂　水煎服

四诊时患者关节冷痛已去八九分，无盗汗，舌苔薄白。继以中药调理 1 月余，诸症消失。

【按语】

患者已维持性血液透析 7 年，因双上肢曾行动静脉内瘘术，无法把脉，舌质暗有紫气，一派寒瘀之象，加之关节冷痛，肤色紫暗，头汗多，辨证属寒凝于下、格阳于上，治疗当温补脾肾之阳，散下焦寒气，上焦阳气方能归元，不再蒸腾于上，头汗出自止。初诊时方用干姜、桂枝、肉桂温经散寒，鸡血藤舒筋通络，同时用半夏、砂仁、苍术等化中焦湿邪，配伍牡丹皮、陈皮行气活血化瘀，黄芪、党参、杜仲、菟丝子益肾健脾，用柴胡乃取“风能胜湿，清阳升则湿邪去”之意。

二诊时患者诉头汗出好转，手指关节冷痛好转不明显，将肉桂改为附片加强温阳之效，改半夏、砂仁为厚朴，配合苍术增强燥湿之性，同时用当归补血活血，加熟地黄增强白芍滋阴养血之效。方中加用小通草通行经络，清热利水，取其甘淡平缓，虽能通利，不甚伤阴之效。

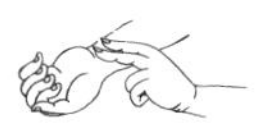

三诊时患者汗出不显，关节冷痛明显减轻。将前方黄芪加量，同时用薏苡仁健脾益气化湿，加细辛增强散寒通络之效。全方使大气流转，气血运行通畅，故汗出止，关节痛得到改善。因该患者为透析患者，服用中药时，嘱其注意控制其他饮水摄入，以防体重增长过多而生变证。

【临证心得】

余老认为慢性肾衰竭的发病机制多为“肾虚湿瘀”，其中肾虚是发病的主要原因，湿瘀是发病的促进因素。慢性肾衰竭患者兼证颇多，有水湿、湿浊、湿热、浊毒、瘀血等多种变化，而以湿邪为其根本，其余诸邪皆由湿邪发展而来。患者维持性血液透析一般为每周3次，每次4小时。常规的血液透析是将患者体内血液引流至体外，经过透析器，与透析液进行物质交换，清除体内多余的水分及代谢废物，将净化过的血液回输入体内的过程，从而维持患者体内水、电解质及酸碱平衡。“气为血之帅，血为气之母”，从中医学角度思考，长期血液透析患者日久易出现气虚血瘀，甚至阳虚衰败，表现为指端麻木、四肢怕冷、关节冷痛、精神衰惫、形体倦怠等。而透析患者气虚致瘀后又会进一步导致湿邪困阻，脾肾阳虚衰败，如此恶性循环。

西医学对于血液透析患者出现的末梢循环差、四肢麻木等并发症并无特殊的治疗方法，而采用中医学辨证论治的方法，结合患者具体症状采用中医中药调治。余老认为慢性肾功能不全期的患者，多属于气血阴阳俱损，升降失司，浊毒郁结，弥漫三焦。临床用药时除了针对浊毒导致的一系列症状施药，更应注意顾护脾胃，同时佐以温肾健脾、活血和络之药。余老临床用药时气阴两虚者，选用生黄芪、党参、太子参、淮山药、黄精、芦根、知母等；养阴药不能过于滋腻，宜选用生地黄、麦冬、石斛、女贞子、墨旱莲之类；血虚时常选当归、白芍、枸杞子、熟地黄、何首乌、桑椹；阳虚者宜选用温而不燥的杜仲、干姜、淫羊藿、益智仁等温补肾阳；对于有血瘀证者，宜选用丹参、川芎、苏木、桃仁、红花、牡丹皮、积雪草、虎杖、牛膝、鬼箭羽、王不留行、鸡血藤、广郁金等活血化瘀药；对于辛温燥湿之附子、肉桂宜辨证施治后佐以少用；对鹿茸、鹿角霜等峻烈温补壮阳药应慎用，以免耗伤肾阴；临床上若见阳虚里寒、水湿壅盛用温阳之品时，常选用温脾阳药物，就能达到明显效果。

（陈继红）

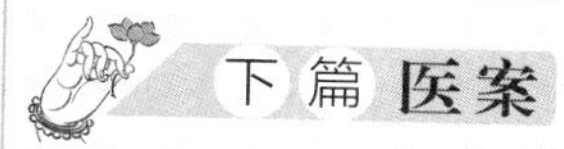

尿潴留

王某，女，80岁，2015年3月11日因“排尿不畅5年余”就诊。

患者高血压病史40余年，5年前脑梗死后因下肢无力长期卧床，排尿不畅，间断导尿，病程中尿路感染反复发作，发作时用抗生素治疗。就诊时患者腰酸乏力，纳谷不馨，口苦，保留导尿，引流尿液色黄浑浊，大便日行1次，质溏，舌淡胖，苔黄腻，脉细滑。查尿常规：白细胞539/μL，亚硝酸盐（+），潜血（++），细菌（+++）；肾功能：尿素3.6mmol/L，肌酐54μmol/L，血糖5.6mmol/L，尿酸131μmol/L；B超：双侧肾盂积水（左侧集合系统分离1.1cm，右侧集合系统分离1.3cm）。辨证为脾肾气虚，湿热内蕴。治以益肾健脾，清利通淋。方药如下：

生黄芪15g　路党参10g　知母10g　黄柏10g
熟地黄10g　山茱萸15g　怀山药15g　肉桂2g
生白术15g　云茯苓15g　白花蛇舌草15g　半枝莲15g
陈皮10g　桔梗6g　怀牛膝10g

28剂　水煎服

2015年4月8日二诊。

患者已拔除导尿管，排尿无力，尿后余沥不尽，小腹微胀，腰酸，大便溏，舌淡胖，苔薄白腻，脉细。查尿常规：白细胞239/μL，隐血（++）。辨证为湿热渐祛，膀胱气化不利。治以益肾健脾，行气活血通淋。方药如下：

生黄芪15g　路党参10g　熟地黄10g　山茱萸15g
怀山药15g　肉桂2g　生白术15g　云茯苓15g

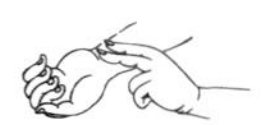

白芍 10g	车前子（包）10g	白花蛇舌草 15g	半枝莲 15g
陈皮 10g	桔梗 6g	怀牛膝 10g	

35 剂　水煎服

2015 年 5 月 13 日三诊。

患者排尿顺畅，夜尿 2 ～ 3 次，纳食欠香，腰酸，下肢无力，舌淡胖，苔薄白，脉细。查尿常规：白细胞 59/μL，潜血（+）。辨证为脾肾功能未复，不能助膀胱气化。治以益肾健脾，调补气血。方药如下：

生黄芪 15g	潞党参 10g	熟地黄 10g	山茱萸 15g
怀山药 15g	肉桂 2g	生白术 15g	云茯苓 15g
白芍 10g	车前子（包）10g	白花蛇舌草 15g	半枝莲 15g
谷芽 10g	麦芽 10g	远志 10g	茯神 10g
绿萼梅 6g	杜仲 10g	桔梗 6g	怀牛膝 10g

28 剂　水煎服

【按语】

该患者长期卧床，体质虚弱，引起尿潴留，反复发作尿路感染，属于中医学“癃闭”范畴。《素问·灵兰秘典论》载“膀胱者，州都之官，津液藏焉，气化则能出矣。”初诊时患者体弱乏力，不能自主排尿，是脾肾气虚，膀胱气化失司；尿液浑浊色黄，舌淡胖，苔黄腻，是湿热内蕴之征，故治疗补脾肾助膀胱气化，配合清利下焦湿热。药用生黄芪、潞党参益气健脾；熟地黄、山茱萸、怀山药滋养肾阴，用少量肉桂“引雷龙之火，下安肾脏”，导阴入阳，使阴阳相交，气化不绝，又不会助热生火；知母、黄柏滋肾清利；生白术、云茯苓健脾渗湿；白花蛇舌草、半枝莲清热解毒；陈皮理气；配伍轻清上浮之桔梗宣畅肺气，酸苦下行之牛膝活血通经。

二诊，患者已拔除导尿管，排尿无力，小腹微胀，苔薄白腻，湿热渐祛，气机不畅，上方去知柏苦寒，加入具有理气利尿作用的白芍、车前子，《神农本草经》记载“芍药……利小便，益气”“车前子……主气癃，止痛，利水道小便，除湿痹”，二药能够解痉缓急，通顺血脉，开水液下行之路。

三诊，患者排尿顺畅，但纳食欠香，腰酸易疲劳，夜尿 2 ～ 3 次，是脾肾不健、

气血不足，加杜仲配伍牛膝补益肾气；加谷麦芽健脾助运，增加水谷之气，以后天补养先天；加远志、茯神养心安神；去陈皮温燥，改用绿梅花舒畅气机。

其后余老以健脾益肾之法调治半年，患者排尿通畅，未再反复。

【临证心得】

1. 补益脾肾，扶正为先 癃闭是以排尿困难，小便量少，点滴而出，甚则闭塞不通为主的病证，《素问·宣明五气论》曰“膀胱不利为癃”。余老认为虽然膀胱气化不利致癃闭，但其根本在于脾肾气虚。《素问·经脉别论》记载“饮入于胃，游溢精气，上输于脾，脾气散精，上归于肺，通调水道，下输膀胱”，脾居中焦，为水液升降之枢纽，“中气不足，溲便为之变”，若太阴脾虚，清气不升，浊阴不降，则小便不利。肾居下焦，为先天之本，气化之根，内寄命门之火，主温煦万物，若肾虚气化不及州都，则膀胱寒水欲出而不能矣，《景岳全书》曰“今凡病气虚而闭者，必以真阳下竭，元海无根，水火不交，阴阳痞隔，所以气自气，而气不化水，水自水，而水蓄不行。气不化水，则水腑枯竭者有之；水蓄不行，则浸渍腐败者有之”。综上所述，脾肾气虚，津液不化，气不通利，是癃闭发生的基础。因此，余老认为治疗宜补益脾肾以固根本。补脾重在补气健脾以升清，用生黄芪、党参补气健脾，助清阳升。生黄芪味甘，性温，归肺脾经，为补中益气要药，李杲谓之“益元气而补三焦”，张锡纯言其“又善利小便”，党参甘、平，归肺脾经，能补中益气生津，《本草从新》认为“中气微弱，用以调补，甚为平安”，参芪配对，可使中土健旺；用生白术、茯苓健脾祛湿，促水液下行。生白术甘温，偏于燥湿利水，茯苓甘淡，偏于渗湿利窍，二药合用，一燥一利，使中焦枢机转运恢复正常；用陈皮理气行滞，使补中有通。补肾重在温补肾气以促水行，肾为水火之脏，内藏肾阴肾阳，两者相互依存又相互制约，肾气的化生需要肾阳不断蒸腾气化肾阴，“故善补阳者，必于阴中求阳，则阳得阴助而生化无穷”，用熟地黄、山茱萸、山药补肾阴，益精血，滋气化之源，用少量肉桂助少火，使肾阳可以温煦蒸腾肾阴，使肾中气化源源不绝，又不至于耗伤肾阴。陈士铎谓“水中补火，而火无大炎之惧；火中通水，而水无竭泽之虞”。

2. 宣肺疏肝，随证参伍 脾肾气虚往往累及肺、肝之气，影响三焦正常的气化。肺者，相傅之官，主治节，为水之上源，肺气不宣，不能通调水道，则小便亦不通，

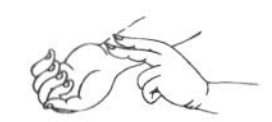

“譬如滴水之器，必上窍通而后下窍之水出焉”。肝经“环阴器，抵小腹”，喜条达，恶抑郁，“水道之通塞，虽在三焦，而其疏泄之权，实在乙木”，肝气郁结，疏泄无权，亦可影响三焦水液运行及气化失常而成癃闭。因此治疗在辨证基础上宜参伍宣肺疏肝。宣肺常用桔梗、紫菀、杏仁、柴胡、升麻之类，其中尤以桔梗为提壶揭盖的代表药物。疏肝当遵《素问·至真要大论》“司天之气，风淫所胜，平以辛凉，佐以苦甘，以甘缓之，以酸泻之”的原则，以金平木，以苦泻子，以甘实脾，缓泻肝急，选用白芍、香附、枳壳、乌药、王不留行、酸枣仁等药。

3. 清利活血，贯穿始终　脾肾气虚，推动、气化之力不足，日久则水湿停聚，郁而化热；二则血运无力，瘀血内生，如《医林改错》所载“元气既虚，必不能达于血管，血管无气，必停留而瘀”。湿热瘀血互结，以致水路不畅，故余老临床多配合清利湿热、活血通络药物。用知母、黄柏、猪苓、泽泻等滋肾清利，使水热不致互结。其中黄柏苦寒，沉阴下降，为肾经血分药，泄膀胱相火，坚阴润燥治肾水不足，知母辛苦寒滑，上清肺金而泻火，下润肾燥而滋阴，为肺肾二经气分药，知母佐黄柏，名曰“坎离丸”，补水泻火，滋阴清热，使尿路通畅。用当归、川芎、怀牛膝、虎杖等兼具养血功效的活血药物，使补中有动，行中有补。

【余老经验用药——桔梗】

“桔梗”为桔梗科植物桔梗的根，性平，味甘苦辛，归肺、胃经，具有宣肺、祛痰、利咽、排脓等功效。《神农本草经》记载其“主胸胁痛如刀刺，腹满肠鸣幽幽，惊恐悸气”。清代《本经疏证》解释为“桔梗色白，得肺金之质，味辛得肺金之用，而苦胜于辛，苦先于辛，辛者主升，苦者主降，已降而还升，是开内之滞，通其出之道也。六腑之气舒，五脏之气达，上焦之痛，中焦之满，下焦之鸣，何患不一举而尽除，三焦之患除，又何患其气之乱，且下饮之聚哉！”明代《本草集要》总结前人经验，认为“桔梗能载诸药不下沉，故名舟楫……如大黄苦泄峻下之药，欲引至胸中至高之分，成功必用此。又能开提气血，气血药中宜用之”。而《本草思辨录》则提出“桔梗能升能降，能散能泄，四者兼具，……盖其色白味辛，气微温，纯乎肺药。而中心微黄，味又兼苦，则能由肺以达肠胃。辛升而散，苦降而泄，苦先辛后，降而复升，展转于咽喉、胸腹、肠胃之间”，认为桔梗的主要功用是“开提肺气”。随着临床经验及认识的发展，桔梗的功用在《本草备要》中明确归纳为“宣通气血，

泻火解毒，载药上浮”，并且认为其“既上行，而又能下气，何也？肺主气，肺金清，浊气自下行耳。”清代张璐在《本经逢原》中进一步阐述为“桔梗上升，清肺气，利咽喉，为肺部引经。又能开发皮腠，故与羌、独、柴胡、劳、苏辈，同为解表药，与甘草同为舟楫之剂，诸药中有此一味，不能下沉也。……此药升降诸气，能入肺使诸气下降。俗泥为上升而不能下行，失其用矣”，说明桔梗既能宣发肺气，又可肃降肺气而通调水道，无患下饮之聚。

余老认为，历代本草俱言桔梗能“升降诸气，能入肺使诸气下降”，并且其先升后降，调理气机的功能可使“三焦之患除，又何患其气之乱，且下饮之聚哉”明确了桔梗是提壶揭盖的代表药物，临床用桔梗配伍牛膝治疗癃闭，多获奇效。“提壶揭盖”是根据升降相因之理，通过宣畅肺气，达到通调水道以利小便的一种治疗方法。其源流可追溯到《内经》，记有“病在下取之上”的“开鬼门”之法；至金元时期，朱丹溪始明确论述此法：“一人小便不通……此积痰在肺，肺为上焦，膀胱为下焦，上焦闭则下焦塞。如滴水之器必上窍通而后下窍之水出焉。以药大吐之，病如失。”桔梗苦辛性平，宣而能升，理气开胸，载药上行，《本草求真》谓其“系开提肺气之圣药，可为诸药舟楫，载之上浮，……俾清气既得上升，则浊气自克下降”。方药中加入桔梗，起“提壶揭盖”的作用，又因其为舟楫之药，使全方具有宣上畅下之功。怀牛膝味苦、酸，性平，归肝和肾经，不仅具有补肝肾、强筋骨、逐瘀通经、利尿通淋功效，还能引药、引血、引火下行，《医学衷中参西录》认为“牛膝，原为补益之品，而善引气血下注，是以用药欲其下行者，恒以之为引经。……又善治淋疼，通利小便，此皆其力善下行之效也。”余老用上行之桔梗，入气分，宣肺理气，伍下行之牛膝，入血分，疏通血脉，气血同治，升降兼顾，起到清升浊降，气血和调的作用，使小便通利。如若因肺气闭阻，肃降失职，影响其他脏器而致气化失司，出现小便减少、肢体水肿等症，用之亦能获效。

余老总结，桔梗在肾病治疗中，除用于“提壶揭盖”外，尚有清利咽喉、助肺朝百脉作用。中医学认为，肾与咽在生理和病理方面有着密切的联系，慢性肾病患者常因咽部炎症诱发或使病情加重。一方面，患者感受外邪后，首先侵犯肾之络脉所在——咽喉及舌根部，出现咽喉肿痛、咳嗽等，其后循经传变，直达肾之本脏，损伤肾络，出现腰痛、水肿、血尿、泡沫尿等肾经证候。另一方面，肾居下焦，咽

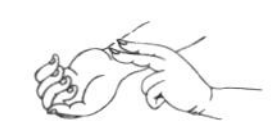

喉位居上焦，依赖肾之濡养，若肾气不足、卫表不固，易感受外邪侵袭致咽喉病变；肾阴不足，不能上承咽喉，咽部失润，也可出现咽干、咽痒、咽痛、咽部异物感、干咳等，咽部炎症由上及下循足少阴经脉伤肾，使肾失封藏，精微下泄，加重血尿、蛋白尿。因此，慢性肾脏疾病的治疗除着眼于肾脏本身外，还应重视控制咽部病变。《本草纲目》记载:“桔梗清肺气，利咽喉，其色白，故为肺部引经。”又谓:“其治少阴证二、三日咽痛，亦用桔梗、甘草，取其苦辛散寒，甘平除热，合而用之，能调寒热也。后人易名甘桔汤，通治咽喉口舌诸病。”余老认为桔梗泻火解毒，载药上行，善清上焦咽喉之热，临证用桔梗配伍甘草清利咽喉，使肺肾二经俱安。如咽部肿痛，加射干、黄芩清热解毒；咽干，加玄参、麦冬滋阴润燥；咽痒，加防风、蝉蜕疏风清宣；咽部异物感，加紫苏叶、陈皮理气化痰。慢性肾脏疾病患者因为疾病本身，以及在使用免疫抑制药治疗过程中，会出现白细胞减少、月经紊乱、闭经等，影响治疗方案的继续实施。中医学认为本病属气阴两虚，气血不足，多从养血补肾着手。《素问·经脉别论》曰:“食气入胃，散精于肝，淫气于筋。食气入胃，浊气归心，淫精于脉。脉气流经，经气归于肺，肺朝百脉，输精于皮毛。毛脉合精，行气于府。府精神明留于四脏，气归于权衡。权衡以平，气口成寸，以决死生。饮入于胃，游溢精气，上输于脾；脾气散精，上归于肺；通调水道，下输膀胱。水精四布，五经并行，合于四时五藏阴阳，《揆度》以为常也。”余老认为，肺受百脉之朝会而联系全身各个经脉、脏腑，在用补气、补血、补阴之药时，加入开宣肺气之品，使精微之气通过肺脉布散到全身，才能补不壅滞，滋而不腻，达到提升白细胞、恢复月事的治疗目的。基于桔梗有“开提气血，气血药宜用之”的记载，并能“开肺气之结，宣心气之郁”，用桔梗配伍茜草、鸡血藤升白；用桔梗配伍熟地黄、当归、鸡血藤调经，通过桔梗引补血养血之剂入肺而助肺朝百脉，使气血调达，达到事半功倍的治疗效果。

癃闭后期调补巩固，余老常用杜仲配伍牛膝补益肾气。杜仲为杜仲科落叶乔木植物杜仲的树皮，性味甘温微辛，入肝、肾经。《本草备要》认为其“甘温能补，微辛能润。色紫入肝经气分，润肝燥，补肝虚。子能令母实，故兼补肾。肝充则筋健，肾充则骨强，能使筋骨相着。治腰膝酸痛，阴下湿痒，小便余沥，胎漏胎坠”。丁甘仁《药性辑要》介绍为“强筋壮骨，益肾填精，腰膝之疼痛皆痊，遍体之机关

 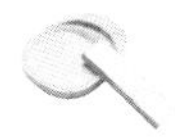

总利”，并按曰“肾虚火炽者勿用”。在《本经逢原》中对其禁忌证解释为“但肾虚火炽，梦泄遗精而痛者勿用，以其辛温，引领虚阳下走也”。目前临床将杜仲列为常用的补肝肾、强筋骨、益腰膝的药物，并有安胎作用，用于腰虚腰痛、足膝痿软、阳痿尿频、胎动胎漏、高血压等。牛膝为苋科多年生草本植物牛膝的根，性味苦酸平，入肝肾经。《本草蒙筌》记为“因与牛膝同形，人故假此为誉。凡入药剂，洒渍㕮咀，善理一身虚羸，能助十二经脉。主手足寒湿痿痹，大筋拘挛，理膀胱气化迟难，小便短少，补中续绝，益阴壮阳。填髓除腰膝酸疼，滑血滋须发乌黑”。近人张锡纯总结为“原为补益之品，而善引气血下注，是以用药欲其下行者，恒以之为引经。故善治肾虚腰疼、腿疼，或膝疼不能屈伸，或腿痿不能任地，兼治女子月闭血枯，催生下胎。又善治淋疼，通利小便，此皆其力善下行之效也”。但在《本草备要》中也指出“然性下行而滑窍，梦遗失精及脾虚下陷因而腿膝肿痛者禁用”。目前临床将其功用定为活血祛瘀，引血下行，补肝肾通淋涩，用于腰膝酸痛，下肢拘挛，经闭症瘕，肝阳眩晕。癃闭多发于老年患者，往往伴有高血压，杜仲、牛膝均有降低血压的作用，与补气药同用可消除影响血压之虞。杜仲补肝肾而治胎漏胎坠，可见临床具有固涩作用，但性温而有“肾虚火炽者勿用”之禁忌，而牛膝补肝肾而引气血下行，可见临床具有通利的作用，故气虚下陷者禁用。二药相配，一涩一利，动静相合，牛膝可防杜仲之温涩而气火内炽，杜仲也可免牛膝之滑利而精气下陷。二药配伍使用，补肾气之力倍增而禁忌证可因互佐而免。

（江　燕）

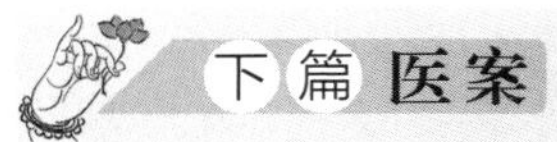

下篇 医案

尿路感染

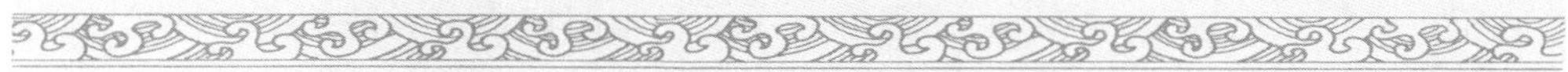

一、病例 1

史某，女，58 岁，2016 年 10 月 12 日因“反复发作尿频尿急尿痛 5 年”前来就诊。

患者诉 5 年前因劳累后出现尿频、尿急、尿痛，小腹坠胀，腰酸腰痛，查尿检示尿白细胞增多，具体不详，诊断为尿路感染，予抗感染治疗后症状好转。其后每于劳累或感冒后发作，均予抗生素治疗，治疗后可好转，但发作频率增多。昨日开始患者尿频尿急尿痛又作，为求进一步诊治，遂来求诊。既往否认高血压、糖尿病、冠心病等病史。就诊时患者自感小腹坠胀，尿频尿急，小便灼热，尿痛，腰酸腰痛，口干口苦。无头晕心慌，无胸闷气喘，无四肢浮肿。舌质暗红，苔薄白，脉细滑。尿常规：潜血（++），尿蛋白（++），白细胞 157/μL，细菌 3747/μL。辨证为热淋，治以清热利湿通淋。方药如下：

知母 10g	黄柏 10g	苍术 10g	白术 10g
茯苓 15g	陈皮 10g	法半夏 10g	藿香 10g
佩兰 10g	乌药 10g	苏木 10g	蒲公英 15g
萹蓄 15g	地锦草 15g	王不留行 15g	土茯苓 30g
炒柴胡 10g	郁金 10g		

14 剂　水煎服

2016 年 10 月 25 日二诊。

患者诉少腹不适减轻，微感坠胀，尿频尿急尿痛不显，口偏干，舌质暗，苔薄白，脉细滑。尿常规：亚硝酸盐（+），潜血（+），白细胞 48/μL，细菌 831/μL。辨证为

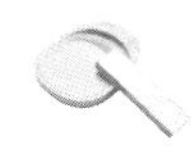

湿热未清，兼素体脾肾亏虚，气虚推动无力，致使湿热流连。治以补益脾肾，清利湿热。方药如下：

知母 10g　黄柏 10g　苍术 10g　白术 10g
茯苓 15g　陈皮 10g　法半夏 10g　乌药 10g
苏木 10g　蒲公英 15g　萹蓄 15g　地锦草 15g
枳壳 10g　干姜 5g　炙甘草 5g　金樱子 10g
桑椹 10g

14 剂　水煎服

2016 年 11 月 9 日三诊。

患者诉尿频尿急尿痛未作，少腹坠胀不显，无口干口苦，但仍感腰酸时作。舌质淡，苔薄白，脉细。尿常规：潜血（+），白细胞 48/μL，细菌 25/μL。辨证为湿热之邪既祛，但久病正虚，中气不足，治宜补益脾肾，补中益气。方药如下：

生黄芪 15g　太子参 15g　炒白术 12g　茯苓 15g
陈皮 10g　法半夏 10g　炒当归 10g　淮山药 15g
炒柴胡 6g　牡丹皮 15g　丹参 15g　川芎 10g
地锦草 15g　萹蓄 15g　积雪草 30g　半枝莲 30g
白花蛇舌草 30g

14 剂　水煎服

2016 年 11 月 23 日四诊。

患者诉未再发作尿频尿急，微感腰酸，但较前明显好转，无其他不适症状。舌淡红，苔薄，脉细。尿常规：潜血（++），尿蛋白（-），细菌 3/μL。嘱其守方巩固疗效。

【按语】

本例患者年过半百，《素问·阴阳应象大论》有云：“年四十，而阴气自半也，起居衰矣。”腰为肾之府，故见腰酸腰痛，肾气亏虚，气虚推动无力，水液运行停滞，日久化热，渐生湿热，湿热下注于膀胱，故见尿频尿急，小便灼热，尿痛，口干口苦。舌质暗红，苔薄白，脉细滑，辨证当为本虚标实，脾肾气虚为本，湿热为标。急则治其标，故余老一诊以清利湿热为主，方中知母、黄柏、苍术、半夏、藿香、佩兰、

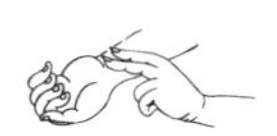

蒲公英、萹蓄、地锦草、土茯苓、王不留行等均有清利湿热之功效，辅以白术、茯苓、陈皮、柴胡补气通淋利水，乌药、苏木、郁金活血化瘀通络，全方共奏补气通络，清热利湿通淋之功效，力求使患者主要症状得以缓解，不受病痛煎熬。

二诊患者症状较前好转，但因湿热症状改善后，使得本虚症状得以浮现，故出现气虚之症，余老减少清热利湿之药，加用枳壳、金樱子、桑椹等补益行气之品，干姜性热，可温中散寒，回阳通脉，燥湿消痰，温肺化饮，加之有温补利水之功效。三诊患者湿热症状已完全好转，只余腰酸等症，乃肾精亏虚所致，为本病之本，如不调整，则可导致本病遇劳则发，反复迁延。故余老改方予生黄芪、太子参、炒白术、淮山药补益脾肾之气，炒当归、牡丹皮、丹参补血活血，使气血健运且运转正常，萹蓄、积雪草、半枝莲、地锦草清热利湿，防止湿热症情反复。

二、病例2

卞某，女，67岁。2010年6月17日初诊。

患者糖尿病史10余年，血糖控制可。2个月前劳累后出现尿频、尿急、尿痛，外院诊断尿路感染，抗感染治疗好转，停药则反复。近日尿常规：白细胞67/μL，红细胞43/μL，潜血（+）。刻诊：腰酸，疲劳乏力，尿频，排尿热感，大便通畅，舌红，苔黄腻，脉细。肾虚湿热下注，治拟益肾清利。方药如下：

知母10g	黄柏10g	石韦15g	制苍术10g
炒白术10g	茯苓15g	乌药10g	蒲公英15g
枳壳10g	王不留行15g	白头翁15g	地锦草15g
白花蛇舌草30g	夏枯草10g	鬼箭羽30g	土茯苓30g

14剂　水煎服

2010年7月1日复诊。

尿频缓解，自觉脘腹胀，大便正常，舌红，苔薄黄腻，脉细。尿常规：白细胞36/μL，上皮细胞10/μL。脾胃失运，治拟健脾和胃，理气清利。方药如下：

苏梗10g	藿香10g	陈皮10g	法半夏10g

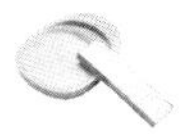

制苍术 10g	炒白术 10g	茯苓 15g	淮山药 12g
枳壳 10g	王不留行 15g	夏枯草 10g	飞廉 30g
白头翁 15g	蒲公英 15g	萹蓄 15g	土茯苓 30g

14 剂　水煎服

2010 年 7 月 29 日三诊。

脘腹不适减轻，有时尿频，无尿痛，耳鸣，口干，睡眠欠佳，舌淡暗，苔薄黄，脉细。尿常规（-）。再拟益肾健脾，清利下焦。方药如下：

川黄连 5g	知母 10g	制苍术 10g	炒白术 10g
茯苓 15g	牡丹皮 15g	紫丹参 15g	川芎 10g
积雪草 15g	桔梗 10g	枳壳 10g	飞廉 30g
枸杞子 15g	柏子仁 10g	土茯苓 30g	萹蓄 15g
煅龙骨 30g	煅牡蛎 30g		

14 剂　水煎服

【按语】

患者为老年女性，有糖尿病史，尿频、尿急反复发作，属中医学淋证——劳淋范畴。淋证的发生为湿热之邪蕴结膀胱所致，正如《诸病源候论·淋病诸候》所云："诸淋者，由肾虚而膀胱热故也。"本病在老年女性中发生率较高，因女子"以血为本，以气为用"。肝为乙木，肾为癸水，乙癸同源，二者中任何一方不足，都会导致另一方的亏虚，常易致气血耗伤，肝、脾、肾功能失调，湿热之邪乘虚而入，而罹患本病。同时由于长期抗菌治疗，为苦寒之品，久用易伤人体阳气，阳虚则气化无力，湿热之邪留恋机体；又"湿能敛邪""湿胜则阳微"，可致脾为湿困，脾肾阳虚，湿热与阳虚相互作用，形成恶性循环。故临床强调标本同治，补脾肾之虚为治本，驱湿热之邪为治标，常以健脾滋肾、清热利湿为法治疗本病。

余老清热利湿常用知母、黄柏、石韦、冬葵子、蒲公英、白头翁、鸭跖草、白花蛇舌草、萹蓄、瞿麦、水蜈蚣等，并喜欢将其组成药对，交替使用，如知母—黄柏、白头翁—蒲公英、萹蓄—瞿麦、白花蛇舌草—鸭跖草等，这些药物寒能清热，苦可燥湿，合用其抑菌作用较单味药更强。现代药理研究也证实，清热解毒药物具有抗

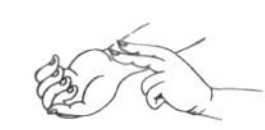

菌抗病毒作用，对大肠埃希菌、变形杆菌、金黄色葡萄球菌等常见尿路感染致病菌均有抑制作用；并能增强白细胞的吞噬能力，促进细胞和体液免疫功能。在清热利湿同时配合行气活血治疗，选用乌药、苏木、枳壳、王不留行、柴胡、陈皮等调理气机，增强膀胱气化功能，丹参、川芎、当归、赤芍、郁金、紫珠草、地锦草等凉血活血。其中枳壳、王不留行为余老经验药对，言枳壳通上窍，王不留行通下窍，两者配合，使气机通畅，炎症得除，正如《临证要诀·小便血》所说"若用药不效便宜施以调气之剂，盖津道之遂顺，皆一气之通塞"。现代临床也观察到，理气药可通过调节尿道平滑肌的舒缩，改善膀胱刺激征，消除残余尿，防止致病菌在泌尿道上的黏附；而活血化瘀可以改善肾脏血液循环，提高局部抗菌药物的浓度，促进炎症病变组织恢复。

该患者年逾六旬，体内激素水平下降，病情稳定后可酌情加杜仲、益智仁等培补肾元，使根本充固，邪不得犯。

【临证心得】

1. 尿路感染是指病原体在尿路中生长繁殖，侵犯尿道黏膜或组织引起的炎症，其中下尿路感染包括有膀胱炎及尿道炎。尿路感染是一种常见病，多发病，以女性患者为多。据统计，约有 1/3 的成年女性会出现尿路感染症状，而其中 1/4 会反复发作，成为复发性尿路感染。膀胱炎常在过于劳累、受凉、长时间憋尿及性生活后发病，常见的症状有尿频、尿急、尿痛、脓尿和终末血尿，甚至全程肉眼血尿。严重者膀胱由于炎症刺激发生痉挛使膀胱不能贮存尿液，频频排尿无法计数，出现类似尿失禁的现象。单纯膀胱炎全身症状轻微，多不发热。若有畏寒、发热，则应考虑同时合并有其他泌尿生殖系器官急性感染的存在。根据患者典型的临床表现，膀胱炎的诊断并不困难，诊断时特别要注意询问患者有无尿路感染的诱因和全身及尿路疾病史，并进行相应检查。尿常规：脓尿、血尿、尿液浑浊；尿沉渣试验：白细胞≥ 5/HP（高倍镜视野），有时存在有白细胞管型、脓细胞管型；尿细菌培养≥ 100000/ml。除尿细菌培养外，还应该做药物敏感试验，典型病例常获得阳性结果。肾功能一般不受影响。膀胱炎还需与急性肾盂肾炎相鉴别，急性肾盂肾炎育龄妇女最多见，起病急骤，高热寒战，体温多在 38 ～ 39℃，腰痛，小腹酸痛，体检时在上输尿管点或肋腰点有压痛，肾区叩痛阳性，儿童患者的症状不明显，起病时除高热等症状外

常有惊厥、抽搐发作。

西医治疗膀胱炎以抗病原菌为主。对于大肠埃希菌感染，多选用氨苄西林与庆大霉素、羧苄西林与庆大霉素、头孢菌素与庆大霉素或卡那霉素或阿米卡星合用；对变形杆菌感染，多运用呋喃妥因与红霉素合用，或者青霉素类与庆大霉素或卡那霉素合用；对绿脓杆菌感染，多运用氨苄或羧苄西林与庆大霉素或卡那霉素合用；对金黄色葡萄球菌感染，多运用新青霉素与头孢菌素或庆大霉素合用，红霉素与庆大霉素或卡那霉素合用。此外，头孢菌素类、磺胺类、喹诺酮类抗菌药物也常常根据病情应用。但对于膀胱炎的治疗，仅仅使用抗菌药物通常不能取得很好的疗效，尤其是老年女性复杂性的尿路感染，常常较难治愈或极易复发，此类患者的治疗常常是临床的治疗难点。

2. 尿路感染属中医学“淋证”的范畴，淋证的主要病机是以肾虚为本，膀胱湿热为标，湿热内蕴是贯穿疾病始终的标证，慢性尿路感染是湿热日久而致正虚的一种疾病。各个医家根据不同的理论发挥及临床经验，有从急慢性分期分析其病机特点的，也有从脏腑三焦论治病因病机的。多数医家认为急性期多属湿热蕴结下焦，膀胱气化不利；慢性期多属湿热伤肾，肾虚留邪，虚实夹杂。病位在肾与膀胱，日久必及脾，甚及心肺。在此共识下，近年来各个医家还强调活血化瘀法，其主要病机理论大都包括湿热伤肾到湿热熏蒸而为久病必有瘀的过程。有专家认为尿路感染的部位在肾与膀胱，与肝胆密切相关，亦可波及心肺。其病邪以湿热为主，肾虚而感受湿热，是发生尿路感染的根本原因。诸淋日久不愈，正气渐衰，久病必瘀，肾络瘀阻，则淋证迁延，反复不愈。王耀光教授认为尿路感染的内因是肾虚，外因是湿热之邪下注膀胱，故肾虚为本，湿热为标，本虚标实，虚实夹杂，实证为多。何立群教授认为湿热存在于尿路感染全过程，尿路感染的根本原因是正气不足、抗邪无力，并且认为正虚和湿热与瘀血产生有一定的关联。刘宝厚教授提出了湿热存在于尿路感染全过程，其反复发作的根本原因是正气不足、抗邪无力的观点，并认同朱丹溪的湿热伤血、湿热熏蒸而为瘀的理论。所以在治疗时以祛邪为主，同时要兼顾扶正，注重改善机体的内部环境。对于尿路感染的中医治疗，近代医家各有方法。杨静等用八正散合五味消毒饮加减治疗本病，疗效有显著差异（$P < 0.05$），表明中药疗效优于西药。施傲听应用白花蛇舌草为主配合黄柏、车前草、薏苡仁等为基

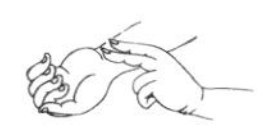

本方辨证加味治疗尿路感染，总有效率为83.19%。陈小丹等用参苓白术散加味（加石菖蒲、萆薢、重楼等）治疗尿路感染，总有效率为95.00%，疗效满意，且无抗药性，不良反应少，能显著提高尿菌转阴率，降低尿路感染的复发率和再感染率。黄文政教授认为本病气阴两虚为病之本，湿热、瘀血等余邪留滞下焦为病之标。治疗上应标本兼顾，临床常用柴苓汤、桃仁承气汤、清心莲子饮、知柏地黄汤、栝楼瞿麦丸、小蓟饮子及易黄汤加减，针对年龄性别的差异，辨证治疗，取得了较好的效果，不良反应亦很少见到。

3. 余老认为“淋证”病位在肾与膀胱，与下焦湿热有关，而肾虚，气化不利，一旦遇劳或感外邪引动，就容易复发。在病程中，肾虚是本，肾者，主水藏精、为先天之本，性命之根，内寓真阴真阳，肾中精气所化生之元气，具有推动人体生长发育，温煦和激发人体各脏腑、经络等组织器官正常活动的作用，肾精充盈，脏腑功能协调，正气旺盛，机体就能保持正常的生理状态，未入之邪不得侵入，已入之邪难以滞留。肾精不足，机体就会产生各种病证，所谓“邪之所凑，其气必虚”。一则肾虚卫外不固，邪易入侵；二则感邪后，难以彻底驱邪外出。湿热为标，湿热可由外邪侵入，亦可由脏腑功能失调内生，因其黏滞，难以排除，容易阻滞气机，产生瘀血，三者相互影响，恶性循环，使病情迁延难愈。根据病程的久暂，体质的不同，余老将其分为气虚、阴虚、阳虚。肾气虚：表现为神疲乏力，纳食减少，腰酸隐隐，小便有时赤涩，淋漓不尽，舌质淡，苔薄白或腻，脉细；肾阴虚：表现为五心烦热，乏力盗汗，口干，入夜尤甚，腰膝酸软，小便赤涩，大便秘结，舌质红，苔少，脉细数；肾阳虚：表现为精神萎靡，畏寒，腰部冷痛，四肢不温，尿意频频，夜尿增多，便溏，舌质淡胖，边有齿印，苔薄，脉沉细。

（1）辨证论治以益肾固本，扶正为先：肾为水火之宅，一身阴阳之根本，“肾虚”是本病反复发作的内在因素，治病求本，只有加强肾脏的气化、封藏功能，才能使未入之邪不得侵入，已入之邪难以滞留，此正所谓“正气存内，邪不可干”。临证常见腰酸腰痛、乏力、口干、尿频尿急尿痛、舌淡或红、脉细或细滑，扶正当从补肾气、养肾阴入手，选药宜平和，常用黄芪、太子参、杜仲、川续断、山茱萸、女贞子、墨旱莲、黄精、怀牛膝、益智仁等。余老尤擅长应用黄芪。黄芪性甘、微温，归脾、肺经，李杲谓之“益元气而补三焦”，张锡纯言其“又善利小便”；太子

参始载于《本草从新》“大补元气”“其力不下大参”，其养阴生津力强，以清补见长，参芪配伍健脾而不燥，滋肾而不腻，益气养阴无助湿生热之弊，实为补肾第一药对。

（2）清热通淋贯穿始终：“《证治准绳》载淋病必有热盛生湿，湿盛则水液浑，凝结而为淋”，《医方考》曰“下焦之病，责之湿热”，湿热黏滞，尿频尿急尿痛是尿路感染常见症状，余老认为应将清热利湿通淋贯穿治疗始终，常用知母、黄柏、石韦、冬葵子、蒲公英、白头翁、鸭跖草、白花蛇舌草、萹蓄、瞿麦、水蜈蚣等清热解毒药，并喜欢将其组成药对，交替使用，如知母－黄柏、白头翁－蒲公英、萹蓄－瞿麦、白花蛇舌草－鸭跖草等。知母、黄柏，名曰“坎离丸”，知母滋肾阴，黄柏降相火，两药配伍，补水泻火，滋阴清热；萹蓄、瞿麦二味皆苦，入膀胱经，长于导湿热下行，以溲黄短赤、尿道涩痛最为适用；白头翁、蒲公英、白花蛇舌草、鸭跖草都是寒能清热，苦可燥湿之品，合用其抑菌作用较单味药更强。现代药理研究也证实，清热解毒药物具有抗菌抗病毒作用，对大肠埃希菌、变形杆菌、金黄色葡萄球菌等常见尿感致病菌均有抑制作用；并能增强白细胞的吞噬能力，促进细胞和体液免疫功能。

（3）行气活血，疏通肾络：《临证指南医案》云“初病湿热在经，久则瘀热入络”，《丹溪心法》曰“血受湿热，久必凝滞”。湿热蕴结，阻碍三焦气机，气机不畅，瘀血内生，气滞、瘀血互为因果，既是病理产物，又是使病情迁延难愈的因素。对于病程日久，余老主张在清利湿热同时配合行气活血治疗，选用乌药、苏木、枳壳、王不留行、柴胡、陈皮等调理气机，增强膀胱气化功能，有助输尿管蠕动；丹参、川芎、当归、赤芍、郁金、紫珠草、地锦草等凉血活血，其中枳壳、王不留行为余老经验药对，言枳壳通上窍，王不留行通下窍，两者配合，使气机通畅，炎症得除，正如《临证要诀·小便血》所说：“若用药不效便宜施以调气之剂，盖津道之遂顺，皆一气之通塞。”

（4）重视顾护脾胃：脾胃为后天之本，气血生化之源，机体有赖于水谷精微的不断充养，汤药亦赖脾胃吸收发挥作用，故“善治病者，惟在调理脾胃”。临床上，因湿邪易困遏中焦，或因病情反复，烦躁焦虑，壅滞脾土，或因长期服用抗生素、清热利湿中药，戕伤脾胃，均可影响脾胃运化功能，出现纳差、乏力、面色无华、苔腻等症状。余老常选用藿香、佩兰、荷叶醒脾和胃；怀山药、白术、陈皮、法半夏、

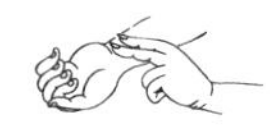

白及等运脾健胃，从而增强体质，提高机体的免疫力，减少复发。

疾病的治疗，日常调护必不可少，对于尿路感染的患者，需要调治结合，才能取得较好的疗效，并且防止复发。首先要避免疲劳，注意休息。其次要多饮水，每日饮水不低于 1500 ～ 2000mL，养成良好的排尿习惯，不憋尿。饮食方面，寒凉和辛辣的食物要少吃或不吃，同时，含糖量高的食物也不宜多吃。对于中老年患有难治性尿路感染的女性，要做适宜的身体锻炼，如太极拳、八段锦等，增强体质，才能从根本上防治本病。

（赵　静）

尿路结石

一、病例 1

火某，男，33 岁，2012 年 8 月 1 日因“腰腹疼痛 2 天”前来就诊。

患者有泌尿系结石病史多年，曾碎石治疗 2 次。2 天前又出现腰腹疼痛，查尿常规：潜血（+++），红细胞 100/μL；血常规：白细胞 16.69×10^9/L，红细胞 5.29×10^{12}/L，血小板 160×10^9/L，血红蛋白 155g/L；B 超：右侧肾盂积水，右输尿管上段见条状无回声带，宽约 0.8cm。求进一步诊治，前来就诊。就诊时仍感右侧腰酸胀，尿黄，无疲倦乏力，无肢体浮肿，舌暗淡，苔黄腻，脉细滑。既往否认高血压、糖尿病病史，否认其他疾病史。西医诊断：尿路结石，中医诊断：腰痛，辨证属湿热蕴结下焦，煎液成石，阻塞尿道，治拟清利排石。方药如下：

金钱草（包）30g	海金沙（包）20g	石韦 15g	冬葵子 15g
鸡内金 15g	郁金 15g	枳壳 10g	王不留行 15g
制苍术 10g	炒白术 10g	茯苓 15g	黄柏 10g
萹蓄 15g	土茯苓 30g	柴胡 10g	白芍 10g
凤尾草 15g	延胡索 10g		

7 剂　水煎服

2012 年 8 月 8 日二诊。

服药后右侧腰腹疼痛仍作，无排尿异常，余无特殊不适，舌暗红，苔薄腻，脉细滑。尿常规示：潜血（+++），红细胞 29/μL。辨证仍属湿热蕴结，考虑加强理气清利排石之力，上方去柴胡、延胡索、白芍，加酒地龙 15g，浮海石 30g，仙鹤草 15g，7 剂，

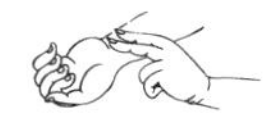

水煎服。

2012年8月15日三诊。

诉排尿时突感刺痛，疑结石已排出，现已无腰腹痛，观其舌暗红，苔薄腻，脉细滑。复查B超（-），尿常规：潜血（++）。考虑患者结石已出，但仍有湿热蓄积，且气滞血瘀，治疗予益肾清利，消中寓补，标本兼顾。方药如下：

金钱草（包）30g	海金沙（包）20g	石韦 15g	冬葵子 10g
鸡内金 15g	郁金 15g	牡丹皮 15g	紫丹参 15g
川芎 10g	川续断 10g	杜仲 10g	王不留行 15g
蒲公英 15g	土茯苓 30g		

14剂　水煎服

【按语】

尿路结石包括肾结石、输尿管结石、膀胱结石，临床常见腰痛，排尿刺痛，甚至绞痛，可伴有血尿，也有可能长期存在而无症状。病机多为湿热蕴结下焦，煎熬尿液，聚为砂石。砂石阻塞日久，进一步壅遏气血，郁而化热，二者互为因果，形成恶性循环，促进病情加重恶化。本案患者既往有多年尿路结石病史，此次症状、体征及实验室检查都显示仍为尿路结石发作，诊断明确，观其舌脉，舌暗淡，苔黄腻，脉细滑，乃湿热内蕴之象。故余老自拟清利排石方，方中金钱草、海金沙、鸡内金为治疗结石要药，三者可清热解毒、消积化石、利尿排石；石韦、冬葵子清利湿热，利尿通淋；广郁金、枳壳、王不留行活血止痛，行气解郁，凉血清心；制苍术、炒白术、茯苓燥湿利水，健脾，益气，渗湿；黄柏清热燥湿，泻火解毒；萹蓄、土茯苓、凤尾草可清热除湿，利尿通淋；柴胡、延胡索可活血行气，增强排石功能，再配以白芍养血敛阴，柔肝止痛，既可以防治清利太过，又可缓解排石疼痛。二诊时患者结石未排，加用酒地龙、浮海石、仙鹤草等药，加强清热软坚、通络散结、消石通淋之功效。三诊时患者已排出结石，考虑患者有反复结石病史，在清利通淋基础上，加用补益脾肾之药，既可彻底清除湿热瘀血，也可补益正气，防止结石再发。

二、病例 2

李某，25 岁，2015 年 3 月 11 日初诊。

患者诉昨夜突发右侧腰痛，痛及小腹，于我院急诊就诊，查 B 超示：双肾结石，其中最大为 6mm×5mm，右侧输尿管上段结石伴少量积水。尿常规：尿蛋白（+），潜血（++）；血常规：白细胞 11.2×10^{9}/L，中性粒细胞 76.5%。急诊诊断为肾结石伴泌尿系感染，予以解痉止痛、抗感染等治疗后，现腰痛好转，但仍有刺痛感，为予进一步诊治，前来就诊。就诊时患者两侧腰部刺痛，右侧为著，痛引少腹，小便不畅，尿色发黄，口苦，舌质淡，苔薄黄腻，脉弦滑。辨证为湿热内蕴，治宜清热利湿，排石通淋。方药如下：

金钱草（包）30g	海金沙（包）20g	鸡内金 15g	制苍术 10g
炒白术 10g	石韦 15g	茯苓 15g	枳壳 10g
黄柏 10g	知母 10g	白花蛇舌草 30g	王不留行 15g
萹蓄 15g	土茯苓 30g	凤尾草 15g	仙鹤草 15g

7 剂　水煎服

2015 年 3 月 18 日二诊，患者诉腰痛较前减轻，排尿正常，舌淡红，苔薄，脉弦滑，嘱其继服上方 7 剂，水煎服。

2015 年 3 月 25 日三诊，患者诉腰痛不显，二便正常，微感乏力，舌淡红，苔薄白，脉细弦。辨证为脾肾气虚，治宜补气健脾，益肾清利。上方去黄柏、知母，加黄芪 30g，陈皮 6g。7 剂，水煎服。

【按语】

肾结石是临床常见疾病，发病率也很高，相当于中医学之“石淋”范畴，病因多由下焦湿热内蕴，煎熬水液，久而聚成砂石。湿热内蕴，久而必阴血亏耗，伤及正气，或为阴亏、或为气虚、或气阴两虚，故病初起为实证，久则虚实夹杂。湿热夹瘀，贯穿始终。肾结石乃下焦湿热煎熬水液而成，砂石结聚水道，郁滞不得下行，致气血运行不畅，且砂石为坚硬之物，易损伤血络，瘀石互结，气滞血瘀而发生腰胀腰痛或血尿，结石为病理产物亦为致病之因，缠绵难愈。常腰胀痛、尿血，或无

 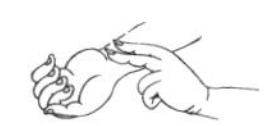

明显症状，但有舌质红暗，苔厚腻黄，脉弦滑等湿热夹瘀之征。脾肾不足，亦当兼顾。肾虚为病之根本，湿热之邪内蕴日久必然伤及脾肾，耗伤气阴，或气虚，或阴虚，或气阴两虚。加之清热利湿通淋、活血化瘀之品常损伤脾胃，故脾肾当时时兼顾。根据此发病机制，对于肾结石的治疗，以早期以清利湿热、活血行气为主，后期防止伤正，扶正祛邪兼施。本例患者为湿热内蕴，煎熬成石，故治宜清利湿热、排石通淋，金钱草、海金沙、鸡内金为治疗结石要药，清热解毒、利尿排石、苍术、白术、茯苓健脾益气、燥湿利水；石韦清利湿热，利尿通淋；枳壳、王不留行活血止痛，行气解郁，凉血清心；黄柏、知母、仙鹤草清热燥湿，泻火解毒；萹蓄、土茯苓、凤尾草清热除湿，利尿通淋。服用2周后，患者湿热之邪已退，但脾气渐虚，治疗攻补兼施、清利湿热之外，兼以补气健脾。

【临证心得】

尿路结石包括肾结石、输尿管结石、膀胱结石，临床常见腰痛，排尿刺痛，甚至绞痛，可伴有血尿，故中医学列入“石淋”“血淋”“腰痛”等范畴。

尿路结石的形成是一个复杂的过程，《中藏经》曰：“虚伤真气，邪热渐深，日积月累，缓又结聚成块，小者如砂，大者如石，或在肾，或在膀胱，或在尿道，或能排出而又产生，或热伤血络，破血妄行，小便涩痛带血。”结石的形成多与饮食不节和不洁有关，如过食肥甘、过度饮酒、嗜食生冷辛辣等，使气机阻滞，湿热内生，邪热偏盛，煎熬津液，日积月累，结聚成石，或能自行排出，或排而复生。结石的化学成分有草酸钙、磷酸钙、尿酸、胱氨酸及感染石等。

尿路结石的发病机制，多数医家赞同肾虚湿热的理论。肾主水，肾虚气化失司，湿浊停聚，蕴而化热，湿热蕴久，煎熬尿液，遂成砂石。结石阻塞尿路。气机升降紊乱，气滞不通，故腰腹部绞痛，甚至随冲气上逆而恶心呕吐；热灼血络，迫血妄行，故尿血；湿热相合，下注膀胱，膀胱气化失司，水道不利，故出现尿频、尿急、尿痛等膀胱刺激症状。而对于尿路结石的治疗，可分为湿热实证、阴虚证和气虚证。发病初期多属湿热实证，症状通常有肾绞痛、血尿、尿路感染等膀胱刺激征，常常突然发生，伴有恶心呕吐、苔腻或黄、舌质红、脉滑。多见于尿路感染急性发作期。治疗以清热利湿、化石通淋为主。方药多用金钱草、海金沙、冬葵子、石韦、王不留行、滑石、延胡索、白茅根、黄柏等。如见气滞血瘀之象，可加用桃仁、当归、

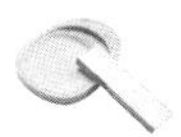

枳壳、延胡索、王不留行等益气活血，化瘀止痛。病久伤正，转虚实夹杂，可见阴虚证和气虚证。阴虚可见结石内停，腰部隐隐酸痛或无明显病状，口咽干燥，舌质红少津，苔黄，脉细数，多见于尿路结石稳定期。治宜滋养肾阴，化石通利。药用生地黄、熟地黄、北沙参、麦冬、枸杞子、生鳖甲、金钱草、石韦、海金沙等。结石病久，腰痛绵绵，或呈胀痛，疲乏无力，或有虚浮，苔薄白，舌淡，脉细，此为气虚，见于尿路结石长期不下，日益增大以及年老体弱者。治宜补益脾肾，益气通淋。药用党参、黄芪、巴戟天、补骨脂、牛膝、金钱草、冬葵子、茯苓等。

对于泌尿系结石的西医治疗，以药物治疗和外科治疗为主。药物治疗包括排结石药物如α1 受体阻断药、钙离子通道阻滞药等；溶结石的药物，包括钙代谢异常药物、尿酸代谢异常药物、胱氨酸代谢异常药物等；还有感染性结石的药物，通常为抗菌药物。外科治疗包括体外冲击波碎结石、输尿管镜结石术、经脾肾镜取石术、腹腔镜肾盂及输尿管切开取石术以及开放手术等治疗。

目前临床对于泌尿系结石的治疗，多数使用中西医结合治疗方式。如中药加解痉药可刺激空腔脏器舒缩，增强张力，使结石部位松弛，促进脏器强烈蠕动，对结石形成强大推动力，使其向下运动排出。也有报道显示此法治疗泌尿系结石，总有效率达 86%。此外，还有中药加解痉药及利尿药等方法。

肾结石指发生于肾盏、肾盂及肾盂与输尿管连接部的结石。肾是泌尿系形成结石的主要部位，其他任何部位的结石都可以原发于肾脏，输尿管结石几乎均来自肾脏，而且肾结石比其他任何部位结石更易直接损伤肾脏，因此早期诊断和治疗非常重要，除了引起患者腰腹部剧烈疼痛等症状，还常常导致各种并发症，未经良好治疗的复杂性肾结石最终可能导致肾功能丧失，或者发生致命的尿脓毒症甚至引发化脓性腹膜炎导致休克，常常引起尿路梗阻、局部损伤、感染以及肾脏组织被脂肪组织取代进而导致肾衰竭、尿毒症等严重疾病。肾结石在西方国家的病发率为 5% ～ 15%，在我国，随着人们生活方式及饮食结构的改变，肾结石的病发率呈逐年上升趋势，而且年龄逐渐趋于低龄化，因此加强对于肾结石影响因素的调查尤为重要。年龄、肥胖程度、饮酒状况、饮水量、睡眠时间、早餐规律、焦虑压力均为肾结石发病的危险因素。研究显示，肾结石发病无明显的性别差异，发病年龄集中在 30 ～ 60 岁，具有明显的年龄分布特征，这可能与人体在不同年龄的代谢能力与身

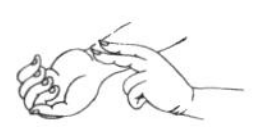

体状况有关，30 ～ 60 岁人群是高危人群。体重指数（body mass index, BMI）＞24.5 的人群肾结石患病率高达 20.4%，其原因可能是肥胖人群与正常人群间血液中不同物质水平差异。有饮酒习惯的人群中患病率高达 24.56%。啤酒中所含的嘌呤较高，可分解成为尿酸，因此可能诱发或者加重肾结石。同时，在调查中发现随着饮水量的增加，肾结石的患病率出现了明显的下降，大量饮水可以稀释尿液，降低其中草酸根和钙离子的浓度，从而减少草酸钙的形成，并有助于小型结石的排出。熬夜易导致体内内分泌系统的紊乱，从而影响体内尿酸、钙等物质的代谢排出从而有可能影响肾结石的发病。不食用早餐将导致胆汁长期淤积在胆囊，影响胃酸分泌、胆汁排出，从而减弱消化系统功能，也会导致肾结石发病率上升。焦虑与压力是当今社会人员普遍面临的心理活动，长期的焦虑和压力下易诱发人体内分泌功能的紊乱，以及免疫力的下调，是诱发肾结石的重要影响因素。

余老认为尿路结石形成的常见因素有以下几个方面：

1. 新陈代谢紊乱 结石是由人体代谢产物构成的，因此，尿路结石的发生与体内新陈代谢紊乱有着密切的关系。

可见于肾小管病变（肾小管性酸中毒、胱氨酸结石）；酶紊乱（原发性高草酸尿、黄嘌呤尿）；高血钙（原发性甲状旁腺功能亢进、甲状腺功能亢进、乳酸碱化药综合征、皮质醇增多、维生素 D 中毒症、恶性肿瘤）；原发性高尿钙；尿酸代谢异常；与肠管病变有关的结石等。

2. 局部病因 尿路感染、尿路梗阻和异物为主要局部病因，并直接影响尿石症的防治效果。

3. 饮食 饮食结构与尿路结石的形成有一定关系。摄入饮食内动物蛋白高，导致尿液中钙和尿酸含量增加，枸橼酸盐减少，可促进尿石形成；偏食草酸多的食物，如甜菜、菠菜、浓茶、咖啡等，易产生高草酸尿症，使草酸性结石形成机会增加；偏食糖类食物，可导致尿钙排泄增加，使结石形成机会增加；当食物中缺乏维生素 A 时，可促使以磷酸盐为主的尿盐产生沉淀而形成结石；当维生素 B_6 缺乏时，可产生高草酸尿和草酸钙广泛在肾小管内沉淀，形成结石机会增加；当摄入大量维生素 C 时，可增加草酸盐结石形成的危险；当饮水少或出汗多时，可使尿液浓缩，尿盐沉淀增加，有利结石的形成；当摄入过多食盐，可导致高钙尿症，增加尿石形成

 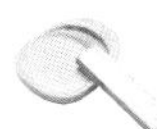

机会。素食者一般尿钙较低，使形成结石机会减少。

4. 药物因素 摄入某些药物尤其是过多摄入时，有导致尿路结石的风险。如溃疡患者长期服用小苏打等碱性药物和饮用牛乳食疗，可产生高钙血症，尿液碱化，使磷酸钙易于沉淀而产生磷酸钙结石；胃药中的复方氢氧化铝（胃舒平）、三硅酸镁等成分，也可在结石中出现；过量服用维生素 D，可使肠道钙吸收增加，易导致肾结石；大量维生素 C 可增加尿中草酸含量，大量服用阿司匹林也可增加尿中草酸含量，可导致草酸盐结石产生；某些磺胺药在酸性尿液中溶解度低，易在肾小管中析出结晶而造成泥沙阳结石；长期服用皮质激素可引起高钙尿症和尿石症；长期服用索米痛、四环素等药物也可引起尿路结石。

5. 其他因素 如水质、气候、遗传、年龄、性别、职业等环境因素对尿路结石有一定的影响。

尿路结石病机多为湿热蕴结下焦，煎熬尿液，聚为砂石。砂石阻塞日久，进一步壅遏气血，郁而化热，二者互为因果，形成恶性循环，促进病情加重恶化。临床表现常见疼痛、血尿、排尿异常等，也有可能长期存在而无症状。

尿路结石的治疗，余老自拟排石汤：金钱草、海金沙、石韦、冬葵子、郁金、徐长卿、紫苏梗、地龙、浮海石、枳壳、乌药、鸡内金、王不留行、萹蓄、白花蛇舌草。其中“三金”是治疗结石要药，重用金钱草、海金沙清热解毒，利尿排石，鸡内金消积化石。石韦、冬葵子性寒滑利，使湿热下行，结石得除。临床上结石往往与气滞血瘀互为因果，气滞血瘀易促使结石形成，而结石久留加重气血阻遏，且结石的排出又依赖气血宣通加以推动，所以在清利的基础上伍以乌药、徐长卿、紫苏梗、枳壳等行气药及郁金、地龙、王不留行等活血药，宣通气血，溶化结石。现代药理研究也证实，行气活血药物可增加输尿管蠕动，改善局部血液循环，减少结石粘连，促进结石排出。尿路感染严重加黄柏、蒲公英、白头翁；血尿明显加仙鹤草、白茅根；腰痛剧烈加延胡索、川楝子；湿重加苍术、川厚朴；气虚加生黄芪、桑寄生；阴虚加女贞子、麦冬。

在药物治疗的同时强调适当运动，节制饮食，增加饮水量，调节尿 pH，积极治疗尿路感染、胃肠道炎症等原发病。尤其是对于饮食来说，是临床患者比较关注的话题。如果是草酸钙结石，应避免大量吃含草酸很高的菠菜、苋菜、茭白、甜菜、笋、

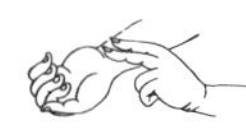

西红柿、土豆、巧克力，更不宜饮含草酸很丰富的橙汁、可可、红茶来解渴。草酸很高且尿液浓缩时，易于与钙结合而在肾脏中形成结晶。对高钙尿者，应限制钙摄入，包括牛奶、黄豆、芝麻、腌菜、木耳、紫菜等含钙较高的食物。草酸钙结石和磷酸钙结石患者可以吃鸡、鸭、鱼、肉、蛋。此外，适当补充维生素 B_6 片有利于草酸的脱除。如果是尿酸结石，应该吃低嘌呤饮食，限制动物内脏、海味、肉类等，也不宜饮酒，因为嘌呤最终分解为尿酸，使血液中尿酸增高，并易在肾脏中形成尿酸结晶。尿酸结晶患者可以饮牛奶、吃蛋，因为牛奶和蛋不含嘌呤。尿酸结石患者应适当多吃蔬菜、水果等。

（赵　静）

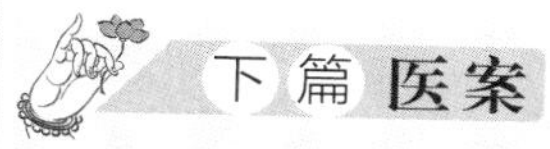

梗阻性肾病

钱某，男，46 岁，2016 年 8 月 19 日初诊。

因“尿检异常 1 年伴少尿 4 个月”就诊。1 年前患者体检尿常规提示尿蛋白(+)，潜血（++），红细胞 112/μL，白细胞 68/μL，小便偶见少量泡沫，肾脏 B 超未见明显异常，高血压病史 5 年，服氨氯地平（络活喜）5mg 每日 1 次，于当地医院就诊，诊断为“慢性肾炎”，治疗上予黄葵胶囊，患者服药 3 个月后自行停药，未复查。4 个月前患者无明显诱因出现少尿，排尿不畅，尿量约 400mL，色深黄，偶见少量泡沫，右后侧腰部酸痛。症见排尿不畅，尿色深黄，量少，少量泡沫，右后侧腰部酸痛，大便日行 1 次，成形，纳差，夜寐可，舌质暗红，苔薄黄，脉弦细。血压 135/75mmHg。血生化：肌酐 129μmol/L，尿酸 420μmol/L，CO_2CP 19.9mmol/L，钾 5.2mmol/L。尿常规：尿蛋白（+），隐血（+），红细胞 50/μL，白细胞 25/μL。24h 尿蛋白定量 0.1g。肾脏 B 超示右侧肾盂积水。诊断为“梗阻性肾病”，辨证脾肾气阴两虚，湿热瘀阻。治以益气养阴，清热利水，行气活血化瘀。方药如下：

黄芪 15g	太子参 12g	苍术 10g	白术 10g
紫苏叶 10g	牡丹皮 15g	丹参 15g	川芎 10g
当归 15g	陈皮 10g	泽兰 15g	泽泻 15g
白花蛇舌草 30g	黄蜀葵花 30g	积雪草 15g	玉米须 30g
王不留行 15 g	车前子 20g		

28 剂　水煎服

2016 年 9 月 16 日二诊。

排尿不畅，尿量约 700mL，色黄，少量泡沫，右后侧腰部酸痛缓解，纳食增加，

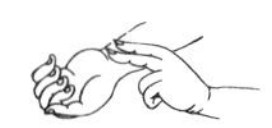

大便日行1次，成形，夜寐安，舌质暗红，苔薄黄，脉弦细。尿常规：蛋白（+），隐血（-）。血生化：肌酐131μmol/L，尿酸398μmol/L，CO_2CP 21.3mmol/L，钾4.9mmol/L。证属脾肾两虚，湿热瘀阻。治当健脾益肾，清热利水，行气活血化瘀。方药如下：

黄芪 15g	太子参 12g	苍术 10g	白术 10g
紫苏叶 10g	牡丹皮 15g	丹参 15g	川芎 10g
当归 15g	陈皮 10g	泽兰 15g	泽泻 15g
白花蛇舌草 30g	黄蜀葵花 30g	河白草 20g	积雪草 15g
玉米须 30g	王不留行 15 g	车前子 20 g	杜仲 15g
菟丝子 15g			

28剂　水煎服

2016年10月14日三诊。

排尿通畅，尿量约1100mL，色黄，无泡沫，右后侧腰部无明显酸痛，大便日行1次，成形，纳可，夜寐安，舌质红，苔薄白，脉弦细。尿常规：蛋白（-），潜血（-）。血生化：肌酐120.5μmol/L，尿素9mmol/L，尿酸346μmol/L，CO_2CP 22.1mmol/L。证属肾虚湿瘀。治当健脾益肾，清热利水，理气活血。方药如下：

黄芪 15g	太子参 12g	苍术 10g	白术 10g
紫苏叶 10g	牡丹皮 15g	丹参 15g	川芎 10g
当归 15g	陈皮 10g	泽兰 15g	泽泻 15g
白花蛇舌草 30g	黄蜀葵花 30g	河白草 20g	积雪草 15g
玉米须 30g	车前子 20 g	杜仲 15g	菟丝子 15g
续断 15g			

28剂　水煎服

2016年11月11日四诊。

排尿通畅，尿量约1600mL，色淡黄，无泡沫，右后侧腰部无明显酸痛，大便日行1次，成形，纳可，夜寐安，舌红，苔薄白，脉细。尿常规：蛋白（-），潜血（-）。

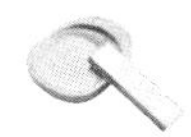

血生化：肌酐 110μmol/L，尿素 8.8mmol/L，尿酸 330μmol/L，CO_2CP 22.9mmol/L。肾脏 B 超未见明显异常。证属肾虚湿瘀。治当健脾益肾，清利活血。方药如下：

黄芪 15g	太子参 12g	苍术 10g	白术 10g
紫苏叶 10g	川芎 10g	当归 15g	虎杖 20g
泽兰 15g	泽泻 15g	白花蛇舌草 30g	黄蜀葵花 30g
河白草 20g	积雪草 15g	玉米须 30g	车前子 20g
杜仲 15g	菟丝子 15g	续断 15g	

28 剂　水煎服

【按语】

患者梗阻性肾病诊断明确，予中药煎剂治疗。患者平素血压控制佳，初诊时症见排尿不畅，尿色深黄，量少，少量泡沫，右后侧腰部酸痛，大便日行 1 次，成形，纳差，夜寐安，舌质暗红，苔薄，脉弦细，一派湿热瘀阻之象。小便色深黄是湿热证的特征，湿热之邪有蒙上流下的特征，故能弥漫三焦，且常波及其他脏腑。王肯堂在《杂病证治准绳 · 伤湿》中写道：湿邪“淫溢上下内外，无处不到”，薛生白在《湿热条辨 · 论湿热有三焦可辨》中记载：“热得湿而愈炽，湿得热而愈横，湿热两分，其病轻而缓，湿热两合，其病重而速。湿多热少，则蒙上流下，当三焦分治；湿热俱多，则上闭下壅，而三焦俱困矣。”湿热下注膀胱则尿少而黄；腰痛则为湿热留羁肾腑。湿热阻络致病湿热留肾，气化不利，久而血行涩滞，瘀阻肾络，络脉不能宣通，故湿热往往伴有瘀血的改变，这亦是使病情迁延缠绵、导致肾损伤的重要原因。湿热与瘀血兼夹，热伤血络，血溢脉外，湿热羁留，阻遏气机，脉络为之阻滞，或由于湿热耗气伤阴，则血运迟缓无力等均可导致瘀血的发生。《灵枢 · 营卫生会》曰：“血之与气，异名同类。”《血证论 · 阴阳水火气论》：“运血者即是气。”“血与水本不相离。”湿阻气机，气滞而血瘀。《医林改错》曰“血受热则煎熬成块”，《金匮要略》言“热之所过，血为之凝滞”“热附血而愈觉缠绵，血得热而愈形胶固”，肾络受损，水湿阻络，血溢脉外，“离经之血为瘀”。

初诊时，余老以党参、黄芪、白术健脾益气，固本培元；使用了剂量较大的白花蛇舌草、黄蜀葵花、积雪草等清热利湿解毒以及牡丹皮、丹参、川芎、当归等活

 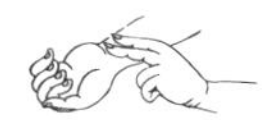

血化瘀药；佐以紫苏叶、陈皮理气，以期行气化瘀之效，玉米须、王不留行、车前子利水通淋。服药1个月后，湿邪渐祛，血随气行，腰部酸痛渐缓，小便量逐渐增加。

二诊时小便量逐渐增加，腰部酸痛缓解，用方有效，加用河白草加强清热利湿之效。攻补兼施，以杜仲、菟丝子补肾元。

三诊患者小便通畅，尿量正常，无明显腰痛症状，纳食可，舌质红，苔薄白，脾气渐充，肾虚不固，湿热瘀血之象渐消，但仍残留，去王不留行，加续断加强补肾。

四诊患者情况趋于稳定，此时正气渐充，邪仍留恋，攻补皆不可太过，但清利之法不可停，以免邪气复燃。

该患者病史时间较长，用药应力求标本兼顾、平稳和缓，在辨证治疗过程中尤当注意“谨候气宜，无失病机”。即使经过治疗后症状消失，尿检基本正常，亦不可骤然停服中药，须坚持服用3～6个月以巩固疗效，防止病情反复，同时注意休息，避免过度劳累。

【临证心得】

对于梗阻性肾病的发病机制西医学认为：①输尿管内压力上升：正常为6～10mmHg，明显梗阻时该压力可达40～50mmHg。②肾血流动力学改变：急性双侧梗阻。肾血流量先有短暂上升，后减少，GFR（肾小球滤过率）下降；慢性双侧梗阻。肾血流量可保持一定水平，为正常水平的60%～70%，因肾小管可重吸收，GFR不至于完全为零；急性单侧梗阻。GFR下降，近端肾小管压力可正常；慢性单侧梗阻。近端肾小管压力一般反而下降。③肾小管功能：如果梗阻仅是部分而非完全性，则主要有远端肾小管功能障碍异常出现，表现为肾对尿液浓缩功能障碍及酸化功能障碍，肾脏产生的免疫炎症反应，机体发生脂质代谢、内分泌及水盐代谢的紊乱，并造成蛋白尿、血尿等，是湿热之邪在慢性肾脏病病情进展过程中的反应。梗阻性肾病早期病理改变为炎性损伤，以炎性细胞浸润和炎性介质的释放为主，故而湿热为梗阻性肾病的基本病机，贯穿于病程始终。湿热久易生瘀，湿、热、瘀易于胶结，相互影响。治疗之法当以清利湿热、活血化瘀。患者平素饮食不节，劳累过度，脾气不足，运化失司，故而纳食欠佳；脾肾气虚，气行不畅，气虚则血瘀，故而少尿，排尿不畅，腰酸痛；气阴两虚，湿热内蕴，故而血尿，舌质暗红，苔薄黄，脉弦细。辨证当属脾肾气阴两虚、湿热瘀阻，治以益气养阴、清热利水、行气活血

化瘀。由此可见，清热解毒利湿活血药治疗梗阻性肾病效果显著。

分阶段用药：起病之初，患者湿热瘀血之象显著，治疗重在清热利湿活血。病情稳定后，湿热瘀血之象渐退，脾肾虚弱之象渐露，临床辨证多为脾肾气虚和（或）阳虚。此时治疗，可在祛邪的基础上增以补气温肾之品，以助阳气。值得注意的是，即使湿热证候已消除，未免病情反复，清利之品仍需多用一些时日，以求除邪务尽。

活血化瘀药：在梗阻性肾病的过程中，湿毒和瘀血是可以互相影响的。由于各种原因脏腑功能受损，肺气不能通调水道，脾气不能转输津液，肾气不能气化、开合，三焦决读失司，使人体水液的敷布和排泄发生障碍，水湿内停，阻滞脉道，气机阻滞而成血瘀，即《血证论》“病水者未尝不病血”之谓。瘀血阻滞、经脉不利又可致水液运行不畅，水血互结，加重湿毒。《血证论》云：“其血既病则亦累及于水。”水湿内停可以阻滞血液的运行而致血瘀，瘀血内停也可影响津液的运行而形成湿毒。《素问·调经论》说：“人之所有者，血与气耳。”《难经·二十二难》说：“气主煦之，血主濡之。”气是血液生成和运行的动力，血是气的化生基础和载体，因而有“气为血之帅，血为气之母”的说法。“气行则血行，气止则血止，气温则血滑，气寒则血凝”说明了气与血的关系，血的运行与温度有赖于气的作用，即气为血之帅。气能生血，行血，摄血。气能行血，是指血液的运行离不开气的推动作用。血液的运行有赖于心气、肺气的推动及肝气的疏泄调畅，《血证论·阴阳水火气血论》说：“运血者，即是气。”因此，气的充盛，气机调畅，气行则血行，血液的正常运行得以保证。治疗血瘀时，常常以活血药配合补气、行气、降气、升提的药物，以加强活血之效。

（何伟明）

乳糜尿

刘某，男，43岁，2011年5月7日初诊。

因“尿色浑浊如米泔水样1个月”就诊。患者1个月前进食油腻后出现尿色浑浊如米泔水样，无尿频、尿急、尿痛及发热、恶寒等症。于当地医院就诊，查尿常规：蛋白（++），潜血（++），白细胞（+），红细胞：62/μL。尿乳糜试验：阳性。每日口服左氧氟沙星片0.5g，服用1周，症状未见缓解。又服中药20余天，亦无改善，遂转至本院。症见小便浑浊如米泔水样，夹有血丝，尿道灼热感，少腹坠胀，口干口苦，喜食凉饮冷，舌质红苔黄厚腻，脉数。查血常规、肝肾功能、双肾彩超、输尿管、膀胱、前列腺均无明显异常。既往无丝虫病史，亦无手术、外伤史。辨证为湿热下注，脂汁外溢。治以清热利湿，分清泌浊。运用程氏萆薢分清饮加减，方药如下：

川萆薢 12g	水蜈蚣 20g	黄柏 9g	车前子 15g
石菖蒲 12g	茯苓 15g	生白术 15g	炒苍术 15g
莲子心 9g	川芎 10g	牡丹皮 10g	飞廉 20g
凤尾草 15g	芥菜花 15g	土茯苓 15g	半枝莲 15g

14剂　水煎服

2011年5月20日二诊。

药后小便浑浊较前好转，仍有白色絮状沉淀，夹有血丝，尿道灼热消失，口中黏腻，食纳欠香，体倦乏力，舌质淡苔白，脉濡滑。热邪已退，证属脾虚湿困，治当健脾利湿。运用平胃散加减，方药如下：

苍术 10g	厚朴 10g	陈皮 10g	生姜 10g
薏苡仁 20g	茯苓 15g	益母草 30g	炒白术 10g
藿香 10g	佩兰 10g	川芎 10g	牡丹皮 10g
水蜈蚣 15g	凤尾草 15g	半枝莲 20g	甘草 6g

14 剂　水煎服

2011 年 6 月 4 日三诊。

尿色基本转清，但进食油腻或劳累后尿有浑浊如白浆，解尿不畅，神疲乏力，头昏晕，食少便溏，舌质淡胖，苔薄白，脉缓。证属中气不足。治以补中益气、健脾化浊。方用补中益气汤加减，方药如下：

炙黄芪 20g	潞党参 15g	炒白术 12g	茯苓 15g
炒薏苡仁 20g	淮山药 15g	陈皮 6g	升麻 10g
炒柴胡 6g	炒当归 10g	炙白鸡冠花 15g	炙甘草 6g

14 剂　水煎服

2011 年 6 月 28 日四诊。

复查尿常规：阴性，尿乳糜试验：阴性。精神、食纳较前均有所好转，此后乳糜尿未再发作。

【按语】

患者由于过食肥甘油腻食物，致脾失健运，酿湿生热，蕴结下焦，清浊相混，而成小便浑浊如米泔水样。热盛灼络，络损血溢，则夹有血丝，尿道灼热感。首方以革薢、水蜈蚣为主，利湿通淋、分清别浊，为治疗本证的特异性药物；配合黄柏清热燥湿，车前子利水通淋、清利膀胱湿热；石菖蒲化湿通窍、定心志以止小便频数；佐以茯苓、白术健脾祛湿，使脾旺能运化水湿；另配莲子心清心火，以阻心热下移于小肠，及小肠之热上扰于心。飞廉、凤尾草、芥菜花、土茯苓、半枝莲清利下焦湿热，凉血解毒。全方以清热利湿，分清泌浊为主。

二诊时虽热邪已退，但邪已伤正，脾气虚损，湿性黏滞，尚有留恋，故神疲乏力，头昏头晕，食少便溏，证属脾虚湿困。平胃散中苍术燥湿健脾；厚朴理气燥湿；陈皮理气和中；生姜温散水气；薏苡仁、茯苓健脾淡渗利湿；益母草活血利水；白

 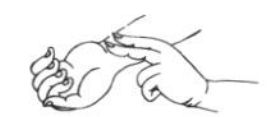

术健脾燥湿；藿香、佩兰芳香化湿醒脾；甘草调和诸药。全方以健脾化湿为主，佐以水蜈蚣、凤尾草、半枝莲，故能祛除余邪。

病情久延，湿热渐祛，但精微下泄过多，导致脾虚中气下陷，故三诊时见神疲乏力、头昏头晕、食少便溏、舌质淡胖、苔薄白、脉缓等症，补中益气汤中黄芪补中益气、升阳固表为君；党参、白术、甘草甘温益气，补益脾胃为臣；陈皮调理气机，当归补血和营为佐；升麻协同参、芪升举清阳为使。综合全方，一则补气健脾，使后天生化有源；一则升提中气，恢复中焦升降之功能。

纵观整个治疗过程，余老能够谨守病机，随证变化，故能使病情迅速缓解，至于稳定。

【临证心得】

乳糜尿是由于乳糜自泌尿道排出所致。乳糜的定义为小肠乳糜管内含有以乳糜微粒形式存在的吸收脂肪的淋巴液。由于乳糜微粒是以稳定的乳状液形式存在，所以小肠淋巴液呈牛奶状外观。

乳糜尿表明小肠淋巴系统与尿路之间存在异常的交通。这种异常的交通是由于小肠乳糜管引流部分堵塞，导致远端淋巴管扩张，最终淋巴管破入泌尿道，形成淋巴－尿路瘘所致。淋巴－尿路瘘最常发生于肾盂内肾盏穹窿部，但也可发生于输尿管或膀胱的任何部位。

乳糜尿的病因可分为寄生虫性与非寄生虫性。淋巴丝虫病是寄生虫性乳糜尿的最常见原因，北纬 40° 至南纬 30° 之间的热带和亚热地区是疫区，包括印度、中国、日本南部、东南亚等国家和地区，患者往往生活在疫区。乳糜尿是慢性淋巴丝虫病的晚期和较少见的并发症。在一项流行病学的研究中，乳糜尿约见于流行地区人口的 0.7%；在另外的一项调查中，乳糜尿约见于丝虫病感染患者的 2%。非寄生虫性的乳糜尿可由手术、外伤、肿瘤引起，也可为原发性。

乳糜尿常见的中医病因病机包括以下几种。

1. 湿热下注 多见于乳糜尿早期和复发阶段。病因病机为虫毒侵淫，积久化热，流注下焦，脂液外泄或脾虚不运化水液而生湿，湿郁化热，湿热下注，膀胱气化不利不能制约脂液下注或热甚伤络，脂血并溢成乳糜血尿。

2. 络脉瘀阻 多见于久病或有瘀血之症患者。病因病机为络脉气血失和及因寒

因热因气等多种原因形成的瘀阻血滞，瘀血内阻，血出脉络，脂溢脉外，血随脂液而下。

3. 中气不足 多见于久病患者或老年人。病因病机为病久导致中气不足，气虚不能固摄而脂液精微下流或脾胃不能统血，脾不摄精，血脂并下。

4. 肾阳虚微 多见于久病患者或老年患者。病因病机为久病元气耗伤，或年老体弱之肾阳不足，命门火衰，泌藏失司，固摄无权，精微脂液下流。

5. 脾肾阳虚 多见病久或年老患者。病因病机为久病脾虚及肾，不能充养肾精，致使肾阳亦虚，下元亏损，精微下注。

6. 脾虚湿困 多见于久病或老年患者。病因病机为饮食不节，久劳体倦或久居湿地，涉水淋雨而致脾气虚弱，水湿困顿，运化失健，水谷精微不能正常输布，下注而脂液外溢。

7. 阴虚火旺 多见乳糜血尿之病久患者。病因病机为久病、气阴两伤，水亏火旺，阴阳失衡或君火内动伤血或相火妄动伤肾，血随脂液而下。

《证治准绳·杂病·赤白浊》指出:“《内经》本无白浊之名，唯言少阴在泉，客胜，溲便变。少阳在泉，客胜，则溲白。又言思想无穷，入房太甚，发为白淫，与脾移热于肾出白，二者皆随溲而下。”

历代医家认为其病理属性有寒、热两端。如《丹溪心法·赤白浊·四十四》认为:“浊主湿热，有痰、有虚。赤属血，白属气。又云：五脏六腑，俱各有精，然肾为藏精之府，而听命于心，贵乎水火升降，精气内持。若调摄失宜，思虑不节，嗜欲过度，水火不交，精元失守，由是而为赤白浊之患。赤是心虚有热，因思虑得之；白浊肾虚有寒，过于淫欲而得之。其状漩白如油，光彩不定，漩脚坐下，凝如膏糊。治法：赤者当清心调气，白者温补下元，又须清上，使水火既济，阴阳协和，精气自固矣。”

《寿世保元·浊症》则认为:“两尺脉洪数必便浊失精。精之主宰在心，精之藏制在肾。凡人酒色无度，思虑过情，心肾气虚，不能管摄，往往小便频数，便浊之所由生也。因小便而出者，曰尿精；因见闻而出者；曰漏精。心不足而夹热者，为赤浊，心不足而肾冷者，为白浊。阴不升，阳不降，上下乖戾，是以有清浊不分之症。大抵多是湿痰流注，直燥中宫之湿，兼降火升举之法，此为至要之语也。”

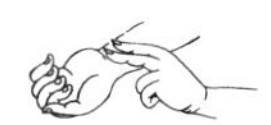

一论便浊之症，因脾胃之湿热下流，渗入膀胱，故使便溺赤白浑浊不清也，宜燥中宫之湿。用升麻、柴胡提气，使大便润而小便长，不宜用寒凉伤血之药。

《医学集成》曰:“赤多属热，白多属寒，赤白，多属水火不分。主治之法，热者宜凉，寒者宜温，兼以分清降浊，无不随手而愈矣。”

诊断与鉴别诊断的要点：乳糜尿的患者典型的症状为排出牛奶状白色小便。然而，有些患者也可以完全没有症状，还有些患者因尿中排出凝块而出现肾绞痛。刚刚排出的小便肉眼检查呈牛奶、云絮状，离心后仍较浑浊。静置后尿液可分三层：顶层为乳糜微粒，中间层包含蛋白，底层为纤维蛋白凝块和细胞成分。值得注意的是，普通的实验室检查并不能发现乳糜尿。尿常规检查通常显示大量蛋白尿，中度红细胞，白细胞酯酶往往阴性（除非并发感染）。因为淋巴液中含有白蛋白，同时也有大分子的球蛋白和纤维蛋白，因此总蛋白浓度在 3 ～ 6g/dL，24 小时尿蛋白定量常常在肾病综合征范围，尿蛋白电泳则呈非选择性。尿乳糜试验可明确诊断。

乳糜尿患者尽管出现肾病综合征范围的蛋白尿，但显微镜检并没有肾病综合征患者的脂肪管型。这是因为蛋白尿并不是来自肾小球，而是在肾单位后形成的。相反，在尿沉渣中可见到大量的淋巴细胞，符合淋巴液渗漏至尿液中。乳糜尿伴血尿时，是因为形成淋巴 - 尿路瘘时血管破入泌尿道，尿沉渣中的红细胞通常是均一型的，无红细胞管型。

尿液浑浊的鉴别诊断除乳糜尿外，还需包括由于尿路感染导致的脓尿和由于磷酸盐在碱性尿液中沉淀所致的结晶尿。前者可以通过尿沉渣中见到大量中性粒细胞而不是淋巴细胞来诊断。后者可通过用醋酸酸化尿液，使沉淀的磷酸盐溶解来诊断。

诊断淋巴丝虫病通常通过血涂片检查，因为循环中的寄生虫活动周期在夜间，因此，需要在深夜（通常是午夜）取样。而近年来，出现了酶联免疫吸附检测寄生虫抗体的方法，较涂片检查更敏感。乳糜尿的非寄生虫性病因较罕见，包括：肉芽肿性疾病（如结核、真菌感染和麻风病），淋巴系统的遗传性疾病（如淋巴血管瘤），肿瘤，外伤，静脉扩张，妊娠，主动脉瘤和手术后的淋巴管阻塞。如果患者曾在寄生虫流行区生活，提示寄生虫性乳糜尿可能，而肿瘤、结核的病史则提示有肿瘤细胞或分枝杆菌感染阻塞淋巴管的可能。如果患者有单侧的淋巴水肿，则提示有淋巴系统遗传性疾病的可能。

因为乳糜尿常规检查出现大量的蛋白尿，所以必须注意与肾病综合征时的蛋白尿相鉴别。鉴别的要点有：乳糜尿的蛋白尿常为发作性的，特别是食物中含有脂肪时加重，可自行缓解，而肾病综合征的蛋白尿则为持续性的；乳糜尿常伴有腰痛或肾绞痛，而肾病综合征时则无明显疼痛；肾病综合征时常伴水肿、高血压，而乳糜尿一般血压正常，只有在合并严重营养不良时才会出现水肿；肾病综合征时常伴高脂血症，而乳糜尿则罕见；尿液外观乳糜尿较特异，多有凝块，而肾病综合征时可能泡沫较多，而无明显浑浊度的改变。

明确乳糜尿的诊断后，需进一步检查淋巴－尿路瘘的位置，并寻找发病的原因。进食脂肪餐后检查膀胱镜可以发现乳糜尿来自左侧还是右侧输尿管，淋巴管造影可以明确淋巴－尿路瘘的位置。乳糜尿患者的淋巴管造影通常显示肾门部淋巴管显著扩张、扭曲。在少数患者，淋巴－尿路瘘位置可在输尿管或膀胱水平。

《素问玄机原病式》举《内经》谓："诸病水液浑浊，皆属于热，言天气热，则水浑浊，寒则清洁。水体清，火体浊，又如清水为汤则自然白浊也。"余老认为尿液白浊，多因湿热下流膀胱而成。赤白浊，即《灵枢》所谓中气不足、溲便为之变是也，必先补中气使升举之，而后分其脏腑气血、赤白虚实以治。其他邪热所伤者，固在泻热补虚，但如果肾气虚甚或火热亢极者，则不宜峻用寒凉之剂，必以反佐治之，要点在权衡轻重而已。

1. 本病初起属实，以湿热为多，流注下焦，脂液外泻或膀胱气化不利，不能制约脂液下注或热甚伤络，脂血并溢成乳糜血尿。法当清热利湿以治其标；病久、老年则脾肾受损，属虚，治宜培补脾肾以治其本。脾虚当补中益气，肾虚当补肾固摄。若病久迁延反复，而出现虚实夹杂者，应予标本兼顾。

2. 水蜈蚣为莎草科植物水蜈蚣的全草，为多年生草本，全株光滑无毛，鲜时有如菖蒲的香气。根状茎柔弱，匍匐平卧于地下；形似蜈蚣，节多数，节下生须根多数，每节上有一小苗。夏季从秆顶生一球形、黄绿色的头状花序，具极多数密生小穗，下面有向下反折的叶状苞片3枚，所以又有"三荚草"之称。又名无头土香、球子草、疟疾草、金牛草等，首载于《植物名实图考》。《福建民间草药》谓其能"清热"，《四川中药志》载其"性混、味辛"。系民间草药，临床报道治疗乳糜尿、疟疾、痢疾等病有效。余老从临床观察中体会到该药对乳糜尿疗效较好，每喜用之。

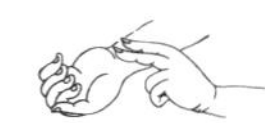

3. 重视调理脾肾二脏：肾藏精、主五液、二便，司开合，与膀胱相表里。肾之阴阳偏衰，肾失固摄，则不能藏精而外泄，膀胱气化不利，清浊不分而出现尿浊尿血。脾为后天之本，脾失健运，饮食精微不能运化，下注膀胱乃成尿浊。《医学从众录》对本病总结性地指出："浊者浑浊之谓也，方书多责之于肾，……求之于脾，以脾主土，土病湿热下注则为浊病，湿胜于热则为白，热胜于湿则为赤。"

4. 从经络气血论治，尤其不可忽视。《灵枢》论"肾脉急，滑甚为隆"，关于本病病机，《素问·调经论》曰"络有留血"，且阐述了络有留血的原因是由"络与孙脉俱输于经，血与气并，则为实焉"。乳糜尿的伴有症状，多有尿血及腰痛，当是肾之脉络中气血运行失调所造成"络有留血"，下焦"血病"。在"不通则痛"的原则下，乳糜尿是淋巴丝虫阻塞肾系淋巴管道，造成淋巴液回流不畅，淋巴管壁脆弱、破裂，乳糜进入输尿管、膀胱的结果。这与医学所称的"络有留血"不无密切关系。因此，应注意运用通络活血化瘀方法治疗，方可收到满意的效果。

（李华伟）

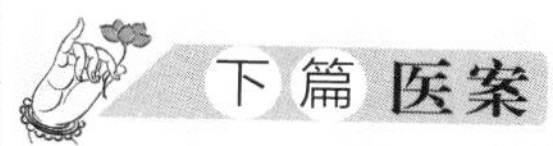

糖尿病肾病

窦某，女，53岁，2016年6月22日因“多饮多尿1个月”就诊。

患者1个月前无明显诱因下出现多饮多尿，自测随机血糖升高，为20mmol/L，当地医院给予胰岛素联合口服药物治疗（具体不详），血糖控制欠佳，空腹10mmol/L，餐后12～15mmol/L。现为进一步中医药调理，故来我院。就诊时症见口干多饮，尿频数，小便色混浊，大便2日一行，睡眠尚可，舌质偏红，苔薄白，脉弦细。否认既往药物及食物过敏史。辅助检查：尿蛋白（+），尿糖（++）。辨证为气阴两虚，湿热内蕴。治以益气养阴，清利湿热，活血化瘀。方药如下：

黄连10g	知母10g	苍术10g	白术10g
茯苓15g	桔梗10g	葫芦巴10g	葛根15g
鬼箭羽30g	牡丹皮15g	丹参15g	川芎10g
积雪草15g	黄精10g	白花蛇舌草30g	枸杞子15g
半枝莲30g			

30剂　水煎服

2016年7月21日二诊。

现已停胰岛素，口服二甲双胍和格列苯脲，血糖控制尚可，空腹7.9mmol/L，餐后11.2mmol/L。复查尿蛋白弱阳性，尿糖（-）。觉下肢麻木，针刺感，下肢乏力，便秘，舌质暗红，苔薄白，脉细弦。辨证为气阴两虚，瘀阻脉络。方药如下：

黄连10g	知母10g	苍术10g	白术10g
茯苓15g	桔梗10g	葫芦巴10g	葛根15g

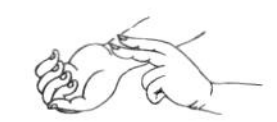

鬼箭羽 30g	牡丹皮 15g	丹参 15g	川芎 10g
积雪草 15g	黄精 10g	白花蛇舌草 30g	枸杞子 15g
半枝莲 30g	丝瓜络 15g	络石藤 15g	

30 剂　水煎服

2016 年 8 月 24 日三诊。

现口服二甲双胍 0.5g，每日 1 次，血糖稳定，空腹 6mmol/L，餐后 9mmol/L，尿蛋白（-）。下肢麻木感减轻，仍有乏力，大便通畅，舌质暗红，苔薄白，脉细弦。辨证为气阴两虚，湿瘀阻络。方药如下：

黄芪 15g	太子参 15g	苍术 10g	白术 10g
茯苓 15g	桔梗 10g	葫芦巴 10g	葛根 15g
鬼箭羽 30g	牡丹皮 15g	丹参 15g	丝瓜络 15g
川芎 10g	积雪草 15g	黄精 10g	白花蛇舌草 30g
枸杞子 15g	半枝莲 30g		

30 剂　水煎服

【按语】

阴虚燥热、气阴两虚、阴阳两虚是糖尿病发生、发展的重要病机。“气虚血必瘀”“阴虚血必滞”，瘀血阻络是病机发展之必然，故糖尿病肾病的基本病机为气阴两虚、瘀血阻络，基本治则为益气养阴、活血通络。患者口干多饮，尿频数，小便色浑浊，均为气阴两虚、湿热蕴于膀胱之象，故初诊以白术、茯苓健脾益气，黄精、枸杞子养阴，在此基础上，使用黄连、知母、积雪草、白花蛇舌草、半枝莲等清利之品，同时，予丹参、川芎、鬼箭羽活血通络。服药 1 个月后，患者未诉尿频数及小便浑浊，下焦湿热已减轻。二诊时患者觉下肢麻木、针刺感，伴舌质暗红，故加丝瓜络、络石藤祛风通络。三诊时患者乏力等正虚之象明显，而湿热之象好转，故去知母及黄连，加黄芪增强益气之功。张锡纯曾谓消渴“多由于元气不升”，因此余老很重视生黄芪在消渴治疗中的应用。

【临证心得】

近年来，随着生活方式的改变，我国糖尿病及其并发症的发病率逐渐升高。糖尿病是一种代谢性疾病，其发病与遗传、进食过多、运动减少及药物等因素有关。其常见慢性并发症包括肾损伤、周围神经病变、视网膜病变、心脑血管病变及糖尿病足等。西医治疗主要包括控制饮食、适当运动、控制血糖及治疗并发症等。临床上有多种作用机制不同的控制血糖药物，绝大多数依从性较好的糖尿病患者在改善生活方式的基础上，可以将血糖控制在理想范围。但是，一旦出现糖尿病肾病，尤其是蛋白尿及肾功能不全阶段，治疗手段则较为有限，且往往效果欠佳，病情进展较为迅速。

糖尿病隶属中医学“消渴”范畴。“渴而多饮为上消，消谷善饮为中消，渴而小便数有膏为下消。”至糖尿病肾病阶段，又可称“消渴·肾病”或“消渴·肾劳”。脾失健运，气化不利，肾气固摄无权，水谷精微下泄，水湿泛溢。本病进一步发展致血运不畅，瘀血阻滞，蓄而成毒、化风，中焦升降失常，他变由生。概括来说为本虚标实，其中脏腑气血虚弱为本，瘀血、痰湿等病理产物集聚为标。

西医学指出胰岛的病变是糖尿病的病理基础，包括胰腺的变性、纤维化，脂肪浸润，β细胞的空泡变性，胰小岛的萎缩、增生、肥大，炎症的浸润。微血管病变是并发症的病理基础。糖尿病肾病是糖尿病严重的并发症之一，其病理改变为肾小球肥大，细胞外基质积聚，基底膜增厚，导致弥漫性或结节性肾小球硬化和肾衰竭。其发病机制涉及遗传因素，糖代谢紊乱，血流动力学改变，炎症介质，细胞因子等多种因素环节。

在临床上，我们体会到禀赋不足、饮食超负荷是造成高血糖的根本原因。西医学研究高血糖可直接激活蛋白激酶C，增强血管紧张素的作用，引起血管舒张物质水平升高，从而导致肾小球高压，高灌注和高滤过，促进糖尿病及其肾病的发生和发展。C反应蛋白，肿瘤坏死因子在糖尿病肾病中，随着病情的发展而增高，这提示了炎症反应参与了糖尿病的发生与发展，为应用具有非特异性的清热解毒药来抑制这些炎症反应指明了方向。原本对人体有利的一些物质如糖、脂、胰升糖素、肾上腺素等，在糖尿病中升高，使这些有利物质转化为有害物质，使机体代谢产生紊乱而发生疾病，我们把这些有害物质理解为浊毒也是理所当然的。糖尿病肾病肾功

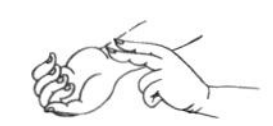

能不全患者体内有害物质尿素氮、肌酐的升高，也都为解毒泄浊排毒治法提供了依据。

余老观察到糖尿病及其肾病的发展规律，最初多表现为阴虚燥热或气阴两虚，继而发展为阴阳两虚，最后表现为阳衰瘀阻、痰湿浊毒内蕴，但不论是初期还是晚期，高血糖所致脉络瘀阻，浊毒损伤肾络一直贯穿在糖尿病及其肾病病程的始终。在糖尿病及其肾病的整个发展过程中，中医辨证辨病应属虚实夹杂之候，本虚表现为气虚、阴虚、气阴两虚、阳虚，脏腑可牵涉肝、脾、肺、肾等，标实可见湿热、水湿、湿浊（热）中阻、湿毒、热毒、血瘀及外感等。因此，治疗应以扶正祛邪为基本原则。

扶正方面，脾胃为后天之本，其功能正常则清阳升而浊阴降，气机和调。健脾首选甘淡平和之剂，可以四君子汤、参苓白术散、平胃散等为主，以求补气健脾利水之功。“久病入络，穷必及肾。”糖尿病患者病久合并肾气不足，因此临床表现为蛋白尿及肾功能不全。“肾者，主蛰，封藏之本，精之处也。”肾气充实则蒸腾气化正常，肾关开合有度。补益肾气常用金匮肾气丸，以益气通阳，化气利水。根据患者阴阳偏颇的不同可酌情加用滋补肾阴或温补肾阳的药物，其主要代表方药为左归丸与右归丸。

祛邪方面，痰湿及瘀血为糖尿病肾病重要的病理产物，是导致病情进展的主要原因，因此清利活血当贯穿于疾病的始终。常配伍凤尾草、荔枝草、积雪草、半枝莲等清利湿热之品。而至疾病的后期，湿浊内蕴日久，甘淡平缓之品常难以取效，多加用排毒泄浊之品，如土茯苓、六月雪等。“病久则气血不利，血络中必有凝瘀”，根据是否有水肿选择活血利水或活血通络之品，活血利水的药物有泽泻、泽兰、车前子等，清利的药物有凤尾草、蜀羊泉、石韦等，活血通络的药物常用莪术、鬼箭羽、当归、红花、川芎、地龙、全蝎等。

余老认为治疗糖尿病肾病要辨证用药和辨病用药相结合。标本兼顾，注重药物配伍是治疗糖尿病及其并发症的基本原则。在整个治疗过程中，既要懂得中医辨证及其用药的规律，还要了解中药的现代药理作用，如大黄酸可通过降低糖尿病大鼠血糖水平，抑制己糖胺通路异常活化，抑制葡萄糖转运蛋白1的产生及其活性，减少转化生长因子-β1（TGF-β1）的合成，延缓糖尿病肾病的发展。葛根素有改善血

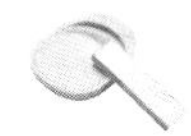

液黏稠度的作用，可降低血清中的Ⅳ型胶原水平，抑制蛋白非酶糖基化，对糖尿病肾病起治疗作用。三七总苷可通过对肾小管上皮细胞及肾成纤维细胞的作用，延缓肾间质纤维化的进展，其药理作用还有调节免疫、影响炎性因子表达、清除氧自由基、钙拮抗作用，影响物质代谢和改善微循环作用。银杏叶提取物黄酮苷类和萜烯内酯类，具有抗氧化、抗炎、降糖、降脂、改善胰岛素抵抗等作用，来减轻糖尿病对肾脏的损伤。雷公藤可降低血、尿 TGF-β1 及抑制蛋白尿的产生。黄连小檗碱通过抑制糖原易生和糖的酵解产生降糖作用。因此，在最后组方时要综合考虑，既要有中医的辩证、辨病理论，又要有改善临床症状、恢复理化指标的要求。只有这样才能取得显著的临床疗效。

（王旭方）

高血压肾病

王某，女，43岁，2016年9月14日初诊。

患者因“泡沫尿4年伴腰酸乏力2周”就诊。患者有高血压病史8年，最高血压180/98mmHg，目前口服倍他乐克47.5mg，每日1次，氨氯地平（络活喜）5mg，每日1次，替米沙坦片40mg，每日1次。患者4年前出现泡沫尿，查尿常规：尿蛋白（+），24小时尿蛋白定量1.2g，肾功能正常，眼底动脉硬化Ⅱ期。患者喜食肥甘厚腻之物，平素以车代步，形体偏胖，近2周来泡沫尿增加，伴有腰酸，偶有双下肢浮肿。患者因家庭问题导致情绪急躁易怒，头胀头晕反复，伴有面部潮红，胃纳可，便调寐安，舌红，苔薄黄，脉细弦。体格检查：血压170/90mmHg，肥胖貌，两肺呼吸音低，未闻及明显干湿啰音，心率99次/分钟，心律齐，腹软，双下肢轻度凹陷性水肿，肾功能：尿素氮9.89mmol/L，血肌酐92μmol/L，尿酸389μmol/L，总胆固醇9.2mmol/L，三酰甘油3.1mmol/L；B超：脂肪肝；尿常规：尿蛋白（+）。刻下：时感头晕，面红，口苦，易疲劳，舌暗红，苔薄黄，脉细弦。辨证为肾阴素亏，加之长期恼怒忧郁，气郁化火，肝阴暗耗，以致肝阳上亢，扰动清窍，病久水湿、瘀血内阻。治拟滋阴潜阳，清利活血。方药如下：

天麻10g	钩藤（后下）10g	白蒺藜10g	莱菔子15g
枸杞子15g	杜仲15g	郁金15g	牡丹皮15g
丹参15g	川芎10g	积雪草15g	柴胡10g
陈皮10g	广藿香15g	佩兰15g	半枝莲30g
白花蛇舌草30g	藤梨根30g	蜀羊泉15g	

14剂　水煎服

 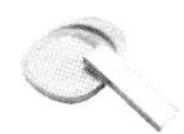

调整患者降压药物，替米沙坦片改缬沙坦胶囊80mg，每日1次。

2016年9月28日二诊。

药后患者头晕胀痛减轻，仍有腰酸乏力，泡沫尿，面色潮红，急躁易怒，大便欠畅，血压136/82mmHg，舌红，苔薄黄，脉细弦。前方加制大黄8g，赤芍15g，共14剂，每日1剂，水煎服。

2016年10月12日三诊。

患者头晕胀痛明显好转，仍有腰酸乏力，泡沫尿，面色潮红减轻，无急躁易怒，大便畅，小便调，夜间睡眠安，胃纳增加。血压130/80mmHg，舌红，苔薄，脉弦。前方去天麻钩藤饮，予益气活血方加减，方药如下：

生黄芪 15g	北沙参 12g	炒苍术 10g	炒白术 10g
茯苓 15g	牡丹皮 15g	丹参 15g	川芎 10g
积雪草 15g	川黄连 10g	石斛 10g	柏子仁 10g
葛根 15g	青蒿 15g	陈皮 10g	法半夏 10g
白花蛇舌草 30g	半枝莲 30g	黄蜀葵花 30g	杜仲 20g
桑寄生 15g			

14剂　水煎服

2016年10月26日四诊。

患者偶有头晕，腰酸乏力时作，泡沫尿，双下肢轻度水肿，二便调，夜寐安，胃纳尚可。血压128/78mmHg，舌红，苔薄，脉弦。予益肾清利活血方，方药如下：

生黄芪 15g	北沙参 12g	炒苍术 10g	炒白术 10g
茯苓 15g	牡丹皮 15g	丹参 15g	川芎 10g
积雪草 15g	葛根 15g	柴胡 10g	陈皮 10g
白花蛇舌草 30g	半枝莲 30g	藤梨根 30g	杜仲 20g
桑寄生 15g			

14剂　水煎服

后随访2个月，患者血压正常，24小时尿蛋白定量：0.98g，肾功能正常。

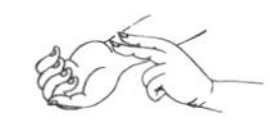

【按语】

患者高血压肾病诊断明确，肾脏是高血压最常见损伤的靶器官之一，高血压肾损伤已经成为终末期肾病的第三位病因。本案高血压病史 8 年，平素血压控制不佳，高血压已影响眼底动脉，现累及到肾脏。本案属中医学“眩晕”范畴，《素问·阴阳应象大论》曰“年四十阴气自半，起居衰也”，《素问·至真要大论》言“诸风掉眩，皆属于肝”，清代李文荣《肝气论》载“人之五脏，唯肝易动而难静，……又火化为风，眩晕非常，又或上及巅顶，疼痛难忍，又或血不荣肝，液不养筋，四肢抽搐，周身抽掣；又或疏泄太过，致肾不闭藏，而二便不调”。一般病在早期偏于阳亢，中期多属阴虚阳亢或气阴两虚，后期多为阴阳两虚或阳虚为主。一般采用中医辨证治疗，平肝潜阳或滋阴潜阳或益气养阴或助阳益阴，久病入络要活血化瘀、祛湿化痰，合并肾脏病变则要清化湿热。

该患者年过半百，天癸已竭，肾阴亏虚，水不涵木，肝木失荣，无以化气、帅血，血行不畅致瘀，水湿不化生痰，导致瘀血痰湿滞于肾络，滋水以涵木，故选天麻钩藤饮加减平肝潜阳，滋养肝肾，处方用药不忘加补肾之品。二诊时，加用制大黄解毒活血，赤芍活血化瘀，在原方基础上巩固疗效。余老认为高血压肾损伤的病机主要是肝肾精亏，湿瘀阻络，久病化生痰浊、风动、成积等变证。根据病机特点，治疗多采用滋阴潜阳、祛湿化痰、活血化瘀疗法。滋阴潜阳常用枸杞子、菊花、钩藤、白蒺藜、天麻、鬼针草、熟地黄、川芎、牡丹皮、怀牛膝、山茱萸等；活血化瘀常用川芎、紫丹参、积雪草、赤芍、当归、鬼箭羽等；祛痰化湿常用川黄连、法半夏、太子参、黄芪、天麻、白术、陈皮、茯苓等。对临床一些常见症状，如烦躁易怒加夏枯草、百合、黄精；乏力懒动加黄芪、太子参、白术；疼痛明显加葛根、鸡血藤、络石藤、伸筋草；心烦失眠加酸枣仁、柏子仁、合欢花、珍珠母、百合；脘痞纳呆加枳壳、紫苏叶、焦山楂、焦神曲、炒谷芽、炒麦芽、鸡内金；下焦湿热、尿黄泡沫多，加白花蛇舌草、藤梨根、半枝莲、河白草、蜀羊泉、土茯苓；水肿加泽泻、车前子、猪苓、茯苓皮。

【临证心得】

1. 发病机制及病因病机　临床上将高血压造成的肾脏结构和功能的改变，称为高血压肾损伤，是高血压患者长期血压控制不良的主要并发症之一，临床可见良

性肾小动脉硬化和恶性肾小动脉硬化。研究表明，血压与血肌酐的升高有显著关系，年龄的增长和平均动脉压的升高是肾功能减退的独立危险因素。据有关学者认为，高血压持续稳定发展 5 ～ 10 年后，可出现轻至中度肾小动脉硬化，继而累及肾单位。调查显示，未经治疗的原发性高血压病患者中有大约 42% 的患者可发展为肾脏硬化性损伤，大约有 10% 的患者死于肾衰竭。1998 年美国的一项临床调查结果显示，高血压肾损伤已成为终末期肾脏疾病（ESRD）第二大病因，约占 20%。在我国，良性小动脉性肾硬化症分别占终末期肾脏疾病患者腹膜透析和血液透析病因的第 2 位（14.8%）和第 3 位（9%）。

原发性高血压的发病机制与血管、免疫、内分泌、体液异常及遗传和环境因素等有关，肾脏在高血压的发生、发展中也起了重要的作用，二者形成恶性循环，逐渐造成肾脏损伤。 高血压肾损伤病理学表现主要为肾小球硬化及肾间质纤维化，功能表现为肾血流量减少，出现蛋白尿。

（1）肾小球内高压及高切应力使血管内皮细胞功能受损，产生促血管紧张素 AngII、内皮素（ET-1）、血栓素 A2 及血小板源生长因子，从而促进系膜细胞增殖，胶原沉积，促进细胞外基质合成和分泌增加。此外，球内高压也会使肾小球脏层上皮细胞损伤，使基底膜的通透性增加，引起蛋白尿。

（2）肾小球毛细血管高压导致 AngII 亢进，从而 ATII 诱导系膜细胞产生某些生长因子如转化生长因子，通过分子调控机制，使肾脏细胞的生长和功能受到影响，如肾小球系膜细胞增殖、系膜细胞胶原、纤维连接蛋白、层粘连蛋白等合成增加，细胞外基质增加，最终发展为肾硬化。

（3）肾小球缺血，炎症反应等使血小板活化，活化后的血小板产生释放的血管活性物质、化学趋化物质及促有丝分裂因子，与肾脏固有或浸润的炎性细胞产生可溶性炎症介质相互协同，进一步加剧肾小球损伤。

（4）长期的高血压通过烟酰胺腺嘌呤二核苷酸（NADH）氧化酶、一氧化氮合酶和线粒体等途径促使过量生成活性氧族（ROS），ROS 激活氧化应激敏感性酶，活化细胞内信号传导丝裂原活化蛋白激酶（MAPK）通路，激活核转录因子（NF-κB、AP-1 等），调节细胞因子、化学趋化因子和黏附因子等多种炎症递质的表达，引起肾间质炎症及肾成纤维细胞和肾小球系膜细胞增殖、转化，最终导致高血压肾纤维

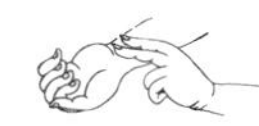

化形成。

中医学历代古籍中无高血压肾损伤病名的明确记载，根据临床证候，多将高血压肾损伤归属于“眩晕”“腰痛”“水肿”“虚劳”“肾劳”“关格 ”等范畴 。中医认为，高血压肾损伤与饮食不节、先天不足、七情失调、劳伤过度及年老体衰等有关。肝肾亏虚是高血压肾病的病理基础，《素问·至真要大论》有云“诸风掉眩，皆属于肝”，在高血压病初期，临床多表现为肝火及肝阳上亢，而高血压肾损伤的患者，往往有相当长时间的高血压病史，所谓“久病必虚”，故高血压肾病患者临床上以虚证多见，常常表现为肝肾两虚。明代张景岳则强调“无虚不作眩”，认为“眩晕”一证，虚者居其八九，《灵枢》中亦说“上气不足，脑为之不满，……目为之眩”，可见中医学表明眩晕一病多与虚证密切相关。余老认为肝肾亏虚是高血压肾病最重要的根源，多因年老体虚，饮食不节，情志失调，眩晕、头痛及水肿等久病迁延日久致肝肾亏虚，阴虚阳亢而久病及肾，肾精虚损，失封藏，不能分清泌浊，故见腰酸、双下肢浮肿、蛋白尿等。高血压肾病其病程较长，日久阴损及阳，阴阳两虚，多表现为脾肾阳虚为主。肾阳亏虚，失其温煦气化，水液代谢失常，水湿内停，泛溢肌肤，可见腰酸，浮肿，四肢欠温，按之凹陷不起，腰以下为甚；而脾阳不足，运化失常，可见倦怠神疲，食少纳差，畏寒肢冷，大便稀溏，舌淡胖有齿痕，苔白滑，脉沉迟无力等，西医临床多表现为肾衰竭。血瘀、痰浊是高血压肾病最重要的病理因素，余老认为血瘀是促使高血压肾病发展致肾功能不全最为重要的病理因素，在肝肾亏虚的基础上合并血瘀是中老年高血压发展的必然趋势，中医学认为“久病入络”“久病多瘀”，《古今图书集成·医部全录》云“血生化于脾，总统于心，藏于肝脾，宣布于肺，施泄于肾”，血液的化生运行，不但与心肺脾有关，还与肝肾有着密切关系，肝主疏泄，肝的疏泄功能正常，则气机调畅，血脉流通。正如唐容川说“肝属木，木气冲和条达，不致遏郁，则血脉得畅”，而肾阳的温煦气化，肾阴的滋润濡养是气血运行、脏腑功能的动力和赖以生化的基础。《医贯》中言：“水火奠其位，气血各顺布焉，故真阴真阳为要也。”血之源头在肾，肾阳不足则化气、推动、温煦无力；肾阴不足则不能化血，脏腑经络失其滋润濡养，均可致血行不畅，形成血瘀。明代虞抟则在《医学正传》明确提出了“瘀血致眩”的观点。余老在长期临床实践中不断总结，认为痰浊内蕴是导致和加重肾损伤不可忽视的因素，肝阴亏虚，阴虚则热，

炼聚为痰；肾气亏虚，肾失气化，水液代谢失调，泛滥为痰，痰浊壅塞于肾，或病从寒化，损伤阳气，或热及伤阴，肾气受损，或肾阴耗伤，可致肾虚加重，气化失常，肾失藏精，不能分清泌浊，蛋白尿则迁延难愈。

2. 辨证论治 高血压及其肾病的发展规律，病位初在肝肾，最后可累及脾心肺。最初表现为肝肾阴虚，阴虚阳亢，而后可发展为脾肾气虚，脾肾阳虚，最后可现阳衰瘀阻、痰湿浊毒内蕴之证。患者头痛、眩晕乃是肝阴不足，风阳上扰清空所致。痰湿内生主要因痰湿之体且多伴不良生活方式或饮食不节或过食肥甘或嗜酒无度或思虑劳倦，损伤脾胃，以致健运失司，水湿内停，积聚生痰，痰阻中焦。痰湿郁久化热，积热内蕴，久病入络。经络瘀阻在上，可见头痛、眩晕，在下可见肢体麻木疼痛、皮肤色暗、行走不利等，并伴有舌质暗红、舌下脉络曲张等。西医学认为高血压肾病主要是由于肾血管的病理变化所致缺血性肾脏病变，从尿微量白蛋白（mALB）、尿视黄醇结合蛋白（RBP）、尿β2-微球蛋白（β2-MG）和尿N-乙酰-β-D氨基葡萄糖苷酶（NAG）的检测中，均能反映肾小球及肾小管的损伤。因此，我们认为高血压肾病为标本虚实夹杂，气血瘀滞，湿热，水湿，浊毒内生所致，其血瘀贯穿整个病程始终。根据病机特点，余老临床常采用滋阴潜阳、祛湿化痰、活血化瘀法治疗。

滋阴潜阳：症见眩晕、头痛、急躁易怒、腰酸膝软、五心烦热、面红目赤、失眠、耳鸣、健忘、舌红、少苔、脉弦细等，常用枸杞子、菊花、钩藤、白蒺藜、天麻、鬼针草、熟地黄、川芎、牡丹皮、怀牛膝、山茱萸等。烦躁易怒加夏枯草、百合、黄精；心烦失眠加合欢皮、酸枣仁、夜交藤；汗多加碧桃干、浮小麦、糯稻根。

祛痰化湿：症见头晕头痛、头重如裹、胸闷、呕吐痰涎、脘腹痞胀、困倦乏力、舌胖苔腻、脉滑等，常用川黄连、法半夏、太子参、黄芪、天麻、白术、陈皮、茯苓等。脘痞纳少加枳壳、紫苏叶、焦山楂、焦神曲、炒谷芽、炒麦芽、鸡内金；下焦湿热，尿黄泡沫多，加白花蛇舌草、藤梨根、半枝莲、河白草、蜀羊泉、土茯苓；心悸寐差加远志、柏子仁、酸枣仁；水肿加泽泻、车前子、猪苓、茯苓皮。

活血化瘀：症见头晕头痛、失眠、心悸、健忘、耳鸣耳聋、面唇紫暗，或有当胸闷痛，或有肢体疼痛、舌暗有瘀点瘀斑、脉涩或细涩等，常用川芎、紫丹参、积雪草、赤芍、当归、鬼箭羽等。乏力懒动加黄芪、太子参、白术；疼痛明显加葛根、

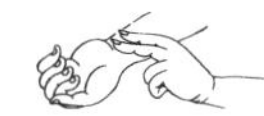

鸡血藤、络石藤、伸筋草；心烦易怒失眠加酸枣仁、合欢花、珍珠母、百合；畏寒肢冷，小便清长加肉苁蓉、益智仁。

3. 分期论治 临床上又将高血压肾病分为高血压期（患者有高血压而无肾损伤），肾损伤期，肾衰竭期。

（1）高血压期：此阶段为未病先防阶段，为避免肾脏受损，应着重纠正血压，稳定血压，此时期患者多表现为肝肾阴虚、脾虚痰湿，宜分而治之。肝肾阴虚型：多见于瘦削及情绪易波动者，长期忧思恼怒、精神紧张，可致肝失条达，肝气郁结，气郁化火伤阴，耗损肝阴；也可见年高者，年高肾脏衰弱，肾阴亏虚至肝阴不足，肝肾阴虚致使阳气难敛，阳气上冲致使血压升高，可将其辨为阴虚阳亢证（阴虚可见烦热、口干、舌红、脉弦细症状；阳亢可见面色潮红、头痛、眩晕症状）；脾虚痰湿型：多见于喜食肥甘厚味者及肥胖者，饮食不节可损伤脾胃；或肝气郁结，木邪乘土，脾失健运，聚湿生痰；或忧思劳倦伤脾，脾失健运，致痰湿内生。痰湿中阻可见脉弦滑，舌淡苔腻，呕吐痰涎；痰性黏滞可致血涩不行，脑髓失养，继而让机体出现头重、头晕、困倦乏力症状。肝肾阴虚型：应用天麻钩藤汤合杞菊地黄汤治疗，药用石决明、首乌藤、杜仲、钩藤、茯苓、枸杞子、熟地黄、白芍、天麻、牛膝、黄芩、菊花、甘草；随症加减：肢体麻木、眩晕甚者加天南星、僵蚕；烦热甚、小便黄赤者加菊花、黄芩；口腔溃疡者加龟甲、黄柏、知母；肥胖多痰者加全瓜蒌、半夏；脾虚痰湿型：应用半夏白术天麻汤合桃红四物汤治疗，随症加减：舌苔黄腻、痰浊化热者加黄连；大便溏稀、呆纳、腹胀者加藿香、砂仁；胸闷隐痛、痰阻血脉者加全瓜蒌、丹参。

（2）肾损害期：病机主要为气虚血瘀，归咎于脾肾两脏，脾虚则运化失调，难以生化气血，肾虚则气化不及，难以升清降浊，此时期应以扶正为主，可用参芪地黄汤治疗，药用：黄芪、党参、丹参、淫羊藿、茯苓、红花、桃仁、泽泻、白术、木香、法半夏、陈皮、砂仁；随症辨证给药：高脂血症者给予健脾化痰药物；脾气亏虚者多有白蛋白尿、微量白蛋白尿现象，给予健脾益气药物；血瘀者（动脉硬化、血浆黏度升高、全血黏度升高、尿纤维蛋白降解产物含量升高）给予活血化瘀通络药物。

（3）肾衰竭期：此时期为肾功能不全期（可见机体血肌酐水平升高、肾小球滤

过率下降），给予以内治为主的综合治疗措施。主证治疗：关于主证，应分清气血阴阳虚损之别，病变早期多为气虚，中期可见阳虚、气阴两虚，晚期可见阴阳两虚。脾肾气虚者多有气短懒言、倦怠乏力症状，易患感冒，可用香砂六君子汤合二仙汤治疗；脾肾阳虚者多有脉沉迟、腰膝酸冷、面浮肢肿、形寒肢冷、纳少腹胀症状，应用实脾饮加减治疗；脾肾气阴两虚者可见脉沉细、舌淡红、气短乏力、面色无华、皮肤干燥、大便干结，应用参芪地黄汤加减治疗；肝肾阴虚者可见脉沉细、腰膝酸软、五心烦热、口舌咽干、头晕头痛、大便干结症状，应用六味地黄汤加减治疗；阴阳两虚者可见脉沉细、舌胖、精神萎靡、头晕眼花、腰膝酸冷、大便稀溏症状，应用济生肾气丸加减治疗。兼证治疗：关于兼证，可见血瘀证，水湿证、浊证、湿热证、浊毒证，其中血瘀证贯穿于病情始终，血瘀证给予丹参、益母草、三七、红花、桃仁等活血化瘀药物；水湿证加车前草、石韦、猪苓、泽泻、大腹皮等行气利水药物；湿浊证加用藿香、陈皮、半夏、木香等和胃化浊药物；热证加用车前草、蒲公英等清热解毒药物。

（刘　琼）

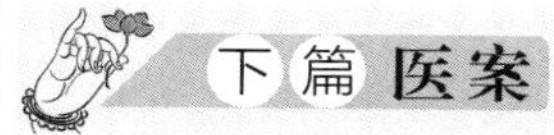

高血压合并糖尿病

李某，男，46岁，2012年8月15日因“反复头晕10余年，发现血糖升高5年”入院。

患者高血压病史10余年，糖尿病史5年，近期体检血糖14.06mmol/L，糖化血红蛋白10.2%，胆固醇9.56mmol/L，三酰甘油5.48mmol/L；尿常规：糖（++），酮体（+）；24h尿微量白蛋白40mg；B超：脂肪肝，胆壁毛糙，前列腺增大，双肾左12.2×6.3×3.7、右11.6×5.6×5.3。刻诊：口干，有时头晕，视物模糊，皮肤色暗，夜尿1～2次，大便干，舌暗红，苔薄腻，脉细滑。血压150/95mmHg。证属肝肾阴虚，痰湿瘀阻，治拟滋阴潜阳，祛湿化痰，活血化瘀。方药如下：

菊花10g	枸杞子15g	女贞子12g	川黄连5g
制苍术10g	炒白术10g	茯苓15g	鬼箭羽30g
飞廉30g	牡丹皮15g	丹参15g	山慈菇15g
川芎10g	积雪草15g	红藤15g	荷叶15g
白花蛇舌草30g			

28剂　水煎服

2012年9月29日二诊。

仍口干，有时头痛，睡眠改善，舌暗红，苔薄黄，脉细弦。血压150/90mmHg。查血生化：谷草转氨酶23U/L，谷丙转氨酶31U/L，白蛋白50.3g/L，球蛋白25.6g/L，尿素4.07mmol/L，肌酐60.3μmol/L，糖6.77mmol/L，钙2.35mmol/L，尿酸414μmol/L，胆固醇5.19mmol/L，三酰甘油2.85mmol/L，高密度脂蛋白1.11mmol/L，低密度脂蛋白2.66mmol/L；尿常规（-）；24小时尿微量白蛋白：6mg。辨证属肾

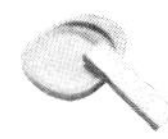

精不足，痰浊瘀血内蕴，仍拟滋阴潜阳，祛湿化痰，活血化瘀。方药如下：

菊花 10g	枸杞子 15g	白蒺藜 15g	莱菔子 15g
川连 5g	知母 10g	女贞子 12g	桑白皮 10g
葛根 15g	鬼箭羽 30g	飞廉 30g	牡丹皮 15g
丹参 15g	川芎 10g	积雪草 15g	白花蛇舌草 30g
土茯苓 30g			

28 剂　水煎服

2012 年 10 月 27 三诊。

自觉不适症状已明显改善，一般情况可，舌暗红，苔薄，脉细弦。血压 135/85mmHg。查血生化：谷草转氨酶 18U/L，谷丙转氨酶 22U/L，尿素 4.46mmol/L，肌酐 65.7μmol/L，糖 7.56mmol/L，钙 2.13mmol/L，尿酸 364.3μmol/L，胆固醇 5.58mmol/L，三酰甘油 1.74mmol/L，低密度脂蛋白 3.08mmol/L，糖化血红蛋白 5.7%。浊邪减轻，治疗加强养阴生津，兼顾祛痰湿，通血脉。方药如下：

天麻 10g	钩藤（后下）10g	黄精 10g	川黄连 5g
知母 10g	桑白皮 10g	葛根 15g	牡丹皮 15g
丹参 15g	川芎 10g	积雪草 15g	熟地黄 10g
当归 10g	鬼针草 30g	飞廉 30g	水蜈蚣 30g
土茯苓 30g			

28 剂　水煎服

【按语】

高血压病合并糖尿病是以血压升高伴见血糖异常的代谢性疾病，在临床上十分常见，余老认为高血压和糖尿病在病因病机方面具有共同之处，都是以阴虚为本，痰湿、血瘀相互兼夹，贯穿于疾病的始终。高血压病患者常见眩晕、头痛，乃肝阴不足，风阳上扰清空。糖尿病（消渴）本质为阴津亏损，燥热偏盛。因此，阴虚是二者相同的病理基础。若肾精不足，髓海空虚，脑失所养，或肝肾阴虚，阴不涵阳，肝阳上亢，可见头昏、头晕、头痛等症状；若阴津亏损，在“上”见口渴、多饮，在“中”见多食、善饥，在“下”见多尿、尿甜。本病患者常形体肥胖，痰湿体质

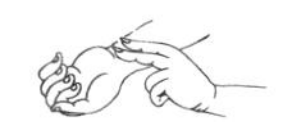

者偏多，且多伴有不良生活方式，或饮食不节，或过食肥甘厚味，或嗜酒无度，或思虑劳倦，损伤脾胃，以致健运失司，水湿内停，积聚生痰，痰阻中焦。痰湿是二者重要根源。如清阳不升，脑窍失养，则为眩晕；阻遏清阳，上蒙清窍，则为头痛；痰湿郁久化热，积热内蕴，化燥伤津，消谷耗液，发为消渴。同时，本病起病隐匿、病程较长、并发症多，“久病入络”，患病日久，经络瘀塞，在“上”则可见头痛、眩晕日久不愈；在“下”则可见下肢麻木或疼痛、皮肤色暗、行走不利等，并伴有舌质暗红、舌下络脉曲张等。因此，瘀血是贯穿于疾病始终的重要病机。根据病机特点，余老多采用滋阴潜阳、祛湿化痰、活血化瘀法治疗。该患者初诊时采用了枸杞子、菊花、女贞子滋阴潜阳，川黄连、苍白术、茯苓等祛痰化湿，白花蛇舌草、山慈菇清利湿热；川芎、紫丹参、积雪草、鬼箭羽等活血化瘀。二诊时，口干头痛，舌质暗红，加白蒺藜平肝潜阳，加知母、葛根滋阴生津。三诊诸症减轻，但脉细弦，下焦阴血亏虚，加黄精、熟地黄补益肾精，同时不忘活血化痰祛湿。

【临证心得】

高血压和糖尿病是全球范围内非常重要的公共健康问题，已经成为导致心血管和肾脏疾病的重要的危险因素。肾脏是此类疾病最常损伤的靶器官之一，糖尿病肾病及高血压肾损伤是终末期肾病的最常见病因。

余老从中医理论总结高血压及糖尿病肾损伤的病机，为中医辨病辨证治疗提供了新的思路和方法。

1. 辨证

（1）肾虚精亏：高血压肾损伤在病理上的表现主要是肾脏的纤维化和健存肾单位数目的减少，肾活检组织光学显微镜检查可见肾小球硬化、肾小管萎缩，肾间质纤维化，肾小动脉玻璃样变。糖尿病肾病则表现为肾小球肥大、小球及小管基底膜增厚、肾小球系膜增生、粉红色玻璃样物质（K-W 结节）形成、球囊滴等。中医学认为，人体“生、长、壮、老、已”之生命现象的整个过程是由肾来调控的，肾精是肾主生长发育的物质基础和原动力。随着年龄的增长，肾中精气将经过由弱到强，又由盛至衰的生理性变化，《素问·阴阳应象大论》“年四十阴气自半，起居衰也”，这里所谓“阴气”是指肾中精气，肾精亏少不仅可以导致生活起居的衰变，且能带来肾脏结构和功能的退化。随着年龄的增长，出现肾皮质变薄及功能健全的肾单位

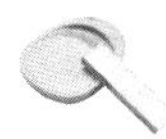

数目减少，这种变化也是肾损伤所具有的病理特征。

在高血压合并糖尿病肾损伤的病理进程中，不仅有中老年人肾中精气亏衰之生理性因素，还有先天禀赋失常，肾精不足；思虑劳心，精血暗耗；情志不遂，化火伤阴；劳欲过度，斫伤肾精以及热病日久，伤阴耗液等病理性因素，上述多种原因导致肾之精亏阴伤，随着年龄的增加，肾精日渐虚亏以致肾体萎缩，从而出现阴不制阳、肝阳上亢、化风上扰之阴虚阳亢证。肝阳化风又可下汲肾水，内扰肾络，导致络体失养、络中风动的病理变化。临床上亦可见到精伤无以化气，气虚无以帅血、运脾，进一步导致血失气帅，血行不畅而致瘀；脾运失司，水湿不化而生痰，从而出现痰浊瘀血滞于肾络的病理变化。故此，肾精亏虚可作为高血压合并糖尿病肾损害的基本病机。

（2）痰瘀阻络：痰瘀阻络即指痰浊瘀血阻于肾络，从而导致肾络受损，络道狭窄甚至闭塞。在肾脏病理上主要表现肾小球入球小动脉管壁增厚，玻璃样变性，毛细血管基底膜增厚，系膜增生等改变。痰浊是一种较水饮稠浊浓厚，可流窜于全身，能够障碍气机流通，阻滞气血运行，引发多种疑难怪病的致病因子。正如《杂病源流犀烛·痰饮源流》所说："人自初生，以至临死，皆有痰而其为物，则流动不测，故其为害，上至巅顶，下至涌泉，随气升降，周身内外皆到，五脏六腑俱有……故痰为诸病之源，怪病皆由痰成也。"痰浊是脏腑功能失常所产生的病理产物，高血压肾损伤之痰浊的形成多由中年以后，肾精亏虚，无以化生肾气，以致气虚无以运脾，导致脾运失司，水湿内聚，化生痰浊；或脾肾本虚，又因过食肥甘厚味，嗜饮酒浆，呆胃滞脾，导致饮食酒醪不能化生精微而变生痰浊，正如清代王士雄《潜斋医话》中所言"肥甘过度，酒肉充肠，必滋秽浊，熏蒸为火，凝聚成痰，汩没性灵，变生诸疾"；或因肾精亏虚，不能涵养肝木，以致肝体失养，肝用失常，不能条畅气机，疏理脾土，通达三焦，从而引起脾之运化失常，三焦水道失于通调，则可导致水湿停聚，酿生痰浊。痰浊上蒙清窍，下窜肾络，浸淫络体，阻滞络道，导致络体失柔，络血不畅，痰瘀交阻，而变生诸症。正如清代何梦瑶《医碥》中所述："痰停积既久，如沟渠壅遏，瘀浊臭秽，无所不有。"

瘀血阻于肾络也是高血压合并糖尿病肾损伤重要病理环节，瘀血的形成除络体损伤，络血外溢所引起的"离经之血"外，还泛指络道之血运行不畅，以及由此导

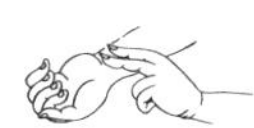

致凝聚成块的“死血”等。高血压肾损伤之瘀血的形成常与肾之阴精亏损，虚火内炽，从而“烧炼其血，血受烧炼，其血必凝”（王清任《医林改错·痉非胎毒》）或精伤气亏，推血无力，血运不畅等密切相关。络血瘀阻可进一步导致络气不畅，络津停滞，从而变生痰浊，如清代姜礼在《风劳臌膈四大证治》中所说：“血浊气滞，则凝聚而为痰。”痰瘀互结，沉积于络体之中，或阻滞于络道之内，则络体失柔，络壁增厚，络道狭窄而血压增高，日久络息成积则可导致肾体萎缩，肾用衰竭。

（3）肾络风动：本病肾络风动是以尿有泡沫为主要临床特点，常伴有头晕目眩，头胀且痛，视物模物等肝风上冲脑络的症状。是由肾虚精亏，水不涵木，阳亢化风，日久窜入肾络；或由痰浊阻滞肾络，化热生风，风性主动，疏泄太过，肾失封藏所致。临床上肾络风动多由肝风而引发，故多伴有肝风上冲脑络的临床症状。如果患者在肝肾阴虚阳亢基础上，复因怒动肝火，则卒然间肝阳暴张而风动急劲，临床则可出现头痛欲裂，视物黑矇，肢体抽搐，尿沫增多之危重证候。中医学认为肝为风木之脏，体阴而用阳，赖肾水以滋养方能成其柔顺和调之性，而发挥其生发、疏泄之用，如水亏无以涵木，则肝阳易亢，肝风易动。如清代李文荣《肝气论》所言：“人之五脏，唯肝易动而难静，……又或火化为风，眩晕非常，又或上及巅顶，疼痛难忍，又或血不荣肝，液不养筋，四肢抽搐，周身抽掣；又或疏泄太过，致肾不闭藏，而二便不调。”此外，肾络局部的痰瘀阻滞、化热生风也是导致肾络风动的常见原因。如清代李用粹《证治汇补·似中风》所言“肥人多痰，瘦人多火，煎熬津液，凝结壅蔽，以致气道不利，蓄积成热，热极生风”，金元时期朱丹溪明确提出内风证多因“死血”。

（4）肾络成积：肾络成积是肾损伤发展到最后阶段的重要病机，是由长期痰浊瘀血相互搏结，浸淫于络体，阻滞于络道，久不消散而形成的实质性肿块。在络积形成的过程中，络“虚”是其始动因素。李中梓《医宗必读·积聚》所说“积之成也，正气不足而后邪气踞之”，西医学研究也提示肾间质纤维化实质上可能是脏器衰老的一种表现，说明积之成也是以衰老肾虚为病机学基础。痰、瘀是构成癥积的病理基础，唐容川《血证论·瘀血》中强调“瘀血在经络脏腑间，则结为症瘕”。方隅《医林绳墨·积聚》指出“积者，痰之积也”。肾络风动在肾积形成过程中起着推波助澜的作用，验之临床，积证的产生常伴随着溺毒内聚，壅遏三焦，入血窜脑的临床症状，肾络风动突发之时，多使这些临床表现从隐变显或从轻至重。而此积一经

形成，则已非痰、非瘀，而是独立于痰、瘀之外，并可通过肾组织病理学检查而显现出来，是一个“上下有所终始，左右有所穷处”（《难经·五十五难》）的微形癥积。构成它的主要成分为细胞外基质或纤维蛋白成分，当这些基质或纤维蛋白成分在肾小球和（或）小管间质大量堆积时，在肾小球病理上表现为肾小球节段性硬化、肾小管萎缩，肾间质纤维化等。由于上述肾体的异常改变而累及肾用，导致肾脏气化功能衰退甚丧失，肾关开阖启闭功能失常，引起溺毒内聚，进一步上凌心肺，中犯胃脾，下伤肝肾，而出现咳喘心悸，呕恶便溏，小便不利或夜尿量多等；甚至入血窜脑而见呕血、便血、吐衄、发斑，以及神乱昏迷等危重症候。

2. 治疗 治疗方面，根据以上病机，余老多采用滋阴潜阳、祛湿化痰、活血化瘀法治疗。由于高血压合并糖尿病患者，肝肾同病常见，余老根据肝肾在生理病理的密切关系，在临床治疗中从肝肾入手，取得满意疗效。

（1）滋水涵木法：适用于肝肾阴虚内热为主，或见肝阳上亢的病证。症见腰膝酸软无力，口咽干燥，五心烦热，颧红盗汗，头重脚轻，眩晕耳鸣，视物昏花，急躁易怒，男子遗精，女子月经量少或不调，舌红少苔，脉弦细等症。方用六味地黄丸、左归饮、虎潜丸等滋水以涵木，补阴以潜阳。若精血亏损，六脉空虚可酌加龟甲胶、紫河车、鳖甲胶等血肉有情之品。若阳亢明显，用杞菊地黄丸、天麻钩藤饮等。

（2）滋肾清肝法：适用于肝肾阴亏、相火亢旺的病变。肾阴不足，阴不制阳，相火偏亢。症见眩晕头痛，视物不明，耳鸣耳聋，易怒多梦，性欲亢进，遗精早泄，舌红，脉弦细数等。治宜滋阴降火。清代王泰林《西溪书屋夜话录》在治肝三十法中提出：“如水亏而肝火盛，清之不应，当益肾水。”方用知柏地黄丸、滋水清肝饮、大补阴丸等。

（3）滋肾疏肝法：适用于肾精不藏而肝气不疏之证。陈士铎云：“肝肾同治者，肾水不能滋肝，则肝木抑郁而不疏。”（《石室秘录》）症见遗精，盗汗，下肢痿软，胸胁闷痛，月经不调，经行腹痛；或胃脘痞痛，呕吐吞酸；或腹部癥瘕，颈项瘿瘤，舌质光红少津，脉细弦等。方如滋肾生肝饮，该方以六味地黄丸滋补肾之阴精，以柴胡、当归等疏泄肝之郁滞，属典型的藏泄并治法。

（4）疏肝行水法：适用于肝失疏泄，气机不畅，致三焦水道不利，肾的气化失常之证。症见情志抑郁，小便不利，水肿，甚则腹水如鼓。秦伯未说：“妇人小溲频数，

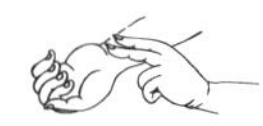

量少窘急，腹部觉胀，多因肝气郁结，不能疏泄，宜疏气微利，不可止涩。”常用柴胡、白芍、当归、茯苓、泽泻、车前子等。

（5）养阴熄风法：适用于肝肾阴虚，但以虚风内动为主的病证。肝为风木之脏，肝肾阴液大亏，阴不潜阳必致虚风内动。症见身热不甚，虚烦不眠，头晕目眩，耳鸣耳聋，筋惕肉瞤，手足蠕动甚或瘛疭，苔少，舌绛少津，脉虚数等。治疗上宜以味厚滋补的药物滋阴养液，填补欲竭之真阴，平熄内动之肝风。方用大定风珠、三甲复脉汤、阿胶鸡子黄汤之类。正如叶天士所说，宜“缓肝之急以熄风，滋肾之液以驱热”（《临证指南医案·肝风》）。

临证中，余老对于肝阳上亢选用钩藤、白蒺藜、天麻、鬼针草、熟地黄、川芎、牡丹皮、怀牛膝、山茱萸等。烦躁易怒加夏枯草、百合、黄精；心烦失眠加合欢皮、酸枣仁、首乌藤；汗多加碧桃干、浮小麦、糯稻根。祛痰化湿常用川黄连、法半夏、太子参、黄芪、天麻、白术、陈皮、茯苓等。脘痞纳逊加枳壳、紫苏叶、焦山楂、焦神曲、炒谷芽、炒麦芽、鸡内金；下焦湿热，尿黄泡沫多，加白花蛇舌草、藤梨根、半枝莲、河白草、蜀羊泉、土茯苓；心悸寐差加远志、柏子仁、酸枣仁；水肿加泽泻、车前子、猪苓、茯苓皮。活血化瘀常用川芎、紫丹参、积雪草、赤芍、当归、鬼箭羽等。乏力懒动加黄芪、太子参、白术；疼痛明显加葛根、鸡血藤、络石藤、伸筋草；心烦易怒失眠加酸枣仁、合欢花、珍珠母、百合；畏寒肢冷，小便清长加肉苁蓉、益智仁。

（王旭方）

高尿酸血症

陈某，男，31岁，2014年12月31日因“血尿酸升高2年”就诊。

患者2年前体检时发现血尿酸升高达800μml/L，控制饮食后，血尿酸水平有所下降，因担心西药不良反应，未服用降尿酸药物，要求中医中药调理。就诊时症见：形体肥胖，纳食佳，大便偏干，2天1次，小便偏黄，舌质暗红，苔白腻，脉滑。既往史无特殊。辅助检查：血肌酐135μmol/L，血尿酸780μmol/L。辨证为脾肾气阴两虚，湿热瘀阻。治以益气健脾，清热活血泄浊。方药如下：

黄芪 15g	苍术 10g	白术 10g	茯苓 15g
北沙参 12g	牡丹皮 15g	丹参 15g	川芎 10g
积雪草 15g	萹蓄 15g	墨旱莲 15g	紫苏叶 30g
王不留行 15g	丝瓜络 15g	六月雪 30g	白花蛇舌草 30g
凤尾草 30g	决明子 15g	火麻仁 10g	荷叶 15g
			14剂　水煎服

2015年1月14日二诊。

患者大便通畅，纳食较前减少，舌质偏红，苔白微腻，脉滑。辨证为气阴两虚，痰湿内蕴。治以益气养阴，化痰泄浊通络。方药如下：

黄芪 15g	苍术 10g	白术 10g	茯苓 15g
北沙参 12g	牡丹皮 15g	丹参 15g	川芎 10g
积雪草 15g	萹蓄 15g	墨旱莲 15g	紫苏叶 30g
王不留行 15g	丝瓜络 15g	六月雪 30g	白花蛇舌草 30g

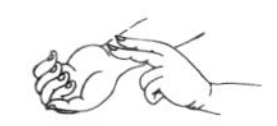

凤尾草 30g	荷叶 15g		

28 剂　水煎服

2015 年 2 月 18 日三诊。

患者有疲劳感，腰酸，舌质淡暗，苔薄白，脉弦细。复查血肌酐 120μmol/L，血尿酸 600μmol/L。辨证为脾肾气虚，湿瘀内阻。治以益气健脾，化瘀利湿。方药如下：

黄芪 15g	苍术 10g	白术 10g	茯苓 15g
北沙参 12g	牡丹皮 15g	丹参 15g	川芎 10g
积雪草 15g	萹蓄 15g	墨旱莲 15g	紫苏叶 30g
杜仲 15g	丝瓜络 15g	六月雪 30g	白花蛇舌草 30g
川续断 15g	荷叶 15g		

28 剂　水煎服

2015 年 3 月 18 日四诊。

疲劳乏力减轻，大便日行 1 次，舌淡红有紫气，苔薄白腻，脉细弦。复查血肌酐 110μmol/L，血尿酸 500μmol/L。辨证为肾气亏虚，湿瘀内阻，气血运行不畅，治当益肾活血，泄浊排毒。方药如下：

生黄芪 15g	党参 10g	制苍术 10g	炒白术 10g
茯苓 15g	牡丹皮 15g	紫丹参 15g	川芎 10g
积雪草 15g	生薏苡仁 12g	络石藤 15g	玉米须 15g
蜀羊泉 15g	白花蛇舌草 30g	土茯苓 30g	杜仲 15g

28 剂　水煎服

【按语】

尿酸性肾病的发生初始于先天禀赋不足，后天脾胃功能虚弱再加之饮食不节，恣食肥腻，外感风、寒、热之邪，致湿热、痰浊、瘀血内阻于肾络，外阻于骨骼关节而引发诸证。治疗应采取扶正清热利湿、活血止痛泄浊为治疗大法。初诊时患者体型肥胖，小便黄，大便偏干，舌质暗红，苔黄腻，脉沉弦，为脾肾气阴两虚，湿热瘀阻之象。故方中选用大量清热利湿之品，如积雪草、白花蛇舌草、凤尾草等。脾肾两虚为本，故予黄芪、苍术、白术、茯苓、北沙参益肾健脾。湿热与瘀阻互结，

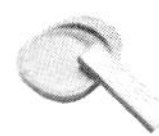

故在清利湿热基础上，采用川芎、丹参等活血化瘀。另外，该患者高尿酸、血肌酐亦高，均属于中医学的“浊毒”，浊毒之邪一方面从小便排出，另一方面从大便排出，所以，余老加了决明子、火麻仁等通畅大便。患者形体肥胖，舌苔厚腻，干荷叶有很好的化湿泄浊之功。服药2周后，患者大便通畅，故去决明子及火麻仁。三诊时患者腰酸疲乏，脾肾气虚症状突出，方中调整北沙参为党参，并加杜仲、川续断以增强健脾益肾之功。四诊时患者血尿酸及血肌酐明显下降，但瘀浊仍存，继以清热利湿、活血泄浊，同时不忘扶助正气。

尿酸性肾病病程迁延难愈，患者需注意饮食控制，避免摄入高嘌呤食物如动物内脏、海鲜、肉汤及花菜、菠菜、豆类、蘑菇、紫菜等，多食蔬菜、水果等碱性食物。

【临证心得】

高尿酸血症引起的肾损伤有急性和慢性两种。急性尿酸性肾病多由内源性尿酸产生过多，或大量组织破坏引起（如肿瘤化疗或横纹肌溶解），尿酸在远端肾小管形成结晶，导致少尿性肾衰竭。而慢性尿酸性肾病起病则较隐匿，主要表现为间质性肾损伤，如夜尿增多、多尿、尿比重下降等。随病情进展可出现少量蛋白尿、高血压及肾功能不全。治疗上，告知患者饮食控制，主要为多饮水，并避免进食高嘌呤及高糖食物。同时，选用抑制尿酸合成及促进尿酸排泄等药物。

中医学对于尿酸性肾病并没有明确的病名记载。关于高尿酸血症引起的痛风，朱丹溪《格致余论·痛风论》中提出:“痛风者，四肢百节走痛，方书谓之白虎历节风证是也。大率有痰，风热，风湿，血虚。”后代医家将痹证中的痛痹、行痹称之为痛风，或白虎历节风。《张氏医通》云:“按痛风一症，《灵枢》谓之贼风，《素问》谓之痹,《金匮》名曰历节，后世更名曰白虎历节，多有风寒湿气乘虚袭于经络，气血凝滞所致。”而尿酸性肾病后期，可表现为多尿、痛风结石、腰痛、血尿、水肿、肾功能不全等,也有医家认为可归于“热淋”“石淋”“腰痛”“尿血”“水肿”“虚劳”等。其发病机制不外乎先天禀赋不足，后天脾胃虚弱加之饮食不节，恣食肥甘厚腻，外感风、寒、热之邪，致湿热、痰浊、瘀血内阻于肾络，外阻于骨骼关节而引发诸证。

西医学认为，在外源性高嘌呤饮食摄入过多或内源性嘌呤代谢增加的因素作用下，血浆及肾间质液中，尿酸盐浓度增高时，尿酸盐在肾脏组织中沉积，引起肾间质性炎症和尿酸结石。早期可仅有蛋白尿和镜下血尿，随着病情的进展，当形成肾

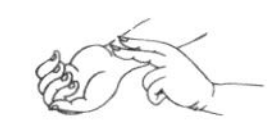

结石阻塞肾小管及其尿路时，可引起肾绞痛和血尿，甚至肉眼血尿，尿酸盐侵及关节可致痛风，尿路结石梗阻又可继发尿路感染。持续性的肾脏损伤，沉积的尿酸盐晶体具有趋化白细胞作用，单核细胞及白细胞浸润可以释放出白三烯、IL-1、IL-4、IL-6、IL-8、TNF2、溶酶体酶、氧自由基等炎性物质，加重肾小管间质的炎性病变，使肾小管萎缩变性，肾小球纤维化及硬化，导致出现小管性、小球性蛋白尿，最终引起终末期肾病尿毒症的产生。由于肾损伤导致肾灌注不足，引起肾脏微血管及管状腔体的损伤，又成为肾性高血压的驱动因素，使病情难以控制。这些为临床上使用清热解毒类药物提供了理论上的依据。

余老认为，本病多为本虚标实、虚实夹杂之证。本虚为脾虚、肾虚，标实为风、湿、热、浊、瘀阻滞。其特点，初期多因素禀不足，嗜食膏粱厚味，损伤脾肾功能，脾失健运，升清降浊无权，肾失气化，分清泌浊失司，水谷不能正常运化，浊毒内生，滞留血脉，随血流注关节，故患者多以发作性关节红肿疼痛为主要表现，肾脏病变多不明显；浊毒淫居脉道，日久血滞成瘀，深入骨骼而现痹证；痹证日久，郁而化热，病邪由经络入脏腑，产生肾脏损伤。如邪伤肾阴，阴虚内热，热灼津液，尿中杂质结为砂石，则为石淋；如湿热浸淫，热伤肾络，迫血妄行则为血淋；后期肾气亏损，封藏失职，甚则脾肾两亏，湿浊之邪日盛，出现明显的肾损伤，可表现为蛋白尿、血尿甚则肾功能不全。

尿酸性肾病发生隐匿，进展缓慢，病程冗长，在治疗上余老将本病分为四型，强调根据标本缓急辨证论治。

湿热蕴结痰湿瘀阻：以关节痛症状明显，表现为远端小关节红肿热痛，或关节局部变形、肿胀、屈伸不利，伴口渴心烦，腰酸，尿黄，舌红或紫暗，苔黄腻，脉细滑或弦滑，尿常规异常，多见于痛风发作期。治宜化瘀泄浊解毒。常用药：金银花、牛膝、赤芍、川芎、丝瓜络、玉米须、萆薢、土茯苓、车前草、白花蛇舌草、金钱草、凤尾草等。热甚加黄柏、生地黄、水牛角；寒化加细辛、桂枝、制川乌。

气阴两虚湿瘀阻络：关节肿痛不明显，自感四肢乏力，腰酸，口干，舌暗红，苔薄腻，脉细或滑，尿常规异常，多见于痛风性肾病缓解期。治宜健脾清肾化瘀泄浊。常用药：黄芪、太子参、炒白术、薏苡仁、女贞子、青皮、陈皮、萆薢、丝瓜络、玉米须、土茯苓、车前草、鬼箭羽、白花蛇舌草、杜仲、金钱草等。

肝肾阴虚脉络瘀阻：局部关节变形，步履艰难，筋脉拘急，屈伸不利，头昏耳鸣，口干，舌红少苔，脉弦细或细数。检查尿常规异常，血压升高，肾功能有不同程度的损伤。治宜调补肝肾化瘀泄浊。常用药：生地黄、菊花、枸杞子、牛膝、地龙、牡丹皮参、鬼箭羽、鸡血藤、丝瓜络、萆薢、山慈菇、土茯苓、葛根、王不留行、秦艽等。

晚期可见脾肾阳虚表现，保守治疗少效。

另外，在治疗尿酸性肾病时，余老常选用一些具有特殊作用的中药，如百合、大贝母、山慈菇等中含秋水仙碱，能减轻痛风性关节炎的疼痛；地黄、杜仲、车前草等中含桃叶珊瑚苷萜类物质有促排尿的作用；一些清热解毒利湿药，如白花蛇舌草、凤尾草等具有很好的抗炎作用。另外，余老喜用决明子、火麻仁等通畅大便，使浊毒从大便排出。

（王旭方）

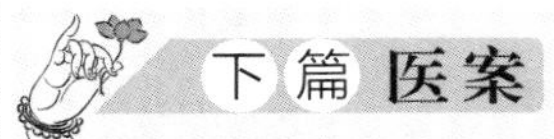

肥胖相关性肾病

张某，男，37岁，2016年4月14日因“泡沫尿2年”就诊。

患者2007年年初自觉尿中泡沫增多，未重视。当年3月单位体检，发现尿蛋白（++），口服中成药治疗（具体不详），泡沫尿无明显减少。2012年至原南京军区总医院行肾穿刺：代谢综合征，肥胖相关性肾病，服用益肾丸、百令胶囊等，效果不佳。2013年加用雷公藤40mg，每日3次口服，复查尿蛋白（+）或（++），服用1年后自行停药。初诊时症见腰痛，形体肥胖，舌质暗红，苔薄白腻，脉细滑。辅助检查：尿常规：蛋白（++），余项正常；血常规：正常；血生化：血脂偏高；B超：胆囊结石、脂肪肝、左肾囊肿。辨证为脾肾气阴两虚，湿瘀内阻。治以益气养阴，清热解毒，行气活血化瘀。方药如下：

黄芪 15g	北沙参 12g	苍术 10g	白术 10g
茯苓 15g	川芎 10g	积雪草 15g	木蝴蝶 6g
地锦草 15g	桑椹子 15g	柴胡 10g	焦山楂 10g
杜仲 10g	知母 10g	黄柏 10g	夏枯草 15g
白花蛇舌草 30g	半枝莲 30g	黄蜀葵花 30g	

14剂　水煎服

2016年5月19日二诊。

患者腰痛缓解，泡沫尿好转，多梦，余未诉不适。舌质暗红，苔薄白，脉弦。尿常规：蛋白（+）。证属气阴两虚，湿热淤阻。治以益气养阴，清利活血。方药如下：

黄芪 15g	太子参 15g	苍术 10g	白术 10g

茯苓 15g	川芎 10g	积雪草 15g	地锦草 15g
牡丹皮 15g	丹参 15g	木蝴蝶 6g	藤梨根 30g
郁金 15g	夏枯草 10g	柴胡 10g	枸杞子 1g
焦山楂 12g	白花蛇舌草 30g	半枝莲 30g	黄蜀葵花 30g

14 剂　水煎服

2016 年 6 月 15 日三诊。

患者泡沫尿减轻，余无不适。血生化：血脂、肾功能正常。舌质淡红，苔薄白，脉滑。尿常规：蛋白（+）。证属脾肾气虚，湿热淤阻。治以益肾健脾，清利活血。方药如下：

黄芪 15g	北沙参 12g	苍术 10g	白术 10g
茯苓 15g	牡丹皮 15g	丹参 15g	川芎 10g
积雪草 15g	木蝴蝶 5g	萆薢 15g	郁金 12g
柴胡 10g	夏枯草 10g	白花蛇舌草 30g	半枝莲 30g
藤梨根 30g	蜀羊泉 15g	焦山楂 12g	

14 剂　水煎服

【按语】

本案中年男性患者，平素饮食不节，运动过少，体型肥胖多年。初诊时腰痛，泡沫尿，舌质暗红，苔薄白腻，脉细滑，为湿淤之象。“肾主水”“脾为生痰之源，肺为贮痰之器”，脾气不足，不能健运，肾气不足，不能化气行水，肺气不足，不能通调水道，肺脾肾脏腑功能失调，则水液运化失司，痰浊内生。另外肝主疏泄，并能斡旋一身之气血，气血行而津液布，肝胆疏泄失调也可致气机失畅，血脉瘀阻。因此，方中以黄芪、苍术、白术、茯苓健脾益气化湿，知母、黄柏、杜仲滋阴补肾，川芎、丹参活血化瘀，兼以柴胡疏肝气，并使用白花蛇舌草、黄蜀葵花等大量清热利湿解毒之品。服药 2 周后患者腰痛缓解，泡沫尿好转，苔腻已化，故去杜仲、知母、黄柏。患者舌质暗红，苔薄白，脉弦，继以益气养阴、清利活血为法。三诊时患者未诉不适，血脂正常，尿蛋白弱阳性，在健脾益气清利活血基础上，加用萆薢利湿祛浊。

 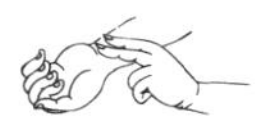

【临证心得】

肥胖相关性肾病临床表现以蛋白尿为主，其发病与机体胰岛素抵抗、血流动力学改变、炎症状态及氧化应激等因素有关。病理方面，肥胖相关性肾病主要表现为肾小球肥大及局灶节段性肾小球硬化等。治疗上，以控制体重、改善胰岛素抵抗、纠正血流动力学、控制蛋白尿等为主。

中医学关于肥胖的成因记载较早。《素问·通评虚实论》曰“肥贵人，则高梁之疾也”;《灵枢·卫气失常》云“人有肥，有膏，有肉”，另外“肥人多痰多湿，多气虚”。以上表明，肥胖之人多由过食肥甘厚腻之品，加之运动过少，致运化无力，痰湿内聚。“五脏皆可生痰”，但《景岳全书·杂证谟》云:“五脏之病，虽俱能生痰，然无不由乎脾肾。盖脾主湿，湿动则为痰；肾主水，水泛亦为痰。故痰之化无不在脾，而痰之本无不在肾。所以凡是痰证，非此则彼，必与二脏有涉。”

脾主运化，为后天之本，气血生化之源，津液输布的枢纽。膏脂的生成与转化皆有赖于脾的健运。若脾胃虚弱，则脾不健运，饮食不归正化，水谷精微失于输布，易致膏脂输化障碍而成高脂血症。肾主水，主津液，具有主持和调节人体津液代谢的作用。肾虚则津液代谢失调，痰湿内生，凝聚为脂。现代生活条件改善，易造成饮食不节，过食肥甘厚味；生活节奏过快，工作压力过大，易致思虑过度，劳伤心脾，均可致脾虚气弱，失其“游溢精气”和“散精”之职，膏脂转运、输布亦不利，滞留于营中，形成高脂血症，蓄于肌肤，发为肥胖。人到中年，肾元亏虚，精气渐衰，肾阴不足，虚火灼津；肾气虚弱，肾不化津，则清从浊化，或因水不涵木，肝失疏泄，木不疏土，致脂质内聚，困遏脾运，积存于体内而引发肥胖。

脾为生痰之源，痰之既成，又可成为新的致病因素，阻于血脉影响气血运行，导致血瘀。瘀血日久，阻碍气机的升降出入，导致津液停滞成痰。痰瘀互为因果，相互转化，痰瘀壅遏气机，气机运行不畅，形成气滞，气滞既可生痰又能留瘀，损伤脉络而成高脂血症。综上，余老认为本病的病因病机不外乎本虚标实，本虚是指脾肝肾虚，标实指痰瘀气滞。

治疗方面，首选要对患者的生活习惯进行调整。一则要针对患者的饮食结构给予合理指导，最好以清淡、易消化饮食为主；二则嘱其增加运动量，促进脂肪代谢、消耗和利用，养成良好的锻炼习惯，切不可过逸；三则让患者树立良好的心态，保

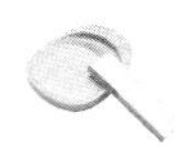

持轻松愉快的心理去学习、生活、工作；四则本病的治疗病程相对较长，且易反复，治疗务必让患者增强信心，求得患者密切配合，持之以恒，最好随时予以监测，以防反复。在改善生活方式基础上，采用中药治疗，原则如下：

（1）补肝肾，健脾运：肥胖患者临床肝肾阴虚常见，治宜滋养阴津，结合疏利脉道。滋肾有益于养肝，养肝有助于脾运。肝肾不足临床上可见血脂较高而形体并不肥胖，伴头晕、耳鸣、目涩、视物模糊、腰酸肢麻、健忘少寐，甚或五心烦热、口干，舌红，苔黄或腻，脉细或数。余老滋养肝肾常用枸杞子、菊花、黄精、熟地黄、山茱萸等；健脾常用黄芪、太子参、白术、陈皮、生薏苡仁、怀山药、茯苓等。

（2）化痰瘀，疏肝气：痰浊、瘀血既是高脂血症的病理产物，又是致病因素，两者互为因果，可促使病情发展。由于痰、瘀相互影响，相兼致病，因此，治痰要活血，血活则痰化；治瘀要化痰，痰化则瘀消，化痰浊祛瘀血贯穿于治疗高脂血症的全过程。余老常用飞廉、萆薢、土茯苓、山楂、荷叶、决明子、丹参、川芎、积雪草、鬼箭羽、当归等。高脂血症的加重常与情志有关，肝主疏泄，分泌胆汁，供脂质消化之用，并能斡旋一身之气血，气血行而津液布，故治疗勿忘疏肝，常用柴胡、制香附、白芍等调畅气机。

（王旭方）

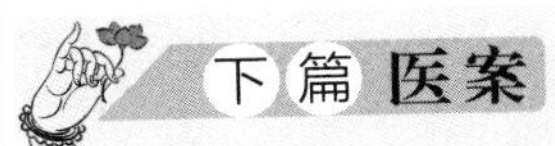

狼疮性肾炎

常某，女，17岁，2015年7月8日因“尿中泡沫增多3年，加重1个月”就诊。

患者3年前因尿中泡沫增多在外院诊断为“系统性红斑狼疮肾炎”，予相应免疫抑制治疗，症状时轻时重。近1个月，患者尿中泡沫明显增多，查尿常规：蛋白（+++），潜血（+++），白细胞（++），红细胞计数74/μL，白细胞计数247/μL，细菌540/μL。血沉：45mm/h。血生化未见异常。目前口服泼尼松每日15mg，他克莫司每日3mg。为求进一步诊治，转至本院门诊就诊。初诊时症见小便泡沫多，时有尿痛，乏力明显，腰部酸痛，口干喜冷饮，纳差，眠可，二便调。舌边尖红，质暗，苔薄黄微腻，脉细滑。辨证为湿浊内蕴，瘀热互结证，治以清热解毒，祛瘀化浊。方药如下：

生黄芪15g	北沙参12g	炒白术10g	茯苓15g
青蒿15g	牡丹皮15g	川芎10g	炒柴胡10g
老鹳草15g	垂盆草30g	金钱草30g	墨旱莲15g
紫苏叶20g	水牛角30g	白及12g	陈皮10g
半枝莲30g	藤梨根30g	白花蛇舌草30g	

14剂　水煎服

2015年7月22日二诊。

经治疗后，患者尿痛不明显，乏力症状略缓解，仍小便泡沫多，腰部酸痛，口干喜冷饮，纳眠可，二便调。舌尖红，质暗，苔薄黄，脉细滑。复查尿常规：蛋白（+++），潜血（++）。肝肾功能无异常。患者湿热渐退，但其证型并未发生变化，治疗在原方基础上加以调整。方药如下：

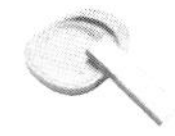

生黄芪 15g	北沙参 12g	苍术 10g	白术 10g
茯苓 15g	青蒿 15g	牡丹皮 15g	川芎 10g
炒柴胡 10g	老鹳草 15g	垂盆草 30g	金钱草 30g
木蝴蝶 6g	白及 15g	白花蛇舌草 30g	半枝莲 30g
藤梨根 30g	灵芝 10g	梓白皮 10g	

28 剂　水煎服

2015 年 8 月 19 日三诊。

用药 40 余天后，复查尿常规：蛋白（+++），潜血（+）。患者无尿痛，无腰部酸痛，口干喜冷饮不明显，小便泡沫较前明显减少，时感乏力，舌淡红，质暗，少苔，脉细滑。患者渐转为气阴不足之证，方药如下：

生黄芪 15g	党参 12g	炒白术 10g	炒苍术 10g
茯苓 15g	牡丹皮 15g	川芎 10g	墨旱莲 15g
地锦草 15g	升麻 5g	鳖甲 30g	当归 10g
白花蛇舌草 30g	半枝莲 30g	藤梨根 30g	土茯苓 30g
灵芝 15g	龙葵 15g		

28 剂　水煎服

2015 年 11 月 7 日，患者复查尿常规：蛋白（++），潜血（+）。肝肾功能未见异常。患者无明显不适症状，舌暗红，苔薄白，脉细。

【按语】

在本案中，系统性红斑狼疮以湿、热、瘀、毒为基本病理，而激素、免疫抑制药治疗干预，多可耗伤阴液，加之患者先天禀赋不足、饮食劳倦、七情内伤等，复感湿热瘀毒，乘虚浸淫筋骨经络，流窜脏腑，扰乱阴阳平衡，燔灼营血，损伤阴液，毒邪内蕴于肾而发病。《内经》载“淫气遗尿，痹聚在肾”。首次就诊时患者口干喜冷饮，舌边尖红质暗，苔薄黄微腻，脉细滑，表现为热毒偏盛、阴虚火旺之症。选用黄芪、北沙参益气养阴，清热散瘀；垂盆草、老鹳草、半枝莲、藤梨根解毒泄浊；青蒿、水牛角、白花蛇舌草、牡丹皮清热解毒，滋阴凉血；川芎活血化瘀，改善微循环；墨旱莲养阴而不滋腻；紫苏叶解毒泄浊；白术、茯苓、陈皮运脾化湿，以后

 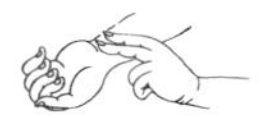

天养先天；炒柴胡滋肾疏肝；金钱草利湿渗湿。全方取清热解毒，祛瘀化浊之意。

二诊时，患者尿痛缓解，尿常规白细胞正常范围，仍口干喜冷饮，舌尖红，质暗，苔薄黄，脉细滑。其证型仍为湿浊内蕴，瘀热互结证，《素问》载“湿气大来，土之胜也，寒水受邪气，肾病生焉”，故治法无明显变化，仅在原方基础上略加改进，其中加用木蝴蝶活血化瘀、改善微循环；以苍术加强运脾化湿之力；同时应用灵芝补气安神；梓白皮清热利湿。在保持原有疗效的同时，根据患者病情变化进行对症调整，使治疗更具针对性，取得更好的疗效。

三诊时，患者腰部酸痛缓解，口干喜冷饮不明显，小便泡沫较前明显减少，病情日趋稳定，症状得到了明显改善。此时，在上方基础上加用升麻鳖甲汤，散邪解毒，活血祛瘀。升麻鳖甲汤出自《金匮要略》，主治疫毒蕴于血脉之阴阳毒证，升麻具升散之力可达透邪解毒之功，《神农本草经》谓其“主解百毒”；鳖甲既可行血散瘀，又可领诸药入阴分以搜毒；当归活血祛瘀，“瘀血不去，新血不生”。余老通过对邪毒、血瘀、脏损之间平衡的把握，根据患者的病情变化治疗调整，以达“阴平阳秘，精神乃治”的状态。

1. 辨证论治 狼疮性肾炎属于中医学“水肿”“虚劳”“阴阳毒”范畴，究其原因不外乎以下几点。

（1）素体亏虚：患者由于先天禀赋不足，先天不能滋养后天，日久脾肾亏虚，或素体存在肝肾阴虚，日久累及肾脏，气化功能失常，关门开合不利，则导致湿邪内蕴，湿滞气机，阻碍血行而生瘀，瘀久化热，湿、热、瘀互结，则肾络受损。

（2）饮食情志失调：患者恣食发物，或服药不当，激发阴阳气血紊乱，可蕴生热毒；五志过极，郁而化火，或思虑过度，阴血暗耗，可致肝肾阴亏；血热火盛，热毒之邪郁而不解，脏腑气化功能失常，肾气不能蒸腾水液，关门开合不利，则湿邪内蕴，热与湿合，便生湿热，湿热困着于肾府，易损及肾络；湿热蕴久，脾不升清，肾失封藏，精微下泄，则见蛋白尿。

（3）劳倦过度：患者劳倦过度，致调养失当，阴血精气耗伤，脏腑功能失调，则虚火内生；阴阳气血紊乱，则蕴生热毒。热毒之邪燔灼营血，滞于肌肤，气血失调，进一步可伤阴耗液，酿生瘀热，损及肾络。

（4）感受六淫之邪：患者感受风、湿、燥、火等外邪，入里化湿化热，导致热

毒内生，灼伤肾络，耗伤津液，气血失和，络脉瘀阻，发为本病。随着病程的发展，热毒之邪先灼伤肝肾之阴，后伤脾肾之阳，渐至阴阳两虚，气虚血瘀而致缠绵难愈。

本病的病机特点以阴阳失调为本，热毒瘀结为标。其毒邪又有内外之分。外来之毒邪责之于六淫之邪。内生之毒邪责之于脏腑功能失调所致的病理产物，如痰毒、湿毒、瘀毒等，即由邪气郁而不化久蕴而成。可见，狼疮肾炎为本虚标实，虚实夹杂之证，肾虚为本，热毒为标，邪毒瘀血贯穿始终。其中，虚（肾阴亏虚）、瘀（肾络瘀阻）、热（火热、湿热）、毒（热毒、火毒）乃病机关键，三者互为因果。肾阴亏虚则易于蕴毒而生瘀热；热毒燔灼，耗伤阴血，则肾阴更加亏乏；热毒搏结血分，血脉痹塞，则成为瘀血。热毒内蕴、瘀血停滞是导致狼疮肾炎发生发展的主要因素，并贯穿疾病的始终。

2. 辨证分型

（1）热毒炽盛证：多出现在急性期。症见发热，皮肤可见斑疹，关节酸痛，舌红苔黄，脉数或滑数。其证属实，治以祛邪泻实之法。

（2）气阴两虚证：见于慢性期。症见神疲乏力，头昏，心悸，气短，自汗，咽干口燥，舌黯少苔，脉细。其证属虚，治以益气养阴之法。

（3）脾肾气虚证：见于慢性期。症见下肢浮肿，腰膝酸软，尿少清长，舌质黯淡，舌体胖大，边有齿痕，苔白微腻，脉沉细。其证属虚，治以健脾益肾之法。

（4）脾肾阳虚证：见于慢性期。症见四肢水肿，胸腹胀满，形寒肢冷，腰膝酸软或疼痛，便溏，纳差，舌质暗，舌体胖大，苔薄白，脉沉细。其证属虚，治以补脾肾之阳。

3. 西医进展　狼疮肾炎是系统性红斑狼疮常见并发症，也是在起病时唯一有受累表现的脏器。至少会有 50% 以上的系统性红斑狼疮患者出现肾脏受累表现。在一些患者偶可见到狼疮肾炎出现在抗双链 DNA（ds-DNA）抗体阳性之前，甚至有患者在临床上达不到美国风湿病学院关于系统性红斑狼疮的诊断标准。大多数患者受累通常会出现在病程早期。狼疮肾炎的临床表现多样，可表现为急性肾炎综合征及肾病综合征。该病活动期时血尿、蛋白尿和白细胞尿均较常见，并有约 25% 的患者表现为大量蛋白尿，也可以出现不同程度的肾功能异常。另外，狼疮肾炎也可以出现明显的远端和近端肾小管异常，如肾小管酸中毒。

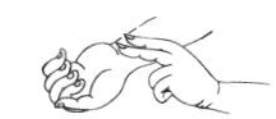

狼疮肾炎经肾脏活检可分为如下病理分型。

（1）Ⅰ型：轻微系膜性狼疮肾炎。

光镜下肾小球正常，但荧光和（或）电镜显示免疫复合物存在。

（2）Ⅱ型：系膜增生性狼疮肾炎。

光镜下可见单纯系膜细胞不同程度的增生或伴有系膜基质增宽及系膜区免疫复合物沉积，无上皮侧及内皮下免疫复合物。

荧光和电镜下可有少量孤立性上皮下免疫复合物伴同沉积。

（3）Ⅲ型：局灶性狼疮肾炎。

活动性或非活动性病变，受累肾小球小于50%。病变呈局灶性、节段或球性分布，毛细血管内或毛细血管外增生性病变均可出现，伴节段内皮下沉积物，伴或不伴系膜增生性病变。

Ⅲ（A）：活动性病变，局灶增生性狼疮肾炎。

Ⅲ（A/C）：活动性和慢性病变，局灶增生性和硬化性狼疮肾炎。

Ⅲ（C）：慢性病变伴有肾小球硬化，局灶硬化性狼疮肾炎。

（4）Ⅳ型：弥漫性狼疮肾炎。

活动性或非活动性病变，呈弥漫性（受累肾小球等于或大于50%）节段性或球性分布。毛细血管内或毛细血管外增生性病变均可出现，伴弥漫性内皮下免疫复合物沉积，伴或不伴系膜增生性病变。

Ⅳ-S（A）：活动性病变，弥漫性节段性增生性狼疮肾炎。

Ⅳ-G（A）：活动性病变，弥漫性球性增生性狼疮肾炎。

Ⅳ-S（A/C）：活动性和慢性病变，弥漫性节段性增生和硬化性狼疮肾炎。

Ⅳ-G（A/C）：活动性和慢性病变，弥漫性球性增生和硬化性狼疮肾炎。

Ⅳ-S（C）：慢性病变伴有硬化，弥漫性节段性硬化性狼疮肾炎。

Ⅳ-G（C）：慢性病变伴有硬化，弥漫性球性硬化性狼疮肾炎。

（5）Ⅴ型：膜性狼疮肾炎。

肾小球基底膜弥漫增厚，可见球性或节段性上皮下免疫复合物沉积，伴有或无系膜病变。

Ⅴ型膜性狼疮肾炎可合并Ⅲ型或Ⅳ型病变，则应作出复合性诊断，如Ⅲ＋Ⅴ，

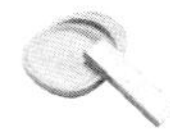

Ⅳ + Ⅴ等。

（6）Ⅵ型：严重硬化型狼疮肾炎。

超过 50% 的肾小球呈现球性硬化，不再有活动性病变。

4. 鉴别诊断 狼疮肾炎要与其他系统性疾病肾损伤相鉴别。

（1）过敏性紫癜肾：除肾受累外，可伴皮肤紫癜、消化道出血、关节痛，但血抗核抗体（ANA）阴性，肾脏病理可见 IgA 沉积。

（2）原发性小血管炎相关肾损伤：除肾受累外，亦有全身多系统改变，如上呼吸道、下呼吸道、眼、耳、关节和肌肉等。该病常见于中老年，无明显性别差异，血清抗中性粒细胞胞浆抗体 (ANCA) 常阳性，肾脏病理常为节段性坏死性改变，常伴新月体形成。

（3）肾淀粉样变性：除肾受累外，可累及消化系统、心脏、关节及皮肤等，但血中 ANA 阴性，受累组织刚果红染色阳性，电镜下肾脏有淀粉样纤维丝。

【临证心得】

1. 中医学“狼疮肾炎”的病名，根据其皮肤红斑、水肿、关节痛、腰痛等临床表现多将其归属于“阴阳毒”“痹证”“肾着”“丹疹”“蝴蝶斑”等范畴。余老认为病机以肾虚湿热瘀毒为主，其中肾阴虚为本，湿热瘀毒为标，总属本虚标实、虚实错杂之证。肾虚与热毒作为狼疮肾炎发生的两个主要环节，内外相合，互为因果，因虚致实，因实更虚，终致病变迁延不愈，反复发作。而湿、热、瘀、毒几种基本病理，在病程的演变中又能变生出湿浊或溺毒病理因素，日久可阴损及阳，致气阴两虚、脾肾气（阳）虚等证候，故余老在治疗过程中强调本病需辨证论治。

2. 狼疮肾炎是系统性红斑狼疮的常见并发症，而系统性红斑狼疮是一种自身免疫性炎症性结缔组织病。所以在辨证论治的同时，余老还强调辨病论治，辨证与辨病相结合，宏观与微观相结合，以更详尽准确地了解患者的病情变化。本病不论是实证还是虚证，患者体内均存在大量抗核抗体及多种炎症因子，肾小球内皮细胞增生，免疫复合物沉积，全身中小血管炎症性改变。故临床可见皮肤发斑、关节炎、口腔溃疡、血尿、蛋白尿、肾损伤等症状。这些致病产物及病理作用在中医学应视为“邪毒”“湿热”“瘀血”等，是狼疮肾炎产生发展的根本因素。因此，余老主张在辨证论治的同时，还应辨病用药。系统性红斑狼疮以体液免疫功能异常为主，可

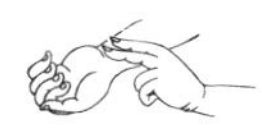

选用能抑制体液免疫或两类免疫功能都能抑制的中药，如青蒿、生地黄、白花蛇舌草、土茯苓等；系统性红斑狼疮的病理基础为全身广泛的栓塞性血管炎，可选用具有活血化瘀，改善微循环的中药，如牡丹皮、川芎、赤芍、鬼箭羽、木蝴蝶等；患者长期服用激素，多引起肾上腺皮质功能减退等不良反应，可选用能促进其功能、提高体内激素水平的中药，如水牛角、知母、鸡血藤、生地黄、熟地黄、柴胡等。

3. 患者在疾病发展过程中存在“湿热”“瘀血”“邪毒”“热毒”等狼疮性肾炎产生发展的根本因素。即本病的发生以肾虚为内在基础，热毒为重要诱因，湿热与瘀血是狼疮肾炎的基本病理，贯穿整个病程，是病情发展演变的关键因素，水湿、湿浊和溺毒则是病变进展之危象。本病在病变活动期以热毒、湿热为主，缓解期以脏腑虚损为主，而在疾病后期则是虚中挟瘀、挟湿浊。其病情因虚致实，因实更虚以致虚实错杂，因此治疗时可在“急则治其标，缓则治其本”“邪祛则正安”等原则的指导下，以清热利湿解毒、护肾化瘀活血为大法，在活动期强调解毒清利湿热，缓解期重视扶正，在后期则应护肾培元化瘀泄浊。

4. 由上可见，本病的辨证不论是实是虚，从辨病来看该病的发生发展都是因邪毒、湿热、痰瘀等病理产物在作祟，在治疗时应权衡患者的虚实状态，补虚扶正与祛邪清毒相结合，采取辨证用药与辨病用药相结合的方法来复合组方，使之达到祛邪扶正、扶正抗邪的治疗目的。从临床实践体会到，用这种方法能使狼疮肾炎长期稳定或缓解。

5. 狼疮肾炎是一种顽固的慢性病，患者常忧心忡忡，心理压力极大。持续的应激情绪压抑会抑制机体免疫功能，降低机体的抵抗力，对本病的缓解和稳定非常不利。因此，在本病的治疗过程中还应重视饮食心理调护。狼疮肾炎患者阴虚内热、血热为多，食物应以清补、平补为主，辅以心理疏导，使患者对本病有正确的认识和心理准备，树立战胜疾病的信心和乐观精神。

（白牧鑫　朱羿霖）

干燥综合征肾损伤

程某，女，46岁，2011年2月22日因“口干伴眼睑水肿10天”就诊。患者10天前无明显诱因出现口干，眼睑水肿。查血常规：红细胞计数3.68×10^{12}/L，白细胞计数7.29×10^9/L，血小板计数350×10^9/L，血红蛋白111g/L，中性粒细胞百分比62%；血沉14mm/h。清淡饮食，加强休息后症状改善不明显，遂至本院门诊就诊。初诊时症见口干明显，皮肤干燥，时有眼睑水肿，夜间盗汗，月经量少，舌紫暗，苔薄白，脉细。查血常规、尿常规、肝肾功能、泌尿系彩超、免疫相关指标均无明显异常。有干燥综合征病史7年，无手术、外伤史，无药物过敏史。辨证为肺燥津伤证，治以滋阴润燥之法，方药如下：

生黄芪 15g　　太子参 15g　　女贞子 12g　　枸杞子 15g
桔梗 10g　　当归 10g　　牡丹皮 15g　　紫丹参 15g
川芎 10g　　怀山药 12g　　石韦 15g　　茯苓 15g
白花蛇舌草 30g　　土茯苓 30g

14剂　水煎服

2011年3月2日二诊。

用药后口干减轻，但有时恶心，足跟痛，情绪不佳，眠差，舌暗红，苔薄白，脉细。肺燥津伤得到缓解，但出现肝郁之症，故于原方中佐以疏达肝气之品，使津液生而不枯，气血利而不涩，方药如下：

生黄芪 15g　　太子参 15g　　女贞子 12g　　枸杞子 15g
郁金 15g　　赤芍 10g　　白芍 10g　　当归 10g

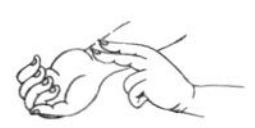

鸡血藤 15g　山茱萸 10g　牡丹皮 15g　紫丹参 15g
川芎 10g　黄精 10g　桔梗 10g　酸枣仁 10g
14 剂　水煎服

2011 年 3 月 16 日三诊。

患者口干、皮肤干燥、眼睑水肿、夜间盗汗等症状明显减轻，精神较好，偶有咽干，舌暗红，苔薄白，脉细。肝郁之证明显缓解，阴虚燥热之证亦明显减轻。仍以养阴润燥之法为主，辅以活血理气，方药如下：

生黄芪 15g　太子参 15g　女贞子 12g　枸杞子 15g
陈皮 10g　桔梗 10g　当归 10g　鸡血藤 15g
牡丹皮 15g　紫丹参 15g　川芎 10g　杜仲 10g
肉苁蓉 10g　石斛 10g　白花蛇舌草 30g　藤梨根 15g
14 剂　水煎服

2011 年 3 月 30 日四诊，患者无明显不适症状，复查血常规、尿常规、肝肾功能、免疫相关指标仍无异常。

【按语】

患者由于脏腑阴虚内热，津液亏耗，日久累及肾脏，肾阴亏虚，主水之力减弱，不能滋养周身而见口干、皮肤干燥，水液代谢失衡使眼睑水肿，阴精不足则夜间盗汗、月经量少。首方中予生黄芪清热，太子参、女贞子、枸杞子滋阴润燥，当归、牡丹皮、丹参、川芎活血通络，同时应用桔梗开宣肺气，并予山药、茯苓顾护脾胃；桔梗上承津液，开郁宣达。全方取清热养阴、活血通络之意，清补兼施，滋而不腻。

二诊时患者津液不足得到明显改善，但出现了肝郁诸症，且因本病多为全身脏器损伤，五脏皆可受邪。故在原方基础上加用郁金、赤芍、白芍等疏肝柔肝之品，辛润宣通，理气而不破气，并加用山茱萸、黄精滋阴润肺，再辅以鸡血藤、酸枣仁安神定志。全方既不改滋阴润燥之法，又根据患者的变证进行了针对性的调整，使整个治疗灵活且不偏颇。

三诊时患者津伤、肝郁诸症都得到了明显的缓解，故改予陈皮理气疏肝；为避免滋阴太过肾水不能上奉，在疏肝、滋阴基础上加用肉苁蓉温肾，助真火蒸化，上

升津液；在滋阴药的使用上亦调整为使用石斛代替黄精、山茱萸。全方以滋养津液为主，辅以活血通络、理气温阳之品，较之单纯滋阴之法收效更佳。

在本病治疗过程中，余老对于阴虚、血瘀、脏损之间的平衡做出极好的把握，根据患者的病情变化调整治疗的偏重，主次分明，疗效甚佳。

1. 中医病因

（1）先天不足：先天肝肾精血不足，素体阴津亏虚，其脏腑孔窍四肢百骸失于濡养而成燥；或素体阴虚津亏，更易受风、燥、热邪等阳邪侵袭而损伤阴津，且感受风寒湿热之邪更易化燥化热伤津成燥。损及肾络，出现血尿、蛋白尿。

（2）后天失养：情志失调，躁怒伤肝，肝失疏泄，郁而化火，火热伤津成燥；或忧思焦虑过度，脾失健运，津液生成不足运化失司而成燥起居不慎，不避寒热，感于六淫外邪，娇脏受累，久则肺气亏虚，失于宣降，散津布液失司；或劳逸失度，耗损肝肾阴精精血，阴津受损，不能濡润；或药食失宜，过食辛辣燥热，积热酿毒，灼伤津液而成燥，燥邪伤肾而发病。

（3）燥邪致病：燥邪由外而入，其性干涩，易伤津液，常致津液受损，出现各种干燥涩滞的症状。在内则为津伤化燥，津液不足，失其濡润而出现的干燥枯涩的变化。

（4）痰湿阻滞：机体水液代谢障碍而化湿成痰，阻滞经络，阻碍气血，则脾不能升，胃不能降，三焦气机通路受阻，人体气机瘀塞阻滞，于是气不能行水，导致津液不布，脏腑无法得到津液的濡润，失于濡养而出现干燥症状。津液不能上承于口，则口干；津液不能上承于眼，则眼干；水不上承于咽，则咽干；水不下输于大肠，则便干；津液不能濡养肾络，则肾脏受损。

（5）瘀血内停：由多种原因导致气血不畅，日久瘀血络滞，使津道受阻，津液失运，不能濡养全身，而致口燥、眼涩、肤干等干燥症状，皮肤结节，红斑紫癜，肌肤甲错，面色晦暗，脏腑失于津液濡养，舌质紫暗，瘀点瘀斑，脉弦细涩等。津液不足则血液浓缩，血行滞缓而易成瘀血。瘀血又易再次阻滞津道，影响津液分布运化，故两者常相互影响，互为因果。

（6）毒邪伤肾：毒邪含义广泛，亦有内外之分。外毒可指六淫之甚，为天时不正之气，如风、寒、湿、热、燥邪过甚化毒，侵袭机体，损伤人体阴津或影响津液运行而致燥。内毒为由内而生，为脏腑功能及气血运行失常，代谢产物蓄积停留于体内，对机体造成损伤的一类毒性物质。如瘀血日久则成瘀毒，瘀毒蓄积于体内，阻滞津道而致病。

2. 中医病机　干燥综合征是在内因、外因共同作用下，导致机体阴液减少，脏腑功能受损。中医学认为燥有内外之分，外燥是六淫之燥邪，内燥则为素体阴虚羸弱。阴虚之体，复感燥邪，灼津伤阴，阴虚津亏，肌肤孔窍失养，而见口干、眼干、便干、肤干；邪势猖獗，真阴亏耗，可致牙齿枯黑，块状脱落；病久入络，燥气横逆，酝酿成毒，外则阻于经络关节而关节疼痛，内而蕴伏五脏六腑，肾之固涩、封藏功能失常，出现虚衰、水肿、夜尿增多；脉道失于濡润，久则致瘀，瘀血不祛，新血不生，耗伤气血，使阴虚更甚。病邪外损肌肤官窍，内损脏腑经络，致病之重符合“毒邪”特点，或可称为“燥毒”。本病病程冗长，缠绵难愈，燥毒是本病的最根本原因，阴虚、血瘀、脏损是本病的特点，以阴虚为本，毒、瘀为标，脏损为果。

干燥综合征病程日久，邪毒留恋，迁延不愈，邪犯五脏六腑，最易累及肾脏。肾为先天之本，内藏真阴真阳。素体阴虚，燥毒损耗，久则真阴亏虚，阴损及阳，而出现肾之固涩、封藏功能失常。

3. 中医辨证

（1）阴虚血瘀：症见口干，眼干，关节肿痛，肌肤甲错，肢体瘀斑瘀点，肢端变白变紫交替，皮下脉络隐隐，舌质暗或瘀斑，苔少或无苔，脉细涩。

（2）气阴两虚：症见口干较甚，吞咽困难，口舌生疮，大便干结，四肢乏力，或有失眠心烦等症，舌干如镜面、红或绛，脉细数。

（3）肺肾阴虚：症见口干唇燥，眼干少泪，唾液量少，饮水不解，咽喉、鼻腔干燥，干咳少痰，或伴关节隐痛，舌质红少苔或黄燥、中有裂纹，脉细弦。

（4）肝肾阴虚：症见头晕，目干眼糊，口干咽燥，心烦失眠，腰膝酸软，牙齿枯槁无泽，关节疼痛，舌质红苔少或无苔，脉细弦。

干燥综合征是一种全身性慢性炎症性自身免疫性疾病，在血清中存在大量自身抗体，侵犯外分泌腺体尤以唾液腺、泪腺等为主，也可同时累及其他器官。在受侵犯的腺体或组织内可见到大量淋巴细胞浸润，发患者群多为中年女性。

4. 干燥综合征肾损害临床表现

（1）肾小管间质性损伤：干燥综合征肾损伤多见，大多数患者表现为肾小管间

质性损伤。临床可表现为肾小管酸中毒、肾脏浓缩功能障碍、肾性尿崩症等，少数患者为范可尼（Fanconi）综合征。

①肾小管酸中毒：是干燥综合征肾损伤最常见的临床表现，占干燥综合征肾损伤的 70%。由于干燥综合征病变损害远端肾小管，氢离子的排泌功能下降而蓄积，尿液常呈碱性。尿中排出大量钾离子，常造成低钾血症。酸中毒可抑制肾小管对钙的再吸收以及维生素 D 的活化，引起高钙尿及低血钙。大量排钙及尿液偏碱，钙盐易沉积而形成泌尿道结石和肾钙化。

②肾脏浓缩功能障碍及肾性尿崩症：肾脏浓缩稀释功能受损常常是干燥综合征患者最早期出现的症状，表现为多饮多尿和夜尿增多。早期由于症状轻微，往往被患者及临床医生忽视，严重者可以发生肾性尿崩症，主要由于远端肾小管受损后，对抗利尿激素的反应降低，不能正常回吸收水分。

③范可尼综合征：少部分干燥综合征患者主要累及近端肾小管，使 HCO_3^- 重吸收障碍，尿中 HCO_3^- 排出增加，血浆 HCO_3^- 显著下降。一部分患者除碳酸氢尿、低碳酸氢血症外，同时可伴有糖尿、磷酸盐尿、尿酸尿、氨基酸尿等异常，表现为范可尼综合征。

④小管性蛋白尿：尿蛋白表现为小分子蛋白的特点，24 小时定量低于 1.0g，尿 β2- 微球蛋白，NAG 等明显升高，提示肾小管重吸收蛋白减少。

（2）肾小球损害：干燥综合征肾损伤表现为肾小球肾炎者并不少见。临床主要表现为高血压，轻度蛋白尿和镜下血尿，部分患者可出现肾病综合征，很少出现肉眼血尿。

（3）肾功能损害：干燥综合征肾损伤引起肾功能不全者并不少见。发生肾功能不全的危险因素包括高龄，男性患者，大量蛋白尿，血 γ- 球蛋白升高，未及时使用糖皮质激素或免疫抑制剂治疗。

5. 干燥综合征肾损伤诊断 干燥综合征肾损伤患者出现以间质小管病变为主的表现，应考虑干燥综合征肾损伤，肾活检发现间质灶状淋巴细胞浸润及肾小管萎缩及纤维化者更支持干燥综合征肾损伤的诊断。

临床有 1/3 以上的患者口、眼干燥的表现不明显，但如有肾小管酸中毒或肾性尿崩，高球蛋白血症又难以用其他肾脏病解释时应警惕本病。对于干燥综合征肾损

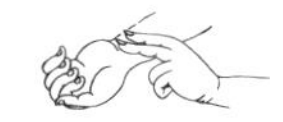

伤诊断明确，临床以肾小球损害为主要表现者，最好能及时进行肾活检，明确其肾小球损害的病理类型，对指导临床治疗有一定意义。

6. 鉴别诊断　原发性干燥综合征肾损伤累及肾脏主要为肾小管间质性损害，需要与其他类型的肾小管间质病进行鉴别。

（1）原发性肾小管酸中毒：各种病因导致肾脏酸化功能障碍而产生的一种临床综合征，主要表现为血浆阴离子间隙正常的高氯性代谢性酸中毒。

（2）药物性肾小管—间质损害：表现为急性者多与抗生素、非甾体抗炎药(NSAIDs)及利尿药的使用有关；表现为慢性者多与NSAIDs及含马兜铃酸中药的使用有关。

（3）感染相关肾小管—间质损害：多有慢性泌尿系感染史，特别是慢性肾盂肾炎。

（4）特发性间质性肾炎：多为自身免疫相关，如患者伴有眼色素膜炎，又称肾小管间质性肾炎葡萄膜炎综合征（TINU）。肾脏病理为典型的急性过敏性间质肾炎的表现。

【临证心得】

1. 本病多归属为“燥证”“燥毒”范畴，其病机以津液亏耗、不能滋养机体为特征。《素问·阴阳应象大论》有云“燥胜则干”。《正治准绳·伤燥》指出：“在外则皮肤皱揭，在上则鼻咽焦干，在中则水流衰少而烦渴，在下则肠胃枯涸，津少不润而便难……在脉则细涩而微。”燥证日久，迁延不愈，邪毒留恋，可累及五脏六腑，而肾脏最易累。肾为先天之本，如有燥毒久耗，则易耗伤真阴，阴损及阳，出现肾之固涩、封藏功能失常。《素问·经脉别论》中指出：“饮入于胃，游溢精气，上输于脾，脾气散精，上归于肺，通调水道，下输膀胱，水精四布，五经并行。”可见津液的代谢与胃的摄入，脾的运化、传输，肺的宣散、肃降和肾的蒸腾气化密切相关。

2. 干燥相关性肾病与肾虚密切相关，补肾是治疗的根本大法。同时，由于本病患者均存在多个系统、脏器的损伤，所以在补肾的同时，还要注意其他脏器的受损情况，根据患者的不同病情兼取保肺救津、顾护胃气及疏肝理气等相应的治疗方法。本病虽以阴亏津少为主，但不乏燥热、血瘀、气滞之证。因燥自上伤，肺先受病，故保肺救津为治燥之首，并可在养阴润肺的同时，补脾护胃，确保中焦生化之源功

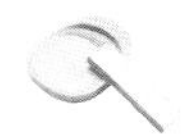

能无损。此外，治疗中应注意疏达肝气，使气机升降有度，道路散而不结，津液生而不枯。燥热伤津损液，还可致血脉干涩，气血痹阻，经隧不畅，进而水津敷布受阻，津液不得正常分布，使燥证更甚。

3. 余老在本病的治疗过程中，尤为注重从保肺救津、阴阳互根、气机条达、活血通络等方面入手，标本兼顾，疗效甚佳。首先，燥自上伤，肺先受病，因此保肺救津乃治燥第一要法，常用沙参、麦冬、黄精等甘寒润肺之品。因胃土为肺金之母，在治疗时需注意顾护胃气，常配伍陈皮、生薏苡仁、怀山药等，以免伤及生化之源。其次，燥热津枯，易致水道涩结，加桔梗开其郁结，复其宣达。其次，热邪不燥胃津，必伤肾阴，燥证大多与肾虚有关，因此补肾是治疗的根本大法。肾为水火之脏，如果单纯养阴生津是治标不治本，犹如扬汤止沸，可暂效而终难善后。余老依据"善补阴者，当于阳中求阴，则阴得阳助而泉源不竭"，于养阴药中加杜仲、肉苁蓉等二三味温肾之药，以助真火蒸化，上升津液，往往取效更捷。再次，干燥综合征患者很多因病情缠绵出现情绪不宁、抑郁难舒、多愁善虑等肝失疏达的临床表现，因此治疗中应注重疏达肝气，若气机升降之机有度，可使道路散而不结，津液生而不枯，气血利而不涩，病可日渐向愈。理气药多温燥，余老常选用郁金、香附、佛手等辛润宣通之药，配以白芍、当归、生地黄、酸枣仁、麦冬、女贞子、石斛等酸甘柔润之品，理气而不破气，滑润濡燥而不滋腻气机。最后，燥热伤津损液，血脉干涩，可致气血痹阻，经隧不畅，水津敷布受阻，此因瘀致渴。即《血证论》所谓"瘀血发渴者……胞中有瘀血，则气为血阻，不得上升，水津因不能随气上布。但去下焦之瘀，则水津上布，而渴自止"。余老强调活血以辛润通络之品为宜，常用当归、泽兰、赤芍、丹参、鬼箭羽等，当远辛香刚燥。

4. 干燥综合征是一种侵犯外分泌腺尤其以唾液腺和泪腺为主的慢性自身免疫性疾病。病变也能发展至腺外组织，引起多脏器损伤，临床表现多种多样，其发病机制与免疫有关。故余老在辨证论治的基础上，也会选用一些具有一定免疫抑制作用的药物，如土茯苓、白芍、青蒿、生地黄、白花蛇舌草等；另外，对于长期服用糖皮质激素，出现肾上腺皮质功能减退症状的患者，予以如水牛角、知母、鸡血藤、生地黄、熟地黄、柴胡等药物，促进其功能，进而提高体内激素水平。

（白牧鑫　朱羿霖）

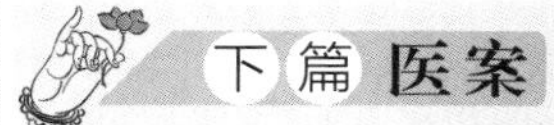

过敏性紫癜肾炎

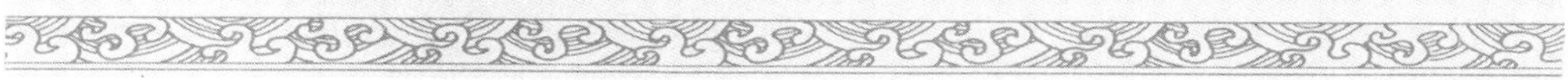

方某，女，15岁。2012年4月16日因“皮肤紫癜反复2月，尿检异常1.5个月”就诊。

患者2个月前进食海鲜后出现皮肤紫癜，在当地医院诊断为“过敏性紫癜”，以抗过敏治疗为主，紫癜反复，时轻时重。半个月前查尿常规：蛋白（+），潜血（+++），红细胞计数164/μL，血常规：血小板260×10^9/L；血生化：尿素6.07mmol/L，肌酐80.9μmol/L，尿酸432mmol/L；血总IgE：276.2IU/ml，予泼尼松每日30mg治疗，尿检未见好转，转至余老门诊。初诊时症见：双下肢皮肤散在暗红色紫癜，腰酸重坠，关节酸痛，大便偏干，小便色深，解之不爽，舌暗红，苔薄腻，脉细滑。尿常规：蛋白（++），潜血（++），红细胞205/μL。中医诊断：紫癜，西医诊断：过敏性紫癜肾炎。病机为素有邪热内蕴，食用动风之品，导致风热相搏，灼伤血络，迫血妄行，外溢肌肤，甚则及肾，治以清热解毒，凉血散瘀。运用犀角地黄汤合小蓟饮子加减。方药如下：

水牛角（先煎）15g	生地黄10g	牡丹皮15g	赤芍10g
玄参10g	紫丹参15g	川芎10g	大蓟15g
小蓟15g	紫珠草15g	地锦草15g	防风10g
白花蛇舌草30g	半枝莲30g	穿山龙15g	决明子15g

14剂　水煎服

2012年4月30日二诊。

下肢皮肤紫癜渐退，关节酸痛消失，偶感心慌，乏力，口干，舌红，苔薄腻，脉细数。尿常规：蛋白（+），潜血（+）。泼尼松减至每日25mg。热盛伤阴，酌情加强滋阴降火，凉血散瘀。运用知柏地黄汤加减，方药如下：

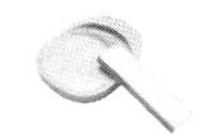

生地黄 10g	熟地黄 12g	龟甲 10g	鳖甲 10g
黄柏 10g	知母 6g	玄参 6g	麦冬 10g
丹参 10g	川芎 6g	紫草 9g	墨旱莲 10g
大蓟 15g	小蓟 15g		

14 剂　水煎服

2012 年 5 月 15 日三诊。

患者主诉易疲劳，心烦，口干，手足心热，尿多泡沫，舌红，苔少，脉细。血生化：谷草转氨酶 29U/L，谷丙转氨酶 41U/L，白蛋白 45g/L，尿素 6.37 mmol/L，肌酐 63.5 μmol/L，糖 4.91 mmol/L，碳酸氢盐 27 mmol/L，尿酸 304.9 mmol/L；尿常规：蛋白（-），潜血（+），红细胞计数 36/μL。泼尼松减至每日 20mg。辨证为气阴两虚，湿热未清。治以健脾益肾，清热利湿，凉血散瘀。运用参芪地黄汤加减，方药如下：

生黄芪 12g	党参 12g	生地黄 9g	山茱萸 9g
茯苓 12g	山药 12g	牡丹皮 6g	泽泻 9g
紫丹参 15g	川芎 10g	地锦草 15g	白花蛇舌草 30g
半枝莲 30g	仙鹤草 15g		

14 剂　水煎服

2012 年 5 月 29 日四诊。

患者主诉容易疲劳，食纳欠香，夜寐不宁，二便尚调，无皮疹，无水肿，舌淡红，苔薄白，脉细。尿常规（-）；24 小时尿蛋白定量：0.18g。泼尼松减至每日 15mg。继予补脾益气，固摄止血，巩固疗效。归脾汤加减，方药如下：

党参 15g	黄芪 15g	炒白术 10g	茯苓 15g
炒当归 15g	酸枣仁 10g	远志 10g	龙眼肉 10g
煨木香 6g	仙鹤草 15g	茜草 15g	鸡血藤 15g
地锦草 30g	甘草 6g		

14 剂　水煎服

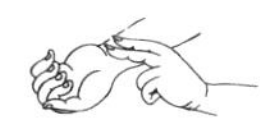

【按语】

患者体质素有邪热内蕴，食用荤腥动风之品，导致风热相搏，热入血分与血搏结，灼伤血络，迫血妄行，外溢肌肤，形成紫癜；伤及肾络，内渗膀胱形成血尿；瘀热阻于关节，则见酸痛。首方苦寒之水牛角，凉血解毒，为君药。生地黄入肝肾经，清热凉血，养阴生津，牡丹皮清热凉血，活血散瘀，赤芍可助生地黄凉血和营邪热，于热盛出血者尤宜。大蓟、小蓟、紫珠草、地锦草凉血止血，为治血尿之要药，配合防风、穿山龙疏风清热，佐以白花蛇舌草、半枝莲解毒，决明子清热通便，全方共奏凉血散瘀、清热解毒之功。

二诊时邪热渐退，瘀血渐散，但热盛伤阴，故以滋阴降火、凉血散瘀为大法。方中重用生地黄、熟地黄滋阴补肾，填精益髓，黄柏、知母相须为用长于清相火，伍以龟甲、鳖甲退虚热。加之玄参、麦冬、墨旱莲养阴，川芎活血，大、小蓟、紫草止血共奏滋阴降火，凉血化瘀之功。

患者为青少年，本身体质“阳常有余而阴常不足”，加之因病情迁延、久服激素，伤气耗阴，脏腑不荣，而致气阴两虚。故三诊时见疲劳，心烦，口干，手足心热，尿多泡沫，舌红苔少，脉细等症。治当以健脾益肾，清热利湿，凉血散瘀。方药运用参芪地黄汤加减。方中以黄芪与党参为君重在补气升阳，益气摄血。六味地黄汤加减在于益肾填精，固本补虚，同时牡丹皮、丹参、川芎补血活血、止血而不留瘀，使得祛瘀而正不伤，地锦草、白花蛇舌草、半枝莲、仙鹤草清利湿热，从而达到治疗目的。

四诊时症情已明显缓解，皮肤、关节症状完全消失，也无热象，尿检亦无潜血、红细胞，唯见一派脾气不足之征，尿检尚有少量蛋白。故此时继以补脾益气，固摄止血为大法，巩固疗效。方药运用归脾汤加减。方中党参、茯苓、白术、甘草补气健脾；当归、黄芪益气生血；酸枣仁、远志、龙眼肉补心益脾，安神定志；木香理气醒脾；仙鹤草、茜草、鸡血藤养血止血；地锦草凉血止血。

1801 年，Heberden 首次报道了下肢出血性瘀斑、关节、腹痛、血便伴血尿的病例。1832 年，Schonlein 将紫癜、关节痛称为风湿性紫癜，后来他的学生 Henoch 发现该病还常常累及胃肠道和肾脏。因此，该病被称为 Henoch-Schonlein Purpura（HSP）。1990 年美国风湿病协会（ACR）颁布了 HSP 的诊断标准：以下四条至少出现两条。

①皮肤紫癜；②发病时年龄低于 20 岁；③腹痛；④皮肤活检显示小动脉或静脉粒细胞浸润。该诊断标准的特异性达到 88%。1994 年，系统性血管炎命名共识会议将 HSP 定义为一种毛细血管、小动脉和小静脉的小血管性血管炎，同时伴有 IgA 为主的免疫复合物沉积。通常累及皮肤、胃肠道、肾小球和关节。

HSP 是儿童最常见的血管炎，病发率约为 14/100。平均发病年龄为 4 岁，很少见于 2 岁以下的儿童。HSP 更多见于男性，男女比例为（1.5 ～ 2）：1。成年人较少发病，肾脏累及最多见于 10 ～ 20 岁的患者。HSP 多见于欧洲，特别是法国、意大利、西班牙和英国。在亚洲，多见于日本、新加坡和中国。较少见于北美和非洲。由于种族的差异，黑种人和印度人罕见发病。

HSP 具体的发病原因未明。约 2/3 的病例报道有诱发因素，大多数为感染，这在儿童中最常见。其中包括链球菌、支原体、麻疹、风疹、腺病毒、HIV 等。在有些病例与药物过敏同时发生。其他与 HSP 相关的因素包括肿瘤、单克隆 IgA 丙球蛋白血症、慢性酒精性肝病、外伤等。文献中也有家族性聚集性病例的报道。

1. 临床表现 儿童与成人相比，更多见到肾外的系统性多器官累及症状，且比较严重。

（1）皮肤：皮损特点为高出皮面的紫色斑疹，按压后不褪色，无血小板减少。紫癜对称地分布于四肢伸侧以及臀部，有时可融合成大片，最多见于踝部，在较轻的病例，只出现于该处。紫癜偶尔见于耳部、鼻部和生殖器。皮疹出现的同时，可伴有发热、乏力等症状。初起阶段，很难与感染性或过敏反应性紫癜相区别。皮肤活检病理可见白细胞破碎性血管炎伴有血管壁 IgA 沉积。紫癜可持续数日，超过 1/3 的病例会复发，其严重程度与肾损伤并不成比例。

（2）胃肠道：可见弥漫性腹痛，进食后加重，常常伴有呕吐、黑便。胃肠道症状可见于 50% ～ 70% 的病例，儿童更多见。如果累及肾脏的话，可达 90%。

（3）关节：由于滑膜炎，50% ～ 70% 的病例可出现一过性关节痛，最常累及下肢关节、踝关节和膝关节。关节周围可出现水肿，但并不引起骨质破坏和关节变形。

（4）其他肾外表现：偶尔由于脑血管炎可出现惊厥、抽动、视觉障碍。其他罕见的症状包括：肺肾综合征、心肺综合征、胰腺炎、肾上腺出血等。在 5 岁以下儿童，有时可出现出血性输尿管炎。临床表现为血尿伴腰痛、肾绞痛。坏死性的血管炎和

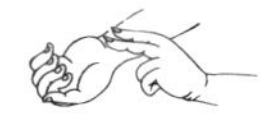

输尿管炎可导致输尿管梗阻，甚至是双侧性的。

（5）肾脏：儿童 HSP 病程中肾脏累及发生率约为 33%，在成人更多见，约为 63%。临床表现从孤立性镜下血尿、肉眼血尿、蛋白质以致的肾病综合征都可见到。儿童与成人相比，肾病综合征更多见。

2. 组织病理

（1）光镜：过敏性紫癜肾炎的特点为系膜损伤伴不同程度的细胞增殖，可为局灶节段性的内皮增殖，也可见到新月体形成。这些病变在不同的患者和疾病的不同阶段变化很大。组织病理分为六型，Ⅰ型：肾小球轻微病变，无新月体形成；Ⅱ型：单纯的系膜增殖、局灶节段的内皮增殖，或者弥漫性的内皮增殖；Ⅲ型：少于 50% 的肾小球出现毛细血管外细胞增殖；Ⅳ型：50% ～ 75% 的肾小球出现毛细血管外增殖；Ⅴ型：超过 75% 的肾小球出现毛细血管外增殖；Ⅵ：膜增殖性肾小球肾炎。

（2）免疫组化：特征性表现为系膜区颗粒样的 IgA 沉积。与原发性 IgA 肾病局灶、节段性增殖不同，往往是弥漫性的。C3 沉积见于 75% ～ 85% 的病例。IgG 和 IgM 沉积约见于 40% 的病例。纤维蛋白 / 纤维蛋白原沉积见于 60% ～ 70% 的病例。

（3）电镜：电镜下可见到明显的电子致密物沉积，系膜基质的扩张和不同程度的细胞增殖。

3. 中医常见的病因病机包括　内因为素体有热或素体气虚、先天禀赋不足，外因为感受六淫外邪或湿热药毒入侵所致。

《诸病源候论·血病诸候·小便血候》曰：“心主于血，与小肠合。若心家有热，结于小肠，故小便血也。”又云：“下部脉急而弦者，风邪入于少阴，则尿血。尺脉微而芤，亦尿血。”《养生方》云：“人食甜酪，勿食大酢，必变为尿血。”

《证治准绳·杂病·溲血》云：“不痛者为溺血。”《素问·痿论》云：“悲哀太甚则胞络绝，胞络绝则阳气内动，发则心下崩，数溲血也。”又云：“胞移热于膀胱则癃、溺血，是溺血未有不本于热者。”

（1）感受外邪：感受四时不正之气，六淫外邪侵袭，伤及血络，血不循常道，外溢肌表，故皮肤紫癜。

（2）饮食所伤：饮食不慎，或食异物，素体不受；或药物过敏，致热毒内侵，热伤血络。

（3）情志不畅：情志伤肝，肝气郁结，气滞血瘀，久瘀化热，血络受伤，故便血、腹痛、关节痛等。

（4）正气亏虚：热久伤阴，阴虚火旺，肾络受损，血热妄行，下溢膀胱而为血尿；或久病热伤气阴，或脾肾气虚，脾失健运，肾虚失其化气行水之职，水液内停，发于肌肤而为水肿；脾肾失摄，精微下泄而为蛋白尿；晚期浊邪内停。

4. 诊断与鉴别诊断的要点 过敏性紫癜肾炎的血尿需要与其他非肾小球源性的血尿相鉴别，特别是结石、肿瘤等，可通过相应的实验室、影像学检查区分。在大多数情况下，过敏性紫癜患者往往有前驱上呼吸道感染史，反复发作的镜下血尿与皮肤损伤一般同时出现，必要时需行肾活检病理检查。需行凝血功能检查，排除由凝血或血小板异常引起的紫癜。

临床上，大多数的儿童病例诊断常常基于临床表现。特征性的皮损，分布特点不难诊断。同时出现肾小球病变，伴关节痛和皮肤损伤必须注意排除系统性红斑狼疮、结节性动脉炎以及显微镜下多血管炎。

【临证心得】

1. 余老认为，过敏性紫癜肾炎实为络病，为毒热损伤络脉所致。病初以毒热为关键，风热邪毒与血分伏热相合，损伤络脉，血溢脉外，留而为瘀，瘀血贯穿疾病始终，瘀血作为新的致病因素又致疾病加重或反复而缠绵难愈；邪毒炽盛，耗气伤阴，致气不摄血或阴虚火旺；伤及脾肾，致脾肾亏虚，脾不敛精，肾失固摄，精微外泄，血溢膀胱，发为尿浊、尿血。余老将病机概括为“热”“瘀”“虚”三方面。

2. 余老认为，治血必须调气。气血者，同出而异名也。故血随气行，气行则行，气止则止，气温则滑，气寒则凝。凡凉血必先清气，气凉则血自归经。活血必先顺气，气降而血自下行，温血必先温气，气暖而血自运动，养血必先养气，气旺而血自滋生。

3. 余老认为，脾肾二藏为血气所本，脾为后天之本，三阴之首也，脾气健则元气旺而阴自固。肾为先天之本，三阴之蒂也，肾水足则龙火潜而阴亦宁。故血症有脾虚者，当补脾以统其血；有肾虚者，当壮水以制其阳；有肾中阳虚者，当益火以引其归。能于三法而寻绎之，其调摄血门一道，思过半矣。

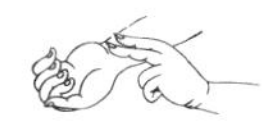

4. 本病导致瘀血的因素众多，如邪热煎熬，血凝成块；湿邪阻滞，气滞血瘀；脏腑亏虚，固摄无权，都可产生离经之血。瘀血既是病理产物，也是致病因素。因此，余老认为，不能见血止血，应寓止血于活血中，忌止血留瘀，活血化瘀应贯穿疾病治疗的始终。如唐容川所言："凡吐衄，无论清、凝、鲜、黑，总以祛瘀为先。"治血证勿忘行瘀，使血行其道，其出血自止。过敏性紫癜肾炎在急性发作期，针对风热火毒夹瘀之病机，祛瘀药宜选用清热凉血、活血化瘀之品，如茜草、紫草、牡丹皮等，既可清热凉血，又可防大量凉药的应用阻碍血行之弊。在疾病恢复期，针对气阴两虚夹瘀的病机及血尿持续不解的表现，宜选用蒲黄、茜草、侧柏叶、生地黄、赤芍等活血以止血，并配伍活血养血之类，如当归、白芍、鸡血藤等。

5. 临床上紫癜肾炎往往紫癜已愈而肾病未复，究其原因乃肾脏络脉逐层细分迂曲，较一般络脉更为狭窄繁复，肾脏为一身络脉最密集处，邪入肾络如鱼归湖海，要搜之捕之，谈何容易，邪滞留其间，积而成形，故在皮肤肌肉之间的紫癜已去而肾络病邪难除。络病难治，非一般药物可达。《本草便读》云"藤蔓之属，皆可通经入络"，藤类药物犹如络脉纵横交错，无所不至，取象比类，多具有通络之功，用于肾病甚为契合。因此，余老临证经常运用藤类药物。对于疾病早期风热夹瘀证或血热夹瘀证加海风藤、络石藤、忍冬藤以祛风除湿、清热解毒通络，能祛外感之风热，又能搜逐络脉滞留之风湿热毒，而使表里内外邪祛络通。而疾病后期出现不同程度的虚弱证候时，则注重调气活血养血，常用药物：鸡血藤、首乌藤。鸡血藤性温，味苦、甘，归肝、肾经，具补血、活血、通络之功，《饮片新参》谓其"去瘀血，生新血，流利经脉"；首乌藤性平，味甘，归心肝经，有养血安神、祛风通络之效，《本草再新》载其"可补中气，行经络，通血脉，治劳伤"。

（李华伟）

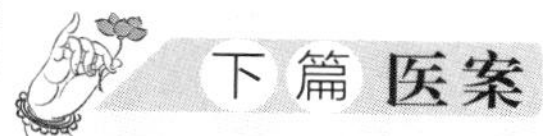

类风湿关节炎肾损伤

彭某，男，69岁，2016年5月19日因“四肢关节疼痛伴血尿2年余”就诊。

患者2年前出现反复发作四肢小关节疼痛，每因受凉或疲劳加重，影响正常生活。在当地医院诊断为“类风湿关节炎”，予羟氯喹、氨甲蝶呤、西乐葆、针灸及中药进行治疗。关节疼痛时轻时重，阴雨天明显。刻下：关节隐隐作痛，四肢酸软乏力，纳食不佳，睡眠一般，二便调。舌质暗红，苔白腻，脉细滑。尿常规：尿蛋白（+），潜血（++）。肝肾功能、血沉未见异常。中医诊断：痹证（痰瘀互结，脾肾两虚证）；西医诊断：类风湿关节炎性肾损伤。治以化瘀通络，补脾益肾之法。方药如下：

生黄芪 15g	太子参 12g	苍术 10g	白术 10g
茯苓 15g	防风 10g	青风藤 15g	羌活 10g
伸筋草 10g	青蒿 15g	墨旱莲 15g	地锦草 15g
藤梨根 30g	萹蓄 15g	川芎 10g	丝瓜络 15g
积雪草 15g	萆薢 15g	白花蛇舌草 30g	半枝莲 30g

2016年6月16日二诊。

患者关节隐痛略减轻，四肢酸软乏力明显缓解，纳食一般，眠可，舌质暗红，苔白微腻，脉细滑。尿常规：尿蛋白（+），潜血（++）。辨证仍为痰瘀互结，脾肾两虚。在原治法的基础上，适当减少通络止痛之品。方药如下：

生黄芪 15g	太子参 12g	苍术 10g	白术 10g

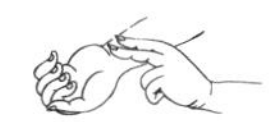

茯苓 15g	防风 10g	青蒿 15g	墨旱莲 15g
地锦草 15g	萹蓄 15g	川芎 10g	丝瓜络 15g
积雪草 15g	萆薢 15g	柴胡 10g	白花蛇舌草 30g
半枝莲 30g	藤梨根 30g		

2016 年 7 月 14 日三诊。

患者关节隐痛消失，无四肢乏力等症状，余无不适，纳眠可，二便调，舌淡红，苔薄白，脉细滑。尿常规：尿蛋白（±），隐血（++）。肝肾功能、血沉未见异常。辨为脾肾两虚，痰瘀阻络之证。治以补脾益肾，化瘀通络之法。拟方如下：

生黄芪 15g	党参 10g	苍术 10g	白术 10g
茯苓 15g	牡丹皮 10g	丹参 10g	川芎 10g
积雪草 15g	枸杞子 10g	当归 10g	墨旱莲 15g
地锦草 15g	萹蓄 15g	白花蛇舌草 30g	牛膝 15g
杜仲 15g	甘草 3g		

2016 年 10 月 20 日再次前来复诊，查尿常规：尿蛋白（-），隐血（+）。肝肾功能、血沉未见异常。患者已无明显不适，舌淡红，苔薄白，脉细。

【按语】

患者由于气血不足，兼以外感风寒湿邪，发为“痹证”，日久营卫气血亏虚，涩滞不行，因虚致实，湿邪瘀滞壅遏经脉，痹阻脉络，痰瘀互结，累及于肾。首诊时患者表现为痰瘀互结之证，选用青风藤、羌活、伸筋草、丝瓜络祛风除湿，通利经络；川芎、积雪草活血化瘀；半枝莲、白花蛇舌草、藤梨根清热解毒，降尿蛋白；墨旱莲、青蒿清热养阴；其中玉屏风散取其益气固表之功，使痹证渐祛，减轻其对肾脏的损伤；同时取太子参、茯苓、苍术等药物健脾益肾。

二诊时患者症状较之前有明显改善，但其证型仍为痰瘀互结，脾肾两虚之证，故在原方基础上略加改善。因患者筋骨关节症状明显缓解，去青风藤、羌活、伸筋草以免祛邪太过；加用柴胡，升举阳气，通达三焦。

三诊时患者痹证得到了明显改善，脾肾气虚之证仍较明显，治疗上也做出了相应的调整。在原方的基础上，应用独活寄生汤加减，取黄芪、党参、苍术、白术、茯苓、甘草补气健脾，扶助正气；牛膝、杜仲补益肾气；当归、丹参、牡丹皮、川芎养血活血；加用枸杞子以防伤阴。因患者在治疗过程中痹证渐祛而脾肾气虚之证渐现，故调方时减独活寄生汤祛邪之功，保留其健脾益肾之力，既补脾肾之不足使病情日趋痊愈，又防止痹证的复发。

1. 中医病因

（1）素体虚衰：患者素体肾虚，肾虚则髓不能满，真气虚衰，如寒湿气盛，则乘虚深侵入肾。肾为寒水之经，寒湿之邪与之同气相感，深袭入骨，痹阻经络，气血不行，关节闭涩，筋骨失养，日久发为痹证。而又复感三邪，则内舍于肾，累及肾脏发病。

（2）外邪侵袭：风寒湿邪乘虚侵袭人体，注于经络，留于关节，使气血痹阻发为痹证；或感受风热之邪，与湿相合，使风湿热合邪为病；或风寒湿痹日久不愈，邪留经络关节，郁而化热，发为痹证。痹证日久，伤及肾络而发病。

2. 中医病机　因素体虚弱，正气不足，腠理不密，卫外不固，复感风、寒、湿、热之邪，肌肉、关节、经脉痹阻发生痹证。痹证日久不愈，复感于邪，病邪由经络而病及脏腑，出现脏腑痹的症候。

3. 西医进展　类风湿关节炎患者可发生多种肾损伤，既可以与类风湿关节炎本身相关，也可为治疗药物的不良反应所致。伴发的肾小球肾炎包括系膜增生性肾小球肾炎、膜性肾病、继发性淀粉样变性病和小血管炎。其中系膜增生性肾小球肾炎最为常见，约占 1/3 以上。该类型可能为类风湿关节炎关节外的受累表现，而不是治疗药物所致。肾脏病理多见 IgM 或 IgA 沉积，因此被诊断为 IgM 肾病或 IgA 肾病。有肾小球肾炎者其血清类风湿因子的滴度较无肾脏病者高。患者多表现为镜下血尿伴或不伴蛋白尿，肾功能不全较为少见。膜性肾病多为类风湿关节炎的治疗药物所致，与其他继发性膜性肾病类似，其系膜区常有免疫复合物沉积，因此又被称为不典型膜性肾病。临床上常表现为肾病综合征，但也可为非肾病范围的蛋白尿和（或）血尿，肾功能不全少见。继发性淀粉样变性病多表现为肾病综合征，为淀粉样蛋白 A（SAA）过度产生所致。淀粉样蛋白 A 为一种急性时相反应蛋白。5% ～ 10% 的

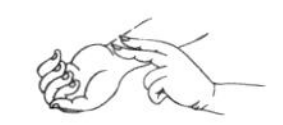

慢性类风湿关节炎患者可发生继发性淀粉样变性。不论是否发生继发性淀粉样变性，类风湿关节炎患者血清的AA蛋白水平并无区别。但发生淀粉样变性患者的AA蛋白的体外降解存在障碍，推测其体内降解也存在同样的障碍。随着对类风湿关节炎的有效治疗，淀粉样物质的沉积可消退，蛋白尿也可缓解。约24%的患者可有类风湿性血管炎引起的肾损伤。部分患者可无全身多系统受累的证据，仅表现为肾局限性血管炎。临床上可表现为急性肾衰竭，常见血尿和蛋白尿。类风湿关节炎患者还可伴有肾小球基底膜变薄。多发生于病程长、高龄患者，临床多表现为血尿。

虽然肾脏受累的确切诊断来自肾活检病理诊断，但患者的临床表现和实验室检查也往往有助于鉴别诊断。例如类风湿关节炎患者发生肾功能不全主要见于肾脏淀粉样变性和止痛药肾病，一般很少见于膜性肾病和系膜增生性肾小球肾炎。血尿主要见于系膜增生性肾炎。无应用金制剂、青霉胺和非甾体消炎药物史的患者，患膜性肾病的可能性较小。而继发性淀粉样变性则主要见于长期慢性、活动性的类风湿关节炎患者。

【临证心得】

1. 中医认为，痹症日久，可致脏腑衰弱。因肝肾同源，共养筋骨，肾虚则髓不能满，真气虚衰，如寒湿气盛，则乘虚深侵入肾。《素问·痹论》："五脏皆有所合，病久而不去者，内舍于其合也，故骨痹不已，复感于邪，内舍于肾……"另《医学入门》曰："顽痹，风寒湿三邪交侵，……初入皮肤血脉，邪轻易治；留连筋骨，久而不痛不仁者，难治。久久不愈，五痹复感三邪，渐入五脏……"可见痹证久而不愈对肾脏的影响。

2. 类风湿关节炎是一种较为常见的炎性、异质性、自身免疫性疾病。依据其临表特征，可归为中医学"痹证"的范畴。西医学认为，类风湿关节炎虽然以关节病变为主，但也可有关节外的多脏器损伤。与其相关的肾小球肾炎包括继发性淀粉样变性病（AA型）、系膜增生性肾小球肾炎、小血管炎及膜性肾病。其中系膜增生性肾小球肾炎以IgA肾病最为常见。余老在辨证论治的同时，会选取一些有调节免疫作用的药物，如玉屏风散中祛除风湿的防已配黄芪、白术，即有非常显著的抗炎止痛、消肿的作用，同时又能抑制体液免疫反应，调节免疫和补体水平。而补肝肾强筋骨的杜仲对细胞免疫有双向调节作用。

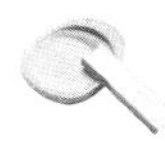

3. 历代医家皆认为，肝肾亏虚是发生痹证的主要病因之一，而痹证日久又可以累及于肾，使肾脏发生病变，两者互为因果。所以余老认为在本病的治疗中，既不应该单纯的除痹，也不能够完全补益脾肾，而应根据病情的变化及时调整治疗方向，祛邪与扶正兼顾。正如《医宗必读·痹》所说："治外者，散邪为急，治藏者，养正为先。"另外，对于痹证发作患者，余老认为还可以酌加虫类药，如全蝎、蜈蚣、地龙、水蛭等，取其善行走攻窜，疏逐搜剔，通达经络之意。非但着眼于瘀，且能逐痰利湿，解毒散结，令顽痰死血尽可祛除，毒邪无处遁形。

（白牧鑫　朱羿霖）

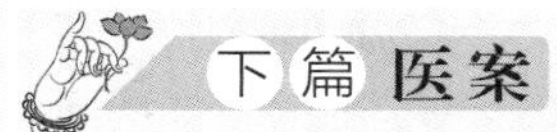

ANCA相关性血管炎肾损伤

常某，男，45岁，2016年8月10日因“双下肢水肿1个月”就诊。

患者1个月前自觉面部及双下肢水肿，呈凹陷性、对称性，伴有头晕乏力，纳差，夜尿增多，3～4次，尿沫增多，遂于我院住院治疗。查血肌酐302μmol/L，血常规：白细胞4×10^{9}/L，红细胞2.03×10^{12}/L，血红蛋白67g/L，尿常规：尿蛋白（++），ANA抗体谱示：抗SSA（+），抗核糖体P蛋白抗体（+），抗中性粒细胞胞浆抗体（+），cANCA（+），pANCA（+），24小时尿蛋白定量3.77g，肾活检病理示：显微镜下型多血管炎。住院予甲强龙联合环磷酰胺免疫抑制治疗，控制血压、纠正贫血、改善微循环等治疗。刻下：患者乏力头晕，咳嗽时作，痰色白，质稀，双下肢凹陷性水肿，腰酸偶作，纳差，夜寐欠安，小便量少，尿中少量泡沫，大便正常，舌淡胖，苔白腻，脉沉细。证属脾肾气虚，痰湿蕴结。治当益肾健脾，清利湿热。具体方药如下：

生黄芪 15g	北沙参 10g	制苍术 10g	炒白术 10g
茯苓 15g	牡丹皮 15g	紫丹参 15g	川芎 10g
积雪草 15g	紫珠草 15g	地锦草 15g	酸枣仁 10g
知母 10g	白花蛇舌草 30g	藤梨根 30g	蜀羊泉 15g
山慈菇 15g	款冬花 15g	紫菀 15g	白芥子 15g

14剂　水煎服

2016年8月24日二诊。

下肢水肿明显减轻，咳嗽咳痰较前好转，偶有腹胀，纳食欠佳，舌淡胖，苔薄微黄，脉细。血压130/80mmHg，尿常规：蛋白（+++），血肌酐：298μmol/L。证属脾肾气虚，

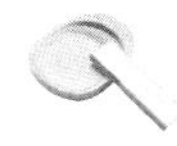

湿热内蕴，治以健脾益肾，清热利湿。方药如下：

生黄芪 15g	北沙参 10g	制苍术 10g	炒白术 10g
茯苓 15g	黄精 10g	枸杞子 12g	当归 10g
紫珠草 15g	墨旱莲 15g	牡丹皮 15g	紫丹参 15g
川芎 10g	积雪草 15g	白花蛇舌草 30g	藤梨根 30g
蜀羊泉 15g	山慈菇 15g		

14 剂　水煎服

2016 年 9 月 7 日三诊。

下肢水肿消退，无咳嗽咳痰，有时心慌，睡眠差，舌红，苔薄腻，脉细弦。环磷酰胺总量 3.2g，甲泼尼龙片每日 48mg，血压 130/80mmHg，尿常规：尿蛋白（+）。证属气阴两虚，湿瘀阻络，治拟益气养阴，活血利湿化浊。方药如下：

生黄芪 15g	北沙参 10g	麦冬 10g	五味子 10g
赤芍 10g	白芍 10g	川芎 10g	牡丹皮 15g
紫丹参 15g	积雪草 15g	郁金 10g	紫珠草 15g
白花蛇舌草 30g	藤梨根 30g	河白草 30g	山慈菇 15g

14 剂　水煎服

【按语】

该患者辨证为脾肾气阴两虚，湿热内蕴，而足量激素的应用，更易助阳化热，致热壅血瘀。所以余老在治疗中注意配合活血化瘀药，“走水道而化瘀浊，通静路以生新血”，常用紫珠草、地锦草、墨旱莲、郁金等，而牡丹皮、丹参、川芎、积雪草是余老常用药对，丹参苦，微寒，归心、心包、肝经，具有活血祛瘀、调经止痛、养血安神、凉血消痈的作用。

ANCA 相关性小血管炎肾损伤多由于肺、脾、肾三脏受损，在病程的演变中又可变生水湿、湿浊、浊毒等病理产物，病情进展十分迅速，证候多较严重，特别是在肾脏病变的活动期，分清泌浊功能减退，秽浊溺污不得外泄，蓄积体内，酿为“浊毒”，终致阴阳错乱，险象环生。小血管炎肾损伤正虚、血瘀、湿邪在发病中占重要地位，也是病情缠绵难愈，易复发的主要因素。

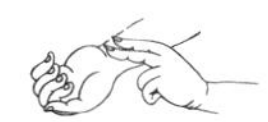

【临证心得】

1. ANCA相关性血管炎肾病的概念 抗中性粒细胞胞浆抗体（ANCA）相关性血管炎是一组自身免疫性系统性疾病，其病理特征为小血管壁的炎症和纤维素样坏死，中老年人多见，累及肾脏即为ANCA相关性肾小球肾炎。ANCA相关性血管炎是多见于中、老年人的一组系统性疾病，好发于冬春季节，包括：显微镜下型多血管炎（MPA）、肉芽肿性多血管炎肉芽肿性血管炎（GPA）、嗜酸性肉芽肿性多血管炎（EGPA）和局限性肾血管炎（RLV）或特发性急进性肾小球肾炎（RPGN）。患者常有发热、疲乏、体重下降、关节、肌肉疼痛等非特异性症状，并可出现上呼吸道感染样或过敏样前驱症状，此外还常伴有呼吸系统、五官、泌尿系统等多器官病变的临床表现。累及肾脏即为ANCA相关性肾小球肾炎，临床表现主要为急进性肾炎或慢性肾衰竭，肾组织病变特点为寡免疫复合物性坏死性肾炎伴新月体形成。故若临床出现多系统损伤，或肾组织活检病理为寡免疫性坏死性肾小球肾炎，结合血清ANCA阳性，基本可以诊断ANCA相关性肾炎。

2. ANCA相关性血管炎发病机制 ANCA相关性血管炎的发病原因及发病机制至今尚未完全阐明，但随着近年来国内外的相关研究越来越多，提示我们ANCA相关性血管炎的发生是多重因素共同作用的结果。可能与遗传因素、环境因素（如硅物质、化学溶质及金属物质等）以及血清ANCA密切相关。ANCA以及T细胞的调节异常是ANCA相关性血管炎发病机制的中心环节。血清ANCA是原发性小血管炎的特异性血清学诊断工具，并且对于判断ANCA相关性血管炎是否活动具有十分重要的意义。ANCA包括核周型（P-ANCA）和胞浆型（C-ANCA），它是一种以单核细胞和中性粒细胞胞浆成分为靶抗原的自身抗体。经典的P-ANCA和C-ANCA是根据乙醇固定的中性粒细胞在免疫荧下的结果表达来确定的。荧光显微镜下，P-ANCA主要表现为中性粒细胞核周围胞浆亮染，其靶抗原主要为髓过氧化物酶。C-ANCA主要表现为中性粒细胞胞浆弥漫性颗粒样染色，并在核叶之间有重染色，其靶抗原主要为蛋白酶3，是一种中性丝氨酸蛋白酶，主要位于中性粒细胞嗜天青颗粒中。目前研究认为，ANCA靶抗原成分的单核细胞及中性粒细胞被激活表达是ANCA的主要致病原理，从而导致的节段性坏死性炎症。

ANCA相关性血管炎肾损伤机制由于肾脏血流非常丰富且具有特殊的血管分

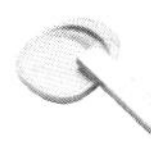

布，是各种类型血管炎最易侵犯的器官，肾损伤与受累肾血管的大小密切相关。小血管炎通常可导致肾实质弥漫性损害，肾脏病理特点为寡免疫性节段性坏死性肾小球肾炎伴新月体形成，临床表现为快速进展性肾小球肾炎。以往研究认为ANCA相关性血管炎肾损伤补体和免疫复合物几乎不沉积于受累血管壁，ANCA激活中性粒细胞而导致血管损伤是ANCA相关性血管炎肾损伤的发病原因，因此认为补体和免疫复合物不参与ANCA相关性血管炎肾损伤的发病。但近年来有研究表明，ANCA相关性血管炎肾损伤的发病机制与补体激活有关。

3. 临床表现 ANCA相关性血管炎是一种常见的自身免疫性疾病之一，其临床表现往往不局限于某单一系统，而是表现为多器官系统受累综合征。ANCA相关性血管炎病变常常可累及肾脏、肺、上呼吸道、神经系统、心血管系统、消化系统及皮肤等多器官系统，故ANCA相关性血管炎患者可能拥有多种不同的临床表现，其具体临床表现取决于疾病的活动性、严重程度、参与的器官系统及多器官受损程度等。

在ANCA相关性血管炎中肾脏受累是最常见、也是最严重的临床表现之一，据研究90%MPA伴肾脏受损，而GPA约占80%，EGPA约占45%。病变累及肾脏主要表现为RPGN，其临床表现包括水肿、少尿、无尿、血尿、蛋白尿及肾功能不全等。ANCA相关性血管炎肾损伤患者多出现不同程度的蛋白尿，并且几乎均伴有程度不同的血尿。国外报道一般患者蛋白尿<10%，肾病综合征范畴的蛋白尿很少出现，但国内较国外出现大量蛋白尿、呈肾病综合征表现的患者比例明显增高。此病早期常表现为少尿、无尿、肾功能进行性恶化，多表现为急进性肾炎。少数患者肾功能可呈缓慢性减退，极少患者肾功能可维持正常。一般认为肾功能恶化程度与肾小球硬化比例及新月体形成的新旧程度与范围大小相关。病变累及肺部，则可导致间质性肺炎、肺纤维化，严重时可出现肺出血、呼吸衰竭，表现为咳嗽、咳痰、咯血、呼吸困难等。ANCA相关性血管炎患者中肾脏和肺部受累是最为常见和最严重的器官损伤，如不及时治疗可能危及生命。ANCA相关性血管炎病变也可累及上呼吸道、神经系统、心血管系统、消化系统及皮肤等其他器官系统，出现鼻窦炎、鼻炎、葡萄膜炎、周围神经病变、心肌梗死、心肌炎、心内膜炎、结肠血管炎性溃疡、皮肤紫癜、皮肤溃疡等。除了部分器官系统受累的特异性症状外，ANCA相关性血

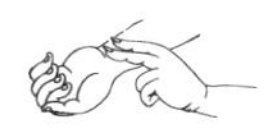

管炎患者通常还可以表现出非特异性全身性症状，包括发热、精神萎靡、食欲缺乏、体重减轻、肌肉痛等，这些前驱症状可能存在数周至数月。

4. 中医病因病机　ANCA 相关性血管炎是一种系统性疾病，临床表现复杂，中医学中并无相应病名，而且仅用单一的中医病名也无法将其概括。一般都是以症状来命名，如累及肺脏的咳嗽、咯血，按咳嗽命名；皮肤损伤按肌衄命名；累及肾脏的，多以水肿、虚劳、关格等来命名。纵观诸医家观点，多数学者都指出，风、湿（痰）、热、瘀血等致病因素，是 ANCA 相关性血管炎的主要致病因素。ANCA 相关性血管炎肾损伤发病每由新感引发，内外合邪，导致脏腑功能失调，毒瘀化火，损伤血络。病机的关键在正虚与邪实两方面，正虚主要有气虚和阴血不足两方面，而邪实主要有热毒、瘀血、痰湿、痰热、湿热、湿浊和水湿等。综合各家学说，瘀、湿痰、热、风、气虚这五个方面被认为是血管炎的主要病因病机。有研究认为湿热是血管炎致病的病机根源，风热湿毒之邪，易于湿热互结，阻塞血络，淤滞脏腑腠理，湿热日久，在外阻滞肌肤脉络，在内邪窜脏腑血脉，损伤脏腑经脉，虚实夹杂为患，是致病的关键。血管炎病情复杂，多虚实夹杂，病机不能从一而论，疾病发展的不同阶段，病机也会发生转变。急性发作期以毒热为主，毒热侵犯机体，病急势重，而慢性缓解期则以血瘀为主，瘀血阻滞脏腑组织，力倡热、瘀致病。周涛等强调湿瘀为血管炎的致病机制，从湿瘀立论，主张风寒湿邪闭阻脉络，伤于阴，入里化热致使气血阴阳失调。张台恩等发现风热致病的重要性，认为风邪毒热互结，血热受风，动风耗血，风证导致血证，致脏腑经络、营卫肌腠闭塞不通，因而致病。史英杰等认为湿热邪毒为血管炎的论治重点，外感邪毒，自肌肤腠理而入，若毒热伤精耗液，灼液成痰，凝滞经络，则成痰症；毒热耗气伤阴，阴虚内热，又可见气阴两伤之变，根源则以毒热为本。孔照遐等都力主血瘀中心论，他们认为血管炎是全身性疾病，病位在全身各血管部位，多属血行不畅、气血淤滞致病，均属血瘀证范畴，瘀血在局部停留、积聚不通，阻碍气血运行，是疾病纠缠难愈、不断反复的重要因素。瘀是血管炎发病中的非常重要的因素，湿痰、热、风、气虚等在疾病发展过程中都与血瘀存在密切的关系，在一定条件下会转化成血瘀，这些都说明了瘀血的存在是 ANCA 相关性血管炎肾损伤难以痊愈及反复发作的重要因素。

余老认为此病多由先天禀赋不足，年老体虚，复感外邪，导致脏腑功能紊乱，

热毒之邪损伤血脉，热瘀互结而发病。肾虚为发病之本，热毒为致病之标，瘀血阻络贯穿于病程的始终，在疾病的演化之中，有水湿、湿热、浊毒等。该病病机的关键在虚、热（毒）、瘀、浊，损伤多由于肺、脾、肾三脏受损，病情进展十分迅速，证候多且较严重，特别是在肾脏病变的活动期，阴阳错乱，病情凶险。

5. 辨证论治 余老认为该病以本虚标实为主，本虚证中，以气虚最多见，其次为阴虚证，脏腑辨证者脾肾两虚较多，其次为脾肺气虚证，且最常见的证型组合形式为气阴两虚证，标实证中以血瘀证最多，其次为水湿证、湿热证、热毒证等。在治疗方面应根据“急则治其标、缓则治其本”的原则，在急性期应对症治疗，如出现咯血或其他出血时，应先以止血为主；神明被扰时，应开窍醒神。在疾病活动期，清热解毒、凉血化瘀应该是治疗的基本原则，以图缓解临床症状，减轻全身性的炎症反应，预防多系统脏器功能不全的出现。在疾病缓解期，应该重在益气养阴，减少复发，对于肾损伤的患者，以保护肾脏功能为先。在终末期肾病阶段应该按照“虚劳”等辨治。

（1）气阴两虚证：症见水肿渐退、口干咽燥、腰酸腿软、短气汗出或小便热，五心烦热，或大便干结或腰部刺痛，关节疼痛，舌质红或少津，或有瘀斑，脉细弦或细数。本证多见于小血管炎肾损伤治疗后、病势转轻、肾功能尚属正常；湿热毒邪耗气伤阴、正气未复余邪尚存。治以益气养阴、清利湿热。方以参芪地黄汤合二妙丸加减。药用：太子参、黄芪、生地黄、山茱萸、山药、茯苓、泽泻、牡丹皮。若咽喉肿痛、关节疼痛加金银花、连翘、穿山龙、白花蛇舌草；血尿加仙鹤草、生地黄榆。

（2）湿热内蕴、瘀血阻络证：症见全身水肿、身体困重、尿少、腰痛、纳呆、泛恶、面色晦暗、舌体胖、质暗、有瘀斑、脉沉涩。病机为湿热与瘀血交阻，健运失司，气化不利。本证为小血管炎肾损伤治疗的关键环节，关系到肾脏是否能存活。治以清热化湿、凉血活血；方以甘露消毒饮合四妙勇安汤加减。药用：白豆蔻、藿香、茵陈、滑石、石菖蒲、连翘、黄芩、当归、玄参。热毒壅盛者，加牡丹皮、赤芍、紫花地丁、蒲公英、白花蛇舌草；腰痛甚加虎杖、牛膝；水肿甚加车前子、猪苓、茯苓等；大便干加大黄。

（3）热毒侵淫血热妄行：症见身热重着、咳嗽咳痰、小便短赤或尿少、恶心呕

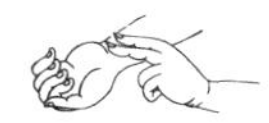

吐、口干、烦躁不安，甚至神昏谵语、咯血、呕血、便血、尿血或紫斑、舌红或绛红、苔黄腻、脉弦数或滑数。病机为风湿热邪蕴积成毒，热毒伤肺，湿毒中困，脾胃下注伤，热入血分，血脉受损。本证为小血管炎肾损伤的严重阶段，失治误治可致患者死亡。治以解毒祛湿，凉血化瘀，以清瘟败毒饮加减。药用：水牛角、赤芍、牡丹皮、生石膏、知母、黄连、黄芩、黄柏、竹叶、连翘、桔梗、藿香、石菖蒲。

（4）脾肾衰败，湿浊弥漫：症见尿少甚至尿量全无、面色暗或皖白、神疲乏力、短气、大便不通、头晕目眩、舌体胖、质暗、脉沉细弦。病机为湿热毒邪、久羁伤正、脾肾衰败、水湿停聚而成湿浊。治以健脾补肾、和胃降浊。方用香砂六君子汤合旋覆代赭汤加冬虫夏草、淫羊藿。药用人参、白术、茯苓、木香、砂仁、陈皮、生姜、旋覆花、赭石、半夏等，二便不通加大黄。

（刘　琼）

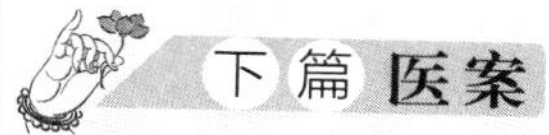

乙型肝炎病毒相关性肾炎

田某，男，26岁，2012年9月10日因“双下肢浮肿2周”就诊。

患者原有乙型肝炎3年，无肾炎病史。近2周来发现双下肢浮肿，到某医院检查，乙型肝炎病毒血清学标志物测定：HBs Ag（+），HBe Ag（+），HBc Ab（+）。肝功能：谷丙转氨酶224U/L，谷草转氨酶65U/L，总蛋白54g/L，白蛋白29g/L。尿常规：蛋白（++++），潜血（+++）。24小时尿蛋白定量6g。肾功能属正常范围。肾活检病理示：光镜见肾小球12枚，其中1枚完全硬化，其余肾小球大小、分布均匀，肾小球细胞数90～100个。肾小球基底膜不规则增厚，僵硬。系膜区增宽，细胞数3～4个。内皮细胞和上皮细胞未见明显增生，毛细血管襻开放良好。肾小管内见蛋白管型，局部肾小管上皮变性、脱离，肾间质见少量炎性细胞浸润。PASM染色（六氨银染色法）示肾小球基底膜局部形成“双轨”样结构，未见“钉突”；Masson染色示基底膜、系膜区见紫红色免疫复合物沉积；PAS染色（过碘酸希夫反应）示系膜区基质增多。免疫荧光检查示IgG沿基底膜呈颗粒状（++），IgA（-），IgM（-），C3沿基底膜呈颗粒状；C4基底膜区（+），C1q基底膜区（-）。病理诊断：结合临床及免疫荧光检查，考虑为乙肝病毒相关性肾炎。后转至余老门诊，就诊时见下肢水肿，按之凹陷，体倦乏力，口干口苦，右上腹胀满不适，食纳欠香，夜寐不安，小便黄赤，泡沫多，舌质偏红，苔黄腻，脉弦滑。辨证为下焦湿热，肝郁气滞，治疗宜清热利湿，利水消肿。方用茵陈五苓散加减方药如下：

茵陈 20g	生白术 15g	茯苓 15g	猪苓 12g
泽泻 20g	虎杖 15g	垂盆草 30g	青蒿 15g
老鹳草 15g	白花蛇舌草 30g	半枝莲 30g	山栀子 10g

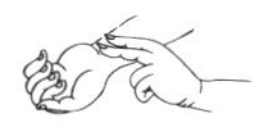

藤梨根 30g　蜀羊泉 15g

14 剂　水煎服

2012 年 9 月 25 日二诊。

双下肢水肿较前明显减轻，仍感四肢乏力，腰酸，纳谷不香，舌质暗红，苔薄黄腻，脉细弦。肝功能：谷丙转氨酶 102U/L，谷草转氨酶 58U/L，总蛋白 55g/L，白蛋白 32g/L。尿常规：蛋白（++）。24 小时尿蛋白定量：3g。证属脾肾亏虚，湿热留滞，络脉瘀阻。治以健脾益肾，清利湿热，养肝通络。方用参苓白术散加减，方药如下：

党参 20g　茯苓 15g　生黄芪 30g　炒白术 10g
生薏苡仁 20g　怀山药 15g　藿香 10g　佩兰 10g
当归 15g　赤芍 10g　白芍 10g　枸杞子 20g
怀牛膝 15g　川芎 10g　红花 10g　马鞭草 15g
制僵蚕 10g　青风藤 20g　车前子 30g　甘草 15g

14 剂　水煎服

2012 年 10 月 10 日三诊。

双下肢水肿消退，觉眼干、口干，胁痛隐隐，活动后腰酸，纳可，舌红少津，苔薄黄，脉弦细。24 小时尿蛋白定量：0.75g，肝功能正常。证属肝肾不足，气阴两虚，治以滋肝益肾，益气养阴，方用杞菊地黄丸加减，方药如下：

熟地黄 12g　山茱萸 12g　山药 12g　牡丹皮 10g
茯苓 9g　泽泻 12g　枸杞子 12g　菊花 9g
当归 10g　白芍 6g　老鹳草 15g　白花蛇舌草 30g
半枝莲 30g　藤梨根 30g　蜀羊泉 15g　积雪草 20g

14 剂　水煎服

2012 年 10 月 25 日四诊。

患者临床症状明显减轻，苔薄白，仍舌红，有齿印，脉细小弦。尿常规：蛋白（+），潜血（+++），肝功能：ALT 38U/L，AST 28U/L，总胆红素偏高，二对半小三阳。持续治疗 3 个月，尿潜血完全恢复正常。

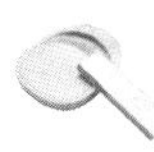

【按语】

患者原有乙肝病史，病发时肝功能异常，同时出现尿蛋白、尿潜血，肾活检诊为乙肝相关性肾炎。乙肝相关性肾炎是以肝肾为病变中心，而兼及于脾，盘踞于肝，浸淫及肾，辨证分为正虚及邪实两方面，正虚以脾肾气虚为主，邪实主要是湿热毒邪，阻碍血行，以致血脉瘀滞亦是邪实的主要内容。该患初期以标实为主，后期为正虚邪实，扶正不离肝、脾、肾，祛邪兼顾湿、瘀、毒。治疗重点在于调节免疫、降低蛋白尿、保护肝功能、延缓肾衰竭进展。

首诊时辨证为下焦湿热，肝郁气滞，治疗宜清热利湿、利水消肿。方用茵陈五苓散加减。《内经》曰："淡味渗泄为阳。利大便曰攻下，利小便曰渗泄。水饮内蓄，须当渗泄之，必以甘淡为主，是以茯苓为君，猪苓为臣。白术味甘温，脾恶湿，水饮内蓄，则脾气不治，益脾胜湿，必以甘为助，故以白术为佐。泽泻味咸寒。"《内经》曰："咸味下泄为阴，泄饮导溺，必以咸为助，故以泽泻为使。"去辛热之桂枝，而佐以茵陈，苦泄下降，善能清热利湿，栀子清热降火，通利三焦，助茵陈引湿热从小便而去。垂盆草清肝，虎杖、老鹳草、白花蛇舌草、半枝莲、藤梨根、蜀羊泉等解毒泄浊。

二诊时邪热消退，水肿减轻，证属脾肾亏虚、湿热留滞、络脉瘀阻。治以健脾益肾、清利湿热、养肝通络，方用参苓白术散加减。方中党参、白术、茯苓益气健脾渗湿为君。配伍黄芪、山药助君药以健脾益气；并用薏苡仁助白术、茯苓以健脾渗湿，均为臣药。更用藿香、佩兰醒脾和胃，行气化滞，是为佐药。车前子通调水道，当归、赤芍、川芎、红花活血化瘀，白芍、枸杞子、怀牛膝滋养肝肾，马鞭草、制僵蚕、青风藤清解毒邪，甘草调和诸药共为佐使。

三诊时由于病情久延，湿毒羁绊，而至肝肾不足，气阴两虚，治以滋肝益肾，益气养阴，方用杞菊地黄丸加减。方中枸杞子补肾益精、养肝明目；菊花善清利头目，散肝经之热，合六味地黄丸可滋阴、养肝、明目，加当归和血，使瘀祛而新者得有所归，白芍通补奇经，护营敛液，有安脾御木之能。老鹳草、白花蛇舌草、半枝莲、藤梨根、蜀羊泉、积雪草解毒泄浊。

四诊时症情已明显缓解，诸虚证候改善，湿毒之邪亦所剩无几，故守方继进，巩固疗效。

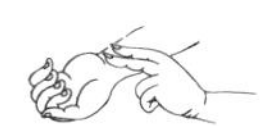

乙型肝炎病毒（hepntitis B virus, HBV）属于肝脱氧核糖核酸病毒科，人类是其唯一宿主。据估计，全世界约有350万慢性HBV感染者。肝炎是直接针对被病毒感染肝细胞的免疫反应结果。急性HBV感染可引起恶心、呕吐、发热、肝大和一过性的血清病样综合征，包括皮疹、关节痛、神经病变、镜下血尿和非肾综范围的蛋白尿。此时如行肾脏穿刺，可见系膜增生性肾小球肾炎。如果肝炎病情改善，肾损伤亦减轻。

1. 慢性乙型肝炎引起的肾脏病理改变

（1）膜性肾病：儿童患者男性多见，通常表现为无症状性蛋白尿，或者肾病综合征、镜下血尿，肾功能往往正常。预后通常良好，如果循环中出现抗HBe抗体，可出现自发性缓解。成年人也可出现肾病综合征，但常伴有肾损伤、临床上明显的肝脏疾病，因此，进展至肾衰竭的风险较大。约一半的患者血中C3和C4水平下降，肾脏组织病理符合膜性肾病，但是与特发性膜性肾病相比，系膜区可见免疫复合物沉积。肾小球内不同区域都有病毒样颗粒发现的报道，通过免疫组化的方法可以显示HBeAg在免疫复合物中的沉积。

（2）膜增生性肾小球肾炎：膜增生性肾小球肾炎是成人HBV携带者最常见的肾小球损伤类型。如果合并丙型肝炎病毒（hepatitis C virus, HCV）感染，可出现冷球蛋白血症。慢性肝病往往是无症状性的，肾脏往往表现为肾炎或肾病范围的蛋白尿，多伴有镜下血尿。肾活检病理表现为典型的I型膜增生性肾小球肾炎，免疫复合物中偶尔可见HBsAg沉积。

（3）系膜增生性肾小球肾炎伴IgA沉积：文献中有许多HBV感染出现IgA肾病的报道，这可能是由于慢性肝病导致循环中IgA免疫复合物清除下降的结果。临床通常表现为轻度的镜下血尿、蛋白尿，肾功能一般正常。少数病例可见大量蛋白尿甚至肾病综合征。实验室检查可有血IgA升高，C3下降。

2. 肾活检病理　特征性的肾小球损伤为系膜基质增宽，毛细血管襻增厚，系膜细胞数轻度增多，电镜下可见电子致密物沉积，肾小球基底膜增厚。免疫荧光可见IgA、IgG、IgM、C3。

3. 常见中医病因病机

（1）先天禀赋不足或小儿正气未充，易伤脾胃，感受湿热毒邪。湿热毒邪累及

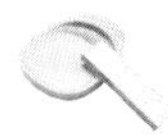

于肝，肝失疏泄，气机不利，一方面不能助脾胃运化水谷，则出现纳呆、腹胀、乏力等症；另一方面水道失于通调，出现水肿。

（2）素体肝肾不足或湿热伤及肾阴，肾阴不足又可产生阴虚水肿。阴虚生内热或湿热伤及肾络，迫血妄行则尿血。

（3）素体脾胃虚弱，易被饮食所伤。脾阳虚损伤及肾阳，以致脾肾阳虚，脾不制水，肾不约水，水湿泛滥则水肿。阴阳互根，肾阴虚伤及阳气，脾肾阳虚损及于阴，则可形成气阴两虚、阴阳两虚之证。

（4）情志不调，肝气郁结，肝郁乘脾，表现为纳呆、腹胀、胁胀等；肝郁气滞，水道失调，发为水肿。若水湿停聚，水病及血，血行不畅，则常伴有瘀血表现。

【临证心得】

1. 余老认为乙肝相关肾炎的根本内因是人体的正气不足，主要外因是湿热邪毒。正气不足，外感湿热邪毒，内伏于肝，肝肾同源，湿热邪毒下注于肾，湿热邪毒最易伤阴，久必导致肝肾阴虚，肝肾功能失调而发病。肾藏精，肝主疏泄，肝肾功能失调，精微不固下泄，而见蛋白尿；肾虚则关门不利，水液潴留而致浮肿；热伤阴络则见血尿；湿热熏蒸日久气机不畅，血行瘀滞，而致瘀血内生。本病病在肝肾两脏，日久肝木横逆克脾，致肝脾肾三脏同病。

2. 乙肝的主要病理因素是湿热瘀毒。其湿热毒邪不仅在气，而且深入血分，阻滞血液的运行，形成瘀血。瘀血夹杂湿热毒邪深入，蔓延至脏腑脉络，使病情深留难祛。湿热疫毒存在于肾脏疾病的整个过程。余老指出清热解毒利湿，抑制病毒的复制要贯穿于整个治疗过程，因此采用抑制乙肝病毒复制的药物，如虎杖、土茯苓、茵陈、重楼、贯众、黄柏、黄连、半枝莲、白花蛇舌草等以提高临床疗效。

3. 肝肾需同治，皆宜固护脾土。病变在不同时期的病理表现虽有肝、肾侧重之不同，但从疾病的转归来看，不论病程长短，随病情发展均可累及脾土。顾护中焦脾运乃为治疗本病之关键。《内经》曰："诸湿肿满，皆属于脾。"又云："太阴所主肿。"又曰："湿胜则濡泄，甚则水闭肿，皆所谓太阴脾土湿气之实甚也。"因此，在清肝凉血解毒，抑或清肾利湿泄热之中，不可重投、久施苦寒伐中之品，以免壮伤脾阳，遏其健运。初期祛邪之际，十衰其七即可。不可尽剂，并酌加护中益胃之物。及至中后期，则更当以益胃健脾助运为要，候中土康健，方能培土以制水，乙癸并有源。

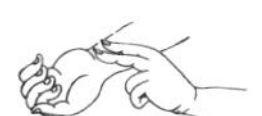

4. 西医学认为HBV感染与机体细胞免疫功能低下有关，因此，余老在辨证施治的基础上，常加用具有调节免疫功能的中药，如党参、黄芪、太子参、冬虫夏草、杜仲、淫羊藿、菟丝子等扶正以增强免疫之品。蛋白尿较多者，运用清热利湿、祛风除湿、祛风通络的药物，减少免疫损伤、减少尿蛋白，不宜苦寒、辛燥太过，以防伤及肝肾，同时需使用养肝护肝、滋养肝肾的药物。药证相合者，患者宜长期服用。

（李华伟）

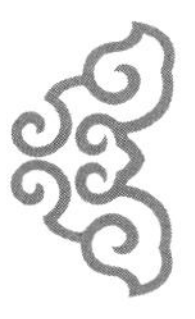

跋记

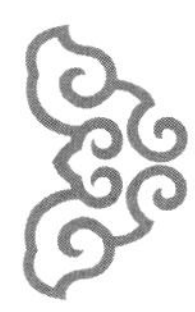

吾师余承惠先生，中西医结合临床大家，德高望重，中医理论深厚，学验俱丰，先生虽已离去，但音容笑貌、谆谆教导，历历在目，亦如昨日。感慨之余，谨以此小文，怀念先师。

先生重德，时常教导吾等后学晚辈，欲做事，首做人，欲行医，先修德，德厚方可言医。病患于我，无高低贵贱，均怀悲天悯人之心，疗疾去苦，犹如侍亲。先生行医，实为吾等之楷模，每遇病情危厄者，常衣不解带，守病榻之侧，随查病情变化进退，或针或药，竭尽心力。若遇贫困病家，每每出资购药，赠予病患，广受赞誉。

先生出身中医世家，幼承家学，耳濡目染，内难伤寒诸经，精读研修，苦求古圣先贤岐黄之术，常讲“工欲善其事，必先利其器”，经年累月，终成一方大医，各方寻医问药者，络绎不绝。

先生治学严谨，治病救人，一病一证，一方一药，务求精准，白天问病，晚课医书，此等治学习惯，历数十载而无改。

吾等甚幸，得蒙先师不弃，侍诊左右，望闻问切，温热凉寒，升降浮沉，辛热苦咸，一色一脉，一阴一阳，循序渐进，举手投足，勤恳求学，力求能望恩师之项背。燃烧自己，成就他人，此诚先生教导后学之写照也！

师已仙去，泪眼婆娑之中，寥寥数笔，实写不尽师恩之万一，悲夫！遂以之为感念！

（陈继红，医学博士，江苏省中医院肾内科主任中医师）